KB240332

인도 전통 요가의 맥脈

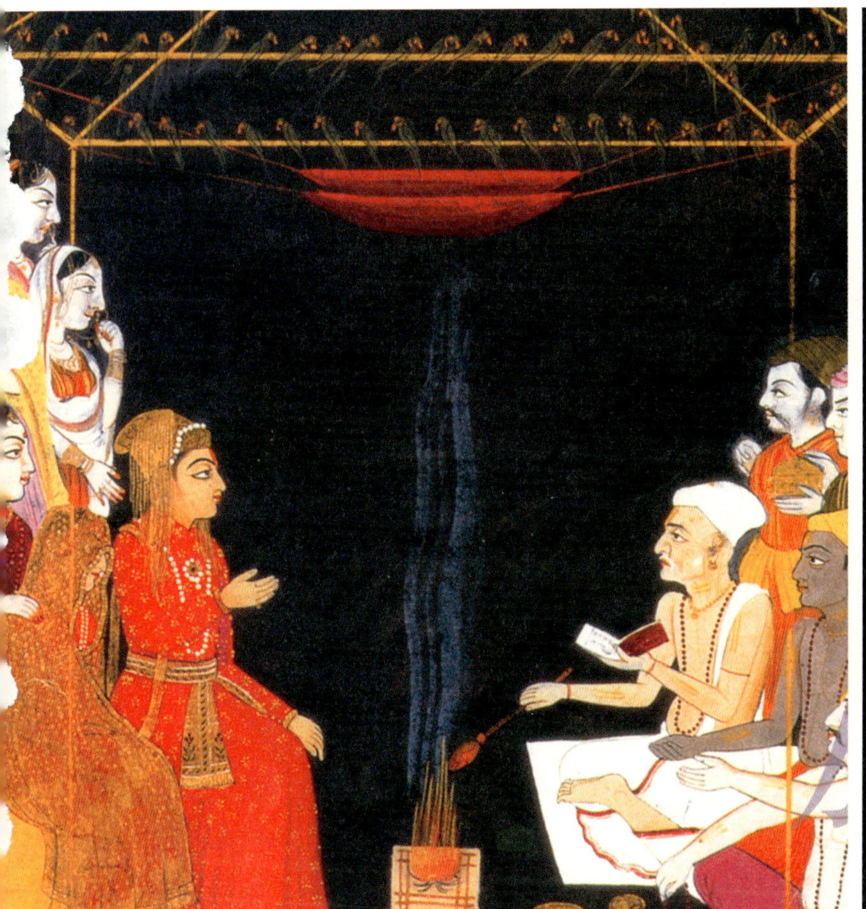

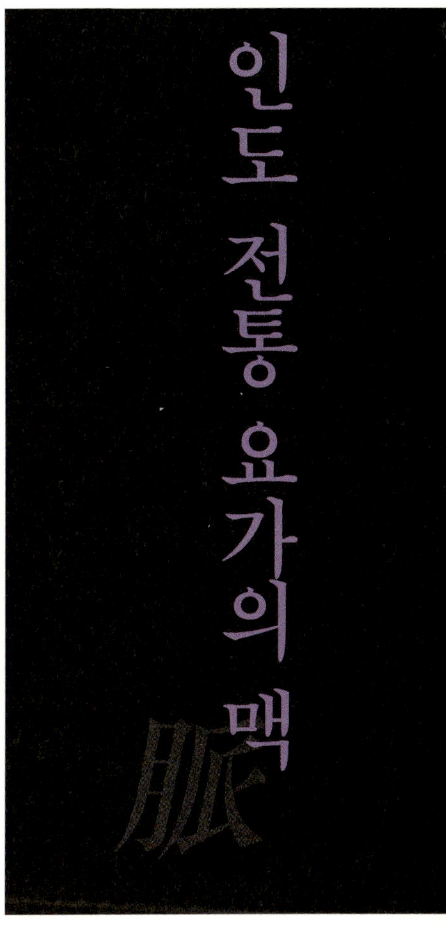

인도 전통 요가의 맥

배해수 편역

지혜의나무

감사의 글

나마스테! Namastte!

요가경전들을 모은 '요가비전Yoga 秘傳'에 이어 두 번째로 인도 전통 요가를 소개한 전문 실용서 '인도 전통요가의 맥脈'이 세상에 나오기까지 도움을 주신 모든 분들께 감사드립니다.

여러 면에서 지원을 아끼지 않았던 한국요가협회 이정훈 회장님과 사무국장 김삼곤 님을 비롯하여 협회회원님들과 끊임없는 관심으로 지켜봐주신 배정희, 최갑표, 반석진, 노미경, 김수정 님, 아유르베다학회 류태희, 김재민 님, 인도로 가는 길 정무진 님, 그리고 자료구입과 번역과정에 도움을 주신 혜인스님께 진심으로 감사드립니다.

전통요가 자세사진을 위해 많은 시간을 내준 아름다운요가동호회 최진호 님과 정확한 자세를 위해 수고해주신 심태주, 백다연, 박은정, 권지혜, 곽진이 님, 책의 내용을 다듬어주신 조미경, 김희숙 님, 이 분들의 적극적인 도움이 없었다면 이 책의 완성은 쉽지 않았을 것입니다. 출판을 허락해주시고 모든 과정을 함께해주신 '지혜의나무' 이의성 사장님과 좋은 책이 되도록 정성을 모아주신 편집부의 노고에 감사드립니다.

문화에 대한 새로운 이해와 시야를 넓혀준 전북대 문화인류학과와 동국대학교 체육교육학과, 그리고 호원대 요가학과의 인연들에 감사드립니다. 늘 염려와 격려를 주시는 존경하는 최인규, 이광철 님과 이 책이 나오기를 기다리며 관심을 주신 모든 분들께 지면을 빌려 깊은 감사를 드립니다.

중급 과정의 요가 자세Asanas

금강좌에서의 명상자세 | 금강金剛의 자세 Vajrasana | 제왕帝王의 자세 Bhadrasana | 포효하는 사자獅子자세 Simha-Garjanasana | 황소牛 자세 Vrishasana | 연꽃 산山 자세 Padma-Parvatasana | 산토끼兎 자세 Sashankasana | 고양이猫 자세 2 Majari-asana | 고양이猫 자세 3 Majari-asana | 호랑이虎 자세 Vyaghrasana | 낙타駱駝 자세 Ustrasana | 빗장鍵 자세 Parighasana | 비둘기鳩 자세 Kapotasana | 기지개 켜는 개狗의 자세 Adho-Mukha-Svanasana | 소 얼굴牛面의 자세 Gomukhasana | 상체를 앞으로 숙이는 자세 | 엎드린 거북이 자세 Kurmasana | 코브라 뱀 자세 Bhujangasana | 비튼 코브라 뱀 자세 Triyaka-Bhujangasana | 메뚜기 자세 2 Shalabhasana | 활弓 자세 1 Dhanurasana | 백조白鳥 자세 Hamsasana | 개구리 자세 Mandukasana | 항문 수축 자세 Mulabandhasana | 척주 지지의 자세 Merudandasana | 활쏘기 자세 1 Akarna-dhanurasana | 활쏘기 자세 2 Akarna-dhanurasana | 조각배 자세 Naukasana | 묶은 다리橋脚자세 Setubandhasana | 태아胎兒의 자세 Garbha-Pindasana | 바람빼기 자세 Pavanmuktasana | 쟁기犁具 자세 Halasana | 한 다리 접은 전굴 자세 Janu-Shirshasana | 상체를 옆으로 기울인 자세 Pada-Prasar-Paschimottanasana | 척주 비틀기 자세 Vakrasana | 상체 비틀어 엎드린 자세 Bhu-Namanasana | 반 비틀기 자세 Ardha-Matsyendrasana | 상체 숙이기 2 Uttanasana | 한 다리 접고 서서 상체 숙이기 Ardha-Baddha-Paschimottanasana | 선 전굴 자세 Padahastasana 뒤로 젖히는 자세 | 후굴 자세 Prishthasana | 흔들리는 야자나무 자세 Tiryaka-Tadasana | 상체 돌리기 Triyaka-Kati-Cakrasana | 두 번 구부린 자세 Dwikonasana | 머리로 중심잡기 Murdhasana | 바람 내보내기 Vayu-Nishkasana | 현인賢人 바시스타의 자세 Vashishthasana | 한 다리로 선 자세 Eka-Padsikandasana | 전사戰士의 자세 Vira-Bhadrasana | 예각銳角의 자세 Parsva-Konasana | 몸을 거꾸로 세운 자세 | 역전逆轉의 자세 Viparita-Karani-Asana | 손으로 지지된 물구나무서기 Salamba-Shirshasana | 죽은 사람死者의 자세 Savasana

이러한 두 부류의 사람은 깨달음에 이른다.
첫째는 자신의 지식과 다른 이에게서 빌려온 지식에 대해 혼란스러워하지 않는 사람이며,
둘째는 모든 경전과 학문을 공부한 후 자신은 모른다는 사실을 깨달은 사람이다.

— 스와미 비베카난다 Swami Vivekananda

상급 과정을 위한 요가

요가Yoga의 길은 놀라움으로 가득한 연결된 여정이며
끝없는 인생길이다.
— 시바 수트라 Siva Sutra

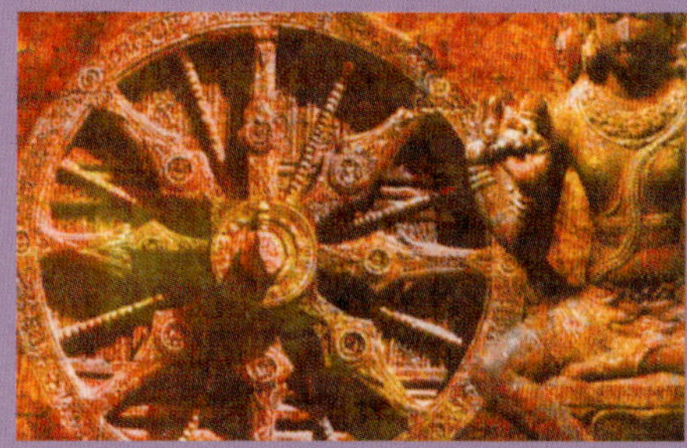

이 책의 특징과 구성

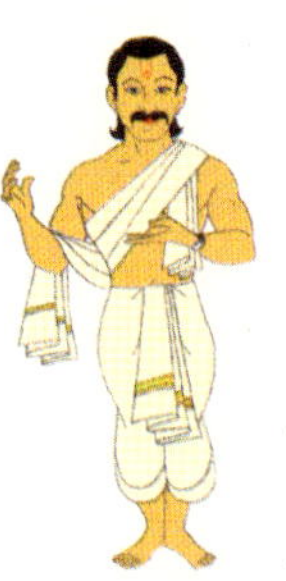

이 책은 전통요가의 흐름을 이어갈 한국의 요가 수행자들을 위한 교재의 필요성 때문에 출판하게 되었습니다. '요가란 이런 것이다' 라고 말할 수는 없겠으나, 근래에 대두된 요가에 대한 무성한 논의에 비해 실제로 그 깊이를 가늠할 수 있는 적절한 안내서가 부족합니다. 한편에서는 요가를 단순히 체력단련이나 신체관리의 방편으로만 여기는 경향도 있고, 다른 한편으로는 각자의 해석대로 의미를 부여하다 보니 오히려 본연의 뜻에서 멀어져 있는 경우도 많이 있습니다.

여러 가지 종교적 현상들이나 철학, 혹은 인간에 관한 고찰은 세계 어디서나 독특한 역사와 전통을 이어오고 있습니다. 그 중에서 종교성과 철학적 사상체계 그리고 실천방법까지 세세하게 제시하고 있는 '요가'라는 분야는 오직 인도라는 땅에서만 탄생되어 이어져온 위대한 유산입니다. 모든 것들이 변화의 흐름에서 예외일 수 없듯이 요가도 시대적 환경에 따라 그 의미들이 달라질 수 있습니다. 다만, 요가의 여러 면면을 이해하고 받아들이자면 그 전통을 따르는 것이 목적과 방법의 혼란을 최소화하는 길일 것입니다. 이런 이유로 필자는 인도의 전통 요가를 표방하는 교육기관과 연구소 그리고 전문 요가지도자를 양성하는 단체들을 찾아가 그들이 지도하는 수련과정을 직접 체험해 보았습니다. 그 속에서 얻은 체험 자체를 그대로 전할 수는 없겠으나, 미력하나마 요가의 자세에 녹아 있는 전통의 맥脈을 전달하자는 것이 이 책을 내게 된 취지입니다.

전통 요가의 교전인 게란다 상히타Geranda-Samhita에는 "생물의 수효만큼이나 많은 아사나들이 있으며, 시바Siva신으로부터 전수된 것으로는 8만 4천 종의 아사나Asana들이 있다" 라고 적혀 있습니다. 이 모두를 다 습득할 수는 없겠고, 사실 아사나들의 수효를 다 안다는 것이 요가를 다 아는 것이라고도 말할 수는 없는 것이기에 우선

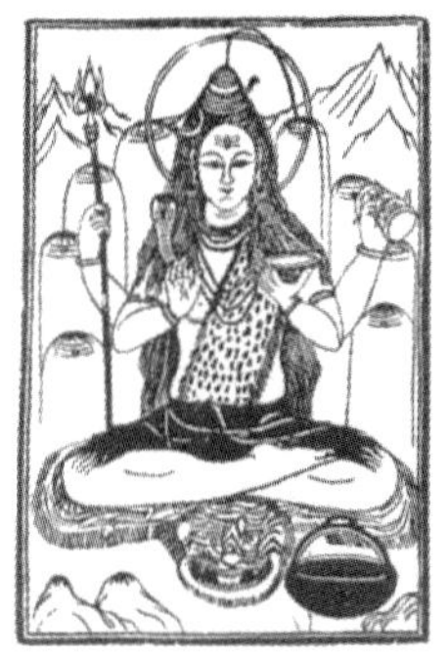

은 전통 교육기관에서 출판된 서적들과 교육자료 중에서 반복되어 소개되고, 명칭이 분명한 것들을 우선적으로 간추려 엮었습니다.

요가는 오랜 세월을 이어오는 동안 시대와 환경에 따라 특징적인 흐름을 이루어왔습니다. 그 결과 수행법들에도 조금씩 차이가 생기게 되었습니다. 요가자세도 예외는 아니어서 이름은 비슷한데 자세는 다른 경우가 있기도 하고, 자세는 같은데 이름이 다른 경우도 있습니다.

전통傳統이란 역사적 생명력이 과거를 통해서 현재에 의미를 주고 미래에도 이어지는 것이기에 요가에 대한 분명한 의미를 알고자 한다면 먼저 그 뿌리를 찾아보는 노력이 필요할 것입니다. 이러한 필요성 때문에 하타-요가Hatha-yoga 경전에서 설명하고 있는 자세들을 중심으로 전통적인 방법에 따라 수행하고 연구 지도하는 교육기관을 찾아보았습니다.

인도에는 큰 스승Guru들의 계보를 잇는 연구의 역사가 길고 그 정통성을 인정받고 있는 요가문화 종합대학들이 있습니다. 카이발야다마 요가대학Kaivalyadhama, S.M.Y.M Samiti, 비하르대학Bihar, School of Yoga, 비베카난다대학Vivekananda, Kendra Prakashan 등이 그러한 교육기관입니다. 이들 학교의 교재를 중심으로 참고하였고, 일반적인 요가안내서와 유럽에서 출간된 책들을 비교하고 분석하여 각 교재들에 실린 중복된 자세들을 선별하였습니다.

또한 전통 하타-요가Hatha-yoga 경전인 하타-프라디피카Hatha-pradipka, 시바-상히타Siva-samhita, 게란나-상히타Gheranda-samhita, 고락셔-샤타카

Goraksha-sataka 등에서 설명된 자세들을 간추려 수록하였는데, 이 책에서는 편의상 약자로 (H.P), (S.S), (G.S), (G) 등으로 해당 자세에 표기하였습니다.

요가에는 자세Asanas만 있는 것이 아니라, 몸을 정화하는 방법Kriyas을 비롯하여 호흡에 의해 기운을 고르고 통제하는 능력Pranayamas, 기관을 제어하는 수축법Bandhas 및 집중된 의식의 표현인 결인법Mudras 등이 있습니다. 이런 행법들은 요가 자세 수련과 함께 병행할 수도 있지만, 고대에서부터 이어온 인도의 전통요가에서는 먼저 자세가 몸에 익숙해진 후에 실행할 것을 권고합니다. 이런 이유로 이 책에서는 자세Asanas만을 엮었습니다. 좀 더 전문적인 지도가 필요한 정화와 호흡법, 수축 및 결인법 등은 기회가 되면 따로 엮어 출간할 것입니다.

이 책은 각 자세의 이름과 실행 방법을 정확하게 표현하는 것을 원칙으로 삼았고, 독자들이 쉽게 이해하고 따라할 수 있도록 자세의 진행순서와 완성된 자세를 사진으로 제시하였습니다. 또 자세를 실행할 때의 유의점과 그 결과로 나타나는 육체적·정신적 효과를 전통 요가 교재에 근거하여 기술하였습니다.

요가 자세는 남녀노소 누구나 할 수 있지만 무엇보다도 지속적으로 수행하려는 자기관리가 필요합니다. 지속적인 요가 자세 수행은 부족한 운동량과 긴장된 생활로 인해 경직된 몸과 정신적 스트레스를 스스로 풀 수 있도록 해줍니다. 그러나 몸이 유연하지 못한 경우에는 어려운 요가 자세가 오히려 몸에 고통을 줄 수 있기 때문에 단계적으로 접근하는 것이 바람직합니다. 요가 자세 수련 과정을 세 단계(초급·중급·상급)로 나눈 것은 이런 이유에서입니다.

요가는 심신의 건강을 증진시킬 뿐 아니라 원만한 인격 형성에도 지대한 영향을 주고 있어 전 세계적으로 주목받고 있습니다. 또한 특별한 장비나 넓은 공간을 필요로 하지 않기 때문에 언제 어디서나 마음만 준비된다면 가능합니다.

현재 주목받고 있는 하타-요가Hatha-yoga는 몸을 건강하게 유지시킬 뿐만 아니라 마음을 깨어 있게 하고 정서적인 면에서도 균형을 갖게 하여 정신을 성숙시키는 토양이 됩니다. 이 책은 하타-요가를 익히도록 하는 데 중점을 두고 있습니다.

이 책은 범어梵語 : Sanskrit로 이름 붙여진 자세들의 정확한 의미와 명칭에 관하여 범어사전을 통해 확인하며 편집되어 세 권의 책으로 나누어집니다. 일반인부터 전문적으로 요가를 지도하는 이들과 상급과정의 수련을 하고자 하는 이들을 위한 안내서가 되어 요가 자세에 대한 의문과 갈증을 해소하고 체계적인 요가 수련에 도움이 되기를 기원합니다.

2007. 2

배해수

전통 요가 참고 문헌

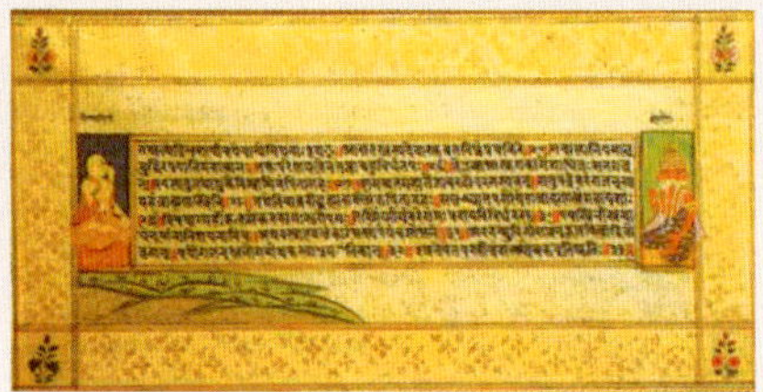

- Hathapradipika – (Swami Svatmarama) – Kaivalyadhama, S.M.Y.M Samiti, Lonavla
- Gheranda Samhita – Kaivalyadhama, S.M.Y.M Samiti, Lonavla
- Asanas – (Sawami Kuvalayanand) – Kaivalyadhama, S.M.Y.M Samiti, Lonavla
- Asana Pranayama Mudra Bandha – (Swami Satyananda Saraswati) – Bihar School of Yoga, Munger
- Yoga and kriya – (Swami Satyananda Saraswati) – Bihar School of Yoga, Munger
- Asana why and how – (O.P Tiwari) – Kaivalyadhama, S.M.Y.M Samiti, Lonavla
- Yoga – (Vivekananda Kendra Prakashan) – Rathna offset printers, Chennai
- Encyclopaedia of traditional Asanas – (Dr. M.L. Gharote) – The Lonavla Yoga Institute, Lonavla
- Yogic techhiques – (Dr. M.L Gharote) – The Lonavla Yoga Institute, Lonavla
- Yogasanas for classes – (Prakash P. Singh) – National council of Educational Research, New Delhi
- Yogic practices – (Sadashiv Nimalkar) – Yoga Vidya Niketan, Bombay
- Traditional way of Yoga – (Dr. Nitin Unkule) – Kaivalya yoga Institute, Pune
- Yoga for better health – (Acharya Bhagwan Dev) – Diamond pocket books, New Delhi
- Yoga – (Dr. P.D Sharma) – Dhanal brothers distributors, Mumbai
- Yoga postures for higher awareness – (Sawami Kriyananda) – Universal book stall, New Delhi
- Complete Yoga Book – (James Hewitt) – Century Hutchinson, England
- Cyclopedia Yoga – (Dr. Jayadeva Yogendra) – the yoga institute, Bombay
- Mental Health & Peace of Mind – (Dr. S.D Vinod) – Shanti Mandir, Pune
- The Tradition Yoga – (Georg Feuerstein) – Motilal banarsidass publishers private limited, Delhi
- Yogic & Nature cure treatment – (Naresh Kumar Brahmachari) – Central council for research in Yoga and Naturopathy

요가의 이론

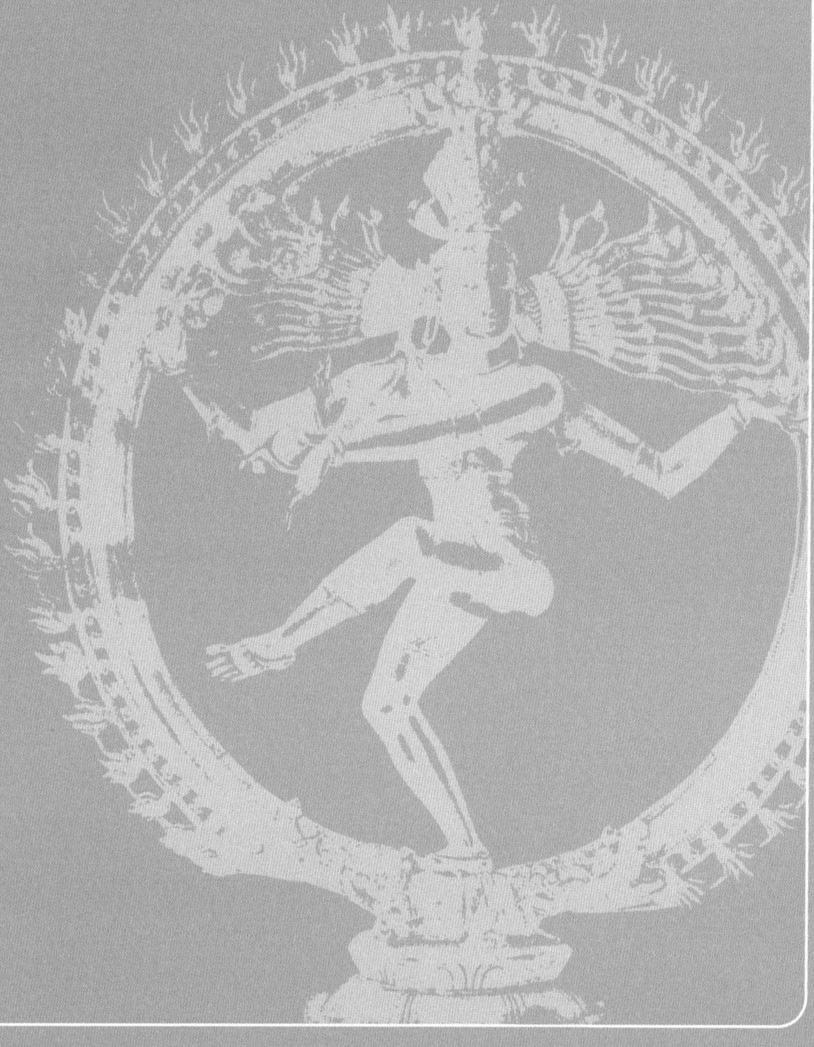

요가의 이론 체계

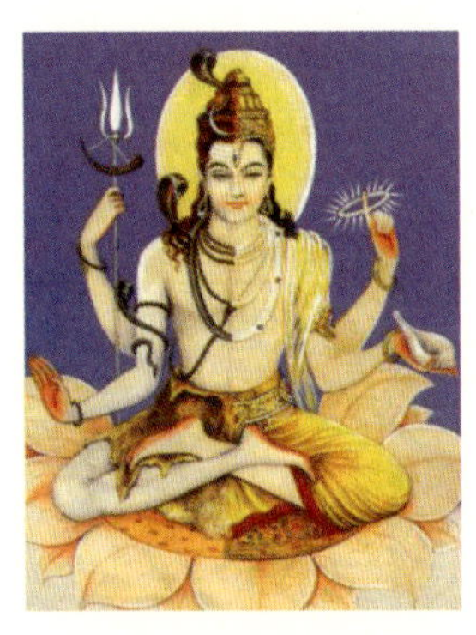

경험이 수반되지 않는 요가수행은 공허한 논리에 지나지 않습니다. 전통 고전에서 강조하듯 토론만으로는 가장 지고한 최종의 목적에 도달할 수 없다는 진의를 이해할 수 있어야 합니다. 때로 어떤 기준을 가지고 요가를 실천할 것인가에 관하여 막연함을 느낄 때가 있습니다. 이럴 때 스승은 의식과 방법이 혼란스럽지 않도록 방향을 제시해주는 등불과 같은 존재입니다. 요가 수행에 길을 안내하는 스승의 역할이 필요하다는 점을 절감하지만, 진실한 경험을 쌓은 진정한 안내자를 만나기란 쉽지 않습니다. 차선일지라도 전통이라는 고전古典으로 그 갈증을 해소하고 비록 더듬거릴지언정 스스로 방향을 찾고 선택할 수 있다는 사실은 감사한 일입니다.

요가는 '결합'을 의미하지만, 그 이론체계 면에서는 수많은 '분리'들이 언급되어 있습니다. 육체와 정신의 분리, 물질적 요소와 비물질적 요소의 분리 등이 그것입니다. 그러나 이는 서로 대립되는 요소의 속성을 이해하고, 나아가 그 분리되어 있는 양상을 통합, 승화시키기 위한 단계적인 설정일 뿐 요가가 지향하는 최종목표는 아닙니다. 일부분만 보고 전체를 파악하기 어려운 것처럼 요가의 수행도 종합적인 판단 없이는 시행착오를 반복할 수 있습니다. 요가를 세분화하여 설명하고 단계별로 구분한다 해도 그것은 전체를 파악할 수 있도록 도와주는 것임을 잊지 않아야 합니다. 만일 분리된 것이라고 보거나 어느 한 일면만을 요가로 이해한다면 요가의 본질에서 벗어나게 되거나 최종목표에 도달할 수 없습니다.

요가가 육체적인 수련이라고 해도 정신적인 수행과 별개가 아니라는 것을 놓치지 않아야 합니다. 심신心身은 둘이 아닌 하나라는 인식의 출발에서 요가는 비롯되었고, 그것의 결합을 설명하고 있는 것이 바로 요가 수행이기 때문입니다. 세 가지 구나Gunas들인 라자스, 타마스, 사트바의 활동에 의해 그 본질적인 속성이 가려진 프라크리티Prakriti(자연을 구성하는 근원적 질료)로부터 푸루샤Purusha(순수정신)를 분리하는 것은 물질세계의 한계를 객관적으로 관망하기 위함입니다. "보는 자Prusha와 보이는 힘Prakriti의 결합만이 그 본래의 상태를 파악할 수 있다."(Patanjali, Yogasutra 2-23)라는 구절이 의미하는 바와 같이 요가는 이원성의 극복과 통합을 지향합니다. 다시 말해 통합(요가)으로 이끄는 분리(자기발견)를 이해하여 생각과 행위의 주체로서 자신에게 일어나는 모든 것을 보는 목격자가 되어 현상으로부터 자유를 획득하는 것입니다. 결코 쉽지만은 않지만 분명히 시도할 가치가 있는 이 통합의 과정이 인간적인 한계로 인해 겪게 되는 고통으로부터 자유로워지는 시험대이며, 어쩌면 이것이 바로 요가 수행의 목적이라 할 수 있습니다. 목적지를 찾아가는 과정은 누구도 대신할 수 없고 오직 자신의 신념 가득한 의지로 묵묵하게 한걸음씩 실천하는 과정입니다.

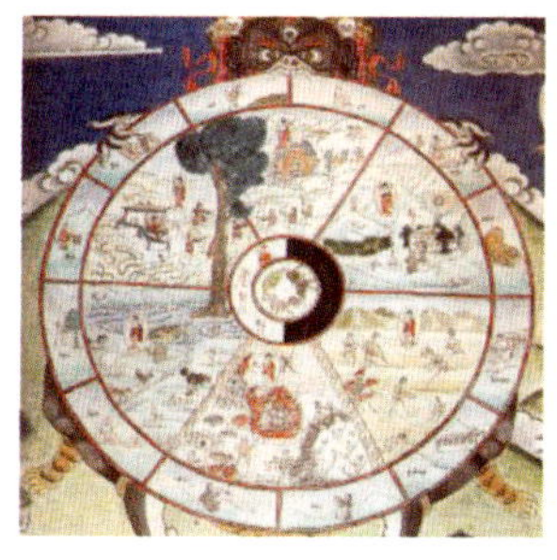

만일 진아眞我 자신이 행위자라면 그 자신이 행위의 열매를 거둘 것이다. 그러나 행위자인 '나는 누구인가?' 하는 의식이라는 나의 물음에 의해 진아眞我는 관조하는 주체자요, 체험하는 행위자가 아니라는 의식까지 사라지므로 그와 함께 과거와 현재, 미래의 업業: Karma도 사라지리라. 지혜로운 이들은 이를 무시간의 해탈解脫로 볼 것이다.
— 스리. 라마나 마하르쉬 Sri. Ramana-Maharshi

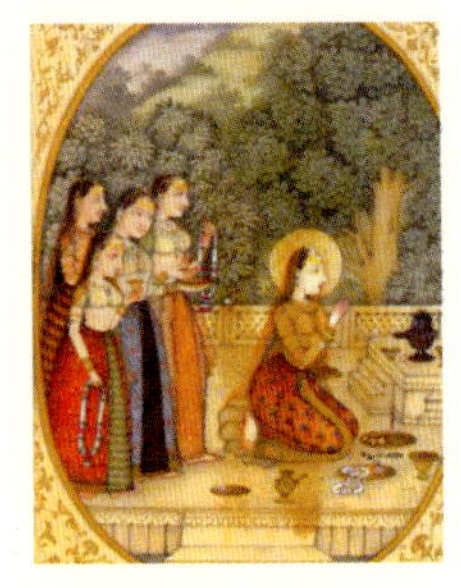

　요가는 창조성을 개발하기 위한 과학으로 정의될 수 있습니다. 자신으로부터 비롯되는 창조적 인식과 수행과정에서 나타나는 실질적인 느낌, 그로부터 변화된 진실한 태도는 세상을 변화시키는 힘입니다. 일상생활에서 많은 사람들이 환경의 영향으로 인하여 마음의 변화를 경험하지만, 항상 만족하기 어렵습니다. 그 때문에 불행하다는 인식이 지워지지 않고 의기소침해집니다. 요가는 이러한 마음의 번뇌를 제거하여 평화를 구하려는 시도입니다. 절대적인 존재에게 의지하고 은총을 구하는 종교생활도 박티-요가Bhakti-yoga의 한 단면입니다. 그러나 좀 더 능동적인 자기 인식과 계발을 위하여 노력하는 열정의 삶을 요가는 지향합니다. 나날의 삶은 언제나 즐거움과 행복을 가져오지 않습니다. 우울과 슬픔, 괴로움의 무게가 더 크다고 느낄 때가 많습니다. 그러나 이런 과정이 없으면 삶은 지루한 음악처럼 신선하지 않습니다. 따라서 더 큰 기쁨과 행복을 경험할 수 없습니다. 슬픔과 불행을 극복하고 자신의 한계를 인식하여 행복한 내일을 향하여 의지를 다지는 것은 완전함으로 나아가는 동인이 되어줍니다. 무디어진 부분을 갈아내어 날카로움을 되찾는 칼처럼, 매일 자신을 요가라는 연마석으로 담금질 한다면 진정한 참나眞我, Atman가 드러날 것입니다. 자신의 내면으로부터 일어나는 불일치와 불완전함은 혐오와 자괴의 대상이 아니라 완전함으로 나아가는 자극제로 보아야 합니다. 이에 대한 인식은 스스로 갖추어가는 것입니다. 의식의 멈춤, 육체의 단련, 행위의 절제를 통해 정신의 평온을 구하는 것, 이것이 바로 요가가 다다르고자 하는 목표입니다.

　요가라는 수행법은 인류가 신성을 실현하기 위한 기회를 유지할 수 있도록 그 옛날의 현자들에게 드러난 신의 선물이었다고 고전은 기록합니다. 요가는 현상계에 대한 오해와 혼란으로부터 길을 바르게 인도하기 위하여 스승으로부터 제자에게로 구전口傳되어온 지고의 경험적 지혜입니다. 그러나 시간이 흐르면서 기록으로 남게 되고 이에 따라 의미에 모순점이 보이거나 해석상 오류도 생기게 되었습니다. 요가를 커다

란 산이라 할 때, 다양한 관점의 차이들은 숲을 이루는 수없이 많은 종류의 나무들에 비유할 수 있을 것입니다. 따라서 어떤 특정한 사상이나 특이한 몸동작들을 요가라고 정의한다면 이것이야말로 가장 요가를 이해하지 못하는 태도입니다. 타오르는 불 위를 걷거나, 손이 굳을 때까지 한 손을 들고 있거나, 한낮의 태양 볕에 옷을 벗은 채 앉아 있다거나, 평생을 서서 지내는 등 셀 수 없는 수행들이 모두 요가라는 이름으로 행해지기 때문에 요가를 기괴한 고행苦行으로 오해할 수 있는 여지를 만들었습니다. 그러나 전통 고전의 어디에도 이런 수행을 권장하는 구절은 없습니다. 특별한 수행이란 자기를 극복하기 위한 시험대의 하나일 뿐 요가가 진정으로 지향하는 바는 아닙니다. 요가는 마음의 평화를 위한 육체적 건강과 깊은 명상을 강조하는 수행체계입니다.

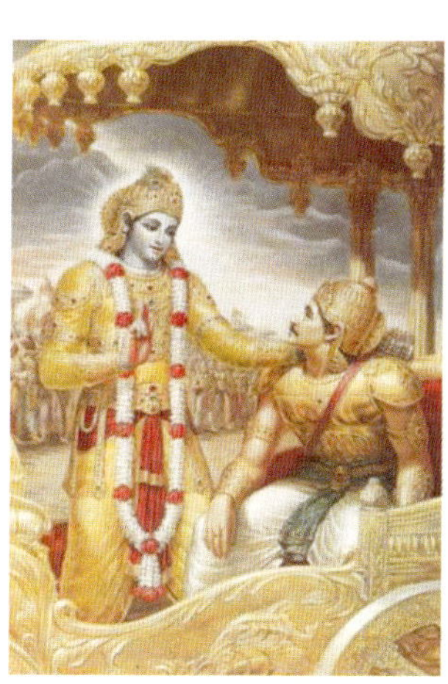

행위Karma의 요가

아르쥬나Arjuna여!
그대는 행위만 다스릴 수 있으며 그 결과는 아니다.
행위의 결과를 위하여 살지 말며 그대 스스로가 행위하지 않음에 집착하지 말라.
성공과 실패를 평등하게 여기며 집착을 버리고 행동하라.
요가는 마음의 평정이다.
지혜로 통제된 이성이 '참나Atman' 와 경계를 만든다.
그러므로 요가를 위해 자신을 다듬어라.
요가는 실천하는 행위의 기술이다.
어떤 상태이든 행위는 자연에 존재하는 물질 요소인 구나Guna에 의하여 이루어진다.
자기라는 생각에 사로잡힌 사람은 내 자신이 행위자라 한다.

감각 기관이 섬세하다고 말하지만
감각 기관보다 더 정밀한 것은 마음이며,
마음보다도 더 정밀한 것은 이성이며,
이성보다도 더 미세한 것은 절대 존재이다.

요가로써 행위를 놓아 버리고 지혜로써 의심을 끊어 버리며,
참나Atman에 머무는 이는 어떤 행위에도 그를 속박할 수 없다.
그러므로 무지로부터 생겨나 그대 마음에 뿌리박힌 의심을
지혜의 칼로 잘라 버리고 요가에 전념하여 일어서라.

— 바가바드 기타 Bagavad Gita

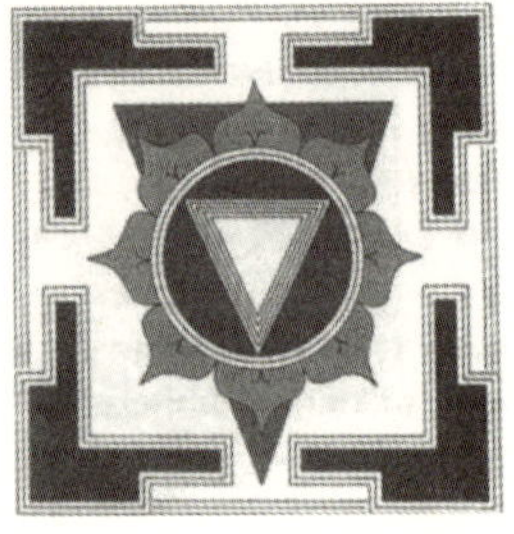

살아 있는 육체가 정신으로부터 분리되어 있지 않듯이 정신적인 영역 또한 육체와 분리되어 있지 않다고 요가는 말합니다. 그럼에도 불구하고 이를 마치 별개인 것처럼 생각하는 경우가 많습니다. 어떤 요가 자세의 실행은 분명 특정 부위나 기관에 특별한 영향을 미치기는 하지만, 그렇다고 오직 그 한 부분에만 영향을 주는 것은 아닙니다. 어느 한 부위의 고통은 실상 이 부위가 몸 전체와 불편한 관계를 맺고 있는 데서 나타나는 것입니다. 몸의 부분들은 편의상 구분하여 불리고 있을 뿐 별개로 독립되어 있는 체계가 아닙니다. 마치 손끝에 박힌 가시를 빼지 못하여 하루 종일 고통스럽고 어떤 일에도 집중할 수 없듯이 한 곳에 많은 자극을 주는 요가 자세는 몸 전체에 좋지 않은 영향을 미칠 수 있다는 점을 간과해서는 안 됩니다. 요가는 특정부위의 단련이 아닌 육체와 정신과의 완전한 결합을 지향합니다. 그것이 어원적으로 말하는 '결합'을 의미하는 것입니다.

요가로부터 얻을 수 있는 전체적 효과를 보지 못하고 눈앞의 작은 효과에 눈멀지 않아야 합니다. 잘못된 수행자들은 특정한 요가자세를 대상으로 육체적인 영향과 그 효과에만 집중하는 경향이 있습니다. 요가 자세의 실행은 좀 더 깊은 곳에 의미를 간직하고 있습니다.

요가 문화

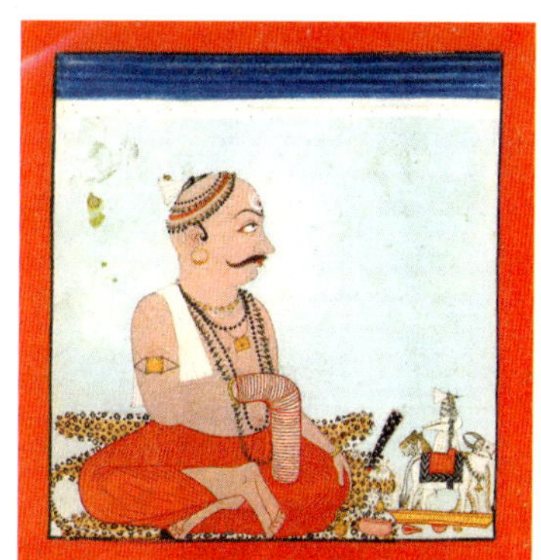

인간을 둘러싼 수많은 현상들에 대한 의문을 해결하는 데 있어서 중요한 것은 사실을 객관적으로 파악하고 이를 해석할 수 있는 합리적인 이론의 틀을 찾는 것입니다. 개인적인 경험을 통해 얻어진 해석이 답이 되지 못하는 것은 아니지만, 저마다 빠져들 수 있는 주관성의 함정을 벗어나기 위해서는 해석의 편린들이 자리할 위치를 파악하는 것이 중요합니다. 하찮고 모가 난 돌멩이 하나라도 제 역할을 충분히 해낼 수 있는 꼭 맞는 틈새가 있습니다. 이론도 마찬가지로 저마다 다양한 모양을 가진 돌멩이들을 제 위치에 맞게 쌓아 견고한 담장을 만드는 것과도 같다고 할 수 있겠습니다.

요가는 고대로부터 오랜 세월을 거쳐 쌓아올린 이런 담장과 같습니다. 현실세계를 떠난 아득히 높은 곳에서가 아니라 '지금 여기에서' 살아가면서 느끼는 한계들을 극복해가며 하나하나 쌓아올린 경험들의 총체인 것입니다. 그러나 개인적인 경험이 아무리 크다 할지라도 다른 사람에게 공감할 수 있도록 전달하기에는 많은 어려움이 따르며, 그것을 특정 언어를 통하여 이해시키려할 때도 주관적인 편견이 스며들 여지가 있습니다.

전문적인 연구에 있어서도 현실적인 현상들에 충분한 이론적 근거를 제시하고 설득력 있는 가정을 인식하려 한다면, 결과를 위한 과정이 생략되어서는 안 됩니다. 또한 전체적인 것을 위하여 부분을 생략하거나, 부분적인 것에 매달려 전체를 알 수 없게 되어서도 곤란합니다. 마치 산에 가서 숲을 보지 못하고 나무만 보는 것이나 나무만 보고 숲을 보지 못하는 것과 다름없습니다.

　문화는 겉으로 드러난 것이든 내재된 것이든 그 시대에 광범위하게 적용되어진 공통의 것이라고 볼 때, 어떤 문화에 대한 이론적 도출은 역사적 사실과 관련하여 설명될 수 있어야 합니다. 특정한 사례뿐만 아니라 익숙해진 문화에 대해서도 공통적으로 발견되는 중요한 요소들이 있습니다. 이런 점에서 요가문화는 장구한 시간 동안 이어지며 검증되고 있는 실질적인 경험들의 결정結晶인 것입니다.

　요가는 개인적인 수련을 통한 내적 경험을 중요하게 여겨 지식의 축적이나 서양식의 논리적 사고가 아닌 감성적 직관력의 계발에 더 큰 비중을 두고 있습니다. 지식에는 한계가 있고, 또 사람이 살아가는 데 있어서는 논리가 통하지 않는 경우도 많습니다. 어딘가를 가기 위한 수많은 길들이 있고 또 이곳을 가리키는 수많은 지도들이 있지만, 정작 목적지에 도달하는 데 가장 중요한 것은 길에서 마주치는 수많은 상황에 대처하는 지혜와 직관입니다. 요가에서는 잘못된 인식에서 방황하지 않도록 지혜의 길을 안내하는 인도자에 중요한 의미를 두고 있습니다.

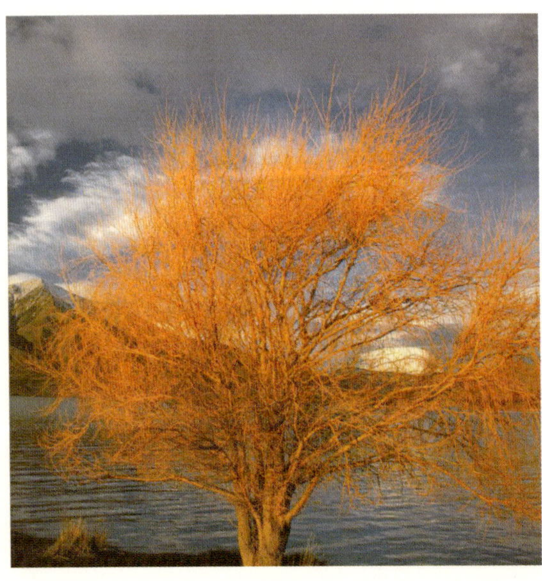

생명의 나무
여기 태고로부터 자라난 한 나무가 있으니
그 뿌리는 위로 뻗고, 가지와 잎은 아래를 향해 있다.
이 나무는 브라흐만Brahman이며 불멸이니,
우주 전체가 이 나무 속에 있다.
이 영원한 나무에 모든 세계가 있으니
누구도 그것을 넘어설 수가 없다.
— 카타 우파니샤드 Katha Upanishad

전통요가에서는 이 존재를 '영혼의 안내자' 또는 '어둠과 무지를 걷어내는 자'라는 의미로 영적 스승, 즉 구루Guru라고 부릅니다. 그 인도자와의 만남은 숙명이며, 자신의 수행 단계에 따라 선택이 필요할 때도 있습니다. 그러나 우리는 매일 어렵지 않게 그 인도자를 만날 수 있습니다. 그것은 이미 먼저 그 길을 걸었던 사람들의 경험과 그것을 후손들에게 알려주고자 하는 마음이 담겨 있는 고전古典입니다. 모든 책이 다 옳다고 할 수는 없으나, 분명 지나온 길에 자취를 남겼다는 데에 대해서는 의심의 여지가 없습니다. 그 길에 대한 설명을 받아들이고 실천하는 것은 어디까지나 자신의 의지에 달린 문제입니다.

요가를 수행하고자 하는 이들은 각자의 기호와 성향에 따라 여러 방법으로 제시된 길을 선택합니다. 라자Raja(왕), 하타Hatha(음양의 합일), 갸나Jnana(앎의 확장), 카르마(Karma -행위의 정화), 박티Bhakti(절대성에의 귀의), 만트라Mantra(일정한 음의 영창), 쿤달리니Kundalini(원초적 생기의 상승) 등 여러 갈래의 길이 있습니다. 하지만 무엇보다 중요한 것은 어떤 경로를 택하든 식지 않는 열정으로 수행을 계속하는 것입니다.

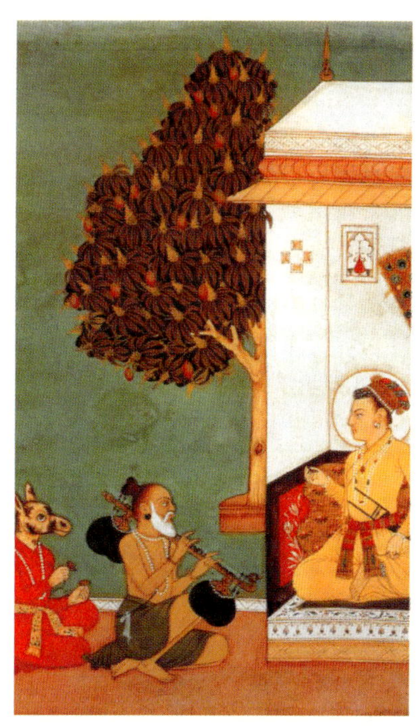

하타-요가Hatha-yoga와 라자-요가Raja-yoga

"이전에 나는 육신을 경멸하였더니
이제는 보노라, 신이 그 안에 있음을.
깨닫노니, 육신은 신이 머무르는 사원이로다.
그런즉 나는 무한한 애정으로 이를 보살피리라."

16세기에 활동했던 인도의 요가 수행자 보가Bhogar는 육체에 대한 깨달음을 이렇게 노래했습니다. 하타-요가Hatha-yoga는 고대의 수행자들로부터 직접 전수되어 왔으며 중세에 이르러 더욱 초월을 위한 방편으로써 금강 같은 육체의 단련에 주안점을 두었습니다. 즉, 육체를 통제함으로써 의식이 지닌 한계성을 극복하려 했던 것입니다.

하타-요가의 여러 방법들은 육체적 습관의 치우침을 개선하여 질병으로부터 자유로운 건강한 신체를 만드는 것을 목표로 합니다. 많은 사람들이 정신과 육체가 분리되어 있다고 생각하여 신체의 단련과 명상을 별개의 것으로 구분합니다. 그러나 신체적인 문제점은 깊은 명상을 방해하고, 의식의 혼란은 신체와 신경계, 내분비계에 영향을 미칩니다. 그러므로 명상을 한다는 것은 깊은 내면세계에 다다르기 위해 신체의 건강과 불가분의 관계라고 할 수 있을 것입니다.

하타-요가수행의 궁극적인 목적은 인체에 내재해 있는 원초적인 기운인 쿤달리니-샥티Kundalini-sakti를 깨우는 것입니다. 요가 수행자는 아사나Asana를 취함으로써 기운의 저장소인 차크라Cakras를 자극하여 쿤달리니로부터 생성된 기운이 온몸으로 일정하게 흐르도록 유도합니다.

예를 들어 공작자세Mayurasana는 복부 중심에 위치하는 마니푸라-차크라Manipura-cakra를 자극하고, 코브라 뱀 자세Bhujangasana는 가슴의 중심부에 위치한 아나하타-차크라Anahata-cakra를, 도립의 자세Sarvangasana는 인후부위인 비슈다-차크라Vishudha-cakra를 자극합니다. 이밖에도 정수리의 사하스라라-차크라Sahasrara-cakra를 자극하는 거꾸로 서기Shirshasana 등 많은 자세들이 근원이 되는 기운을 깨우고 상승시키기 위한 목적으로 실행됩니다. 다시 말하면 다양한 자세들은 순환통로를 정화하고 조직의 부드러움을 되찾기 위한 중요한 몸짓으로서, 이와 같은 노력으로 육체에 흐르는 기운을 순조롭게 유통시키는 것입니다.

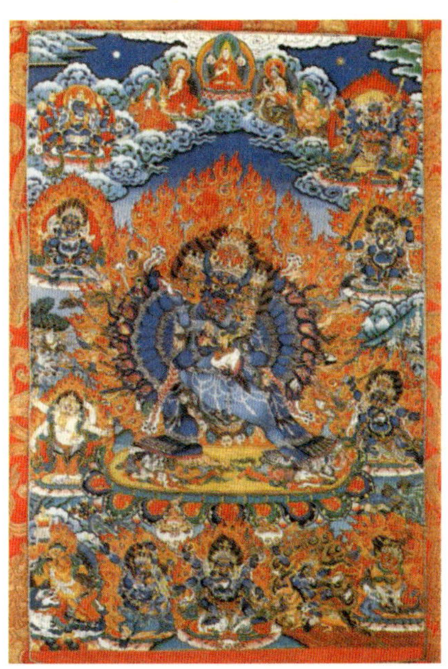

활활 타오르고 있는 불길 속에서 수천 개의 불티가 밖으로 튀어나온다.
그러나 그 튀어나온 불티들은 모두 동일한 불길이듯,
불멸의 존재인 브라흐만Brahman으로부터 이 세상의 모든 존재들이 태어났다가 다시 그곳으로 되돌아간다.
— 문다카 우파니샤드 Mundaka Upanishad

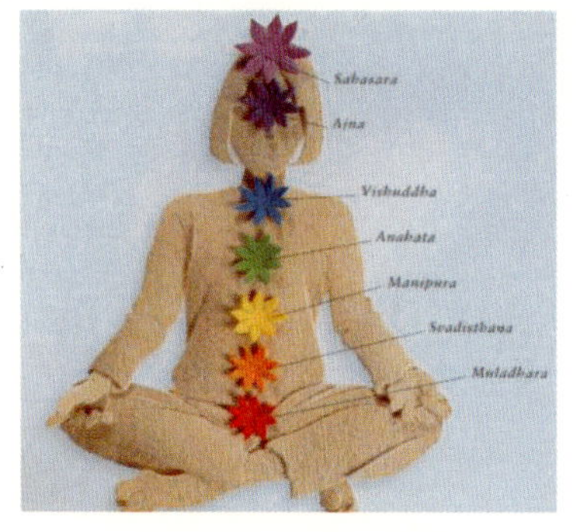

하타-요가의 수행을 통해 잠들어 있던 기운이 깨어나 신체 각 부분에 고루 흐르게 되면 우리 몸은 정신과 이어지고 조화로움을 경험할 수 있게 됩니다. 요가자세의 실행으로 생기Prana를 분배하는 여섯 개의 저장소Cakras가 활성화되고, 이를 따라 각성된 쿤달리니-샥티가 차례로 지나게 됩니다. 이러한 과정의 반복으로 마침내 가장 큰 기운의 통로인 척주의 숨골Susumna-nadi을 타고 상승하여 의식과 통합된 기운은 지고한 영적인 차원의 문을 열 수 있게 됩니다. 그러므로 하타-요가는 오직 신체를 강하게 하고 몸을 아름답게 하는 외적 요소의 향상만이 아니라, 내부의 기운을 순환시켜 정신을 의식의 정점에서 초월의 영역으로 승화시킨다는 목적까지도 포함하는 것이라 볼 수 있습니다.

하타-요가는 지난 반세기 동안 그 효용성을 인정받아 전 세계에 보급되었고, 그 실천수행 체계도 폭넓게 발전하고 있습니다. 더불어 훌륭한 성취를 이룬 수행자들이 널리 알려지게 되고, 그들에 의해 그 의미가 깊어지고 보다 과학적이고 합리적인 방법들이 제시되고 있습니다.

고전古典에서의 하타-요가가 육체를 정화시켜 몸과 마음의 조화를 이루는 실천 수행방법Shat-karmas을 강조했던 반면, 오늘날에는 아사나Asana, 프라나야마Pranayama, 무드라Mudra, 반다Bandha등이 통합되어 일반적으로 수행되고 있습니다. 요가 수행이 깊어짐에 따라 우리의 몸과 마음은 분리된 것이 아니라 서로 연결되어 있음을 깨닫게 됩니다. 이로써 둘 사이에 조화가 이루어지게 되면 우리는 비로소 우주를 호흡할 수 있게 될 것입니다. 요가의 실천수행 방법인 자세Asana, 호흡을 통한 기운의 순환법Pranayama, 집중된 의식의 표현인 결인법Mudra, 기관의 수축과 제어Bandha 그리고 육체의 정화법Shat-karma 및 명상은 건강과 영적 고양이라는 분명한 결과를 가져옵니다. 이러한 과정을 통하여 순수해진 육체는 지고한 영혼을 담기 위한 준비를 하게 됩니다.

라자-요가Raja-yoga는 파탄잘리Patanjali에 의해 단계적으로 설명된 아쉬탕가-요가Ashtanga-yoga와 동의적인 의미로 해석되며, 요가수행의 궁극적인 목표인 해탈에 이르는 왕도王道요가, 또는 명상요가로 불립니다. 하타-요가의 주요 경전인 하타프라디피카Hathapradipika에서도 "하타-요가는 라자-요가에 이르기 위한 중요한 계단에 해당한다."(H.P 1장 1절)라고 설명하고 있습니다. 이는 수단과 목적을 명확하게 구분해주는 구절로, 지고한 영적 세계에 이르는 목적을 육체를 통하여 구현한다는 의미를 나타냅니다. 그만큼 라자-요가는 충분한 육체적 각성과 정신적인 훈련을 거치지 않고서는 도달하기 어려운 세계인 것입니다.

인도 전역에 걸쳐 존경을 받고 있는 근대의 위대한 요가 수행자 스와미 비베카난다Swami Vivekananda의 라자 요가에 대한 언급에서 그 정의를 찾을 수 있습니다. "라자-요가Raja-yoga는 종교를 비롯한 모든 숭배의 근본원리이자 모든 종류의 기도와 형식, 의례와 기적을 아우르는 과학이다. 그 궁극의 목표는 마음을 집중시킴으로써 깊은 내면의 모습을 발견하고 이로부터 그 내용과 형식을 일치시키는 것이라 할 수 있다."라는 말로 라자-요가의 의미를 밝히고 있습니다. 즉, 명상을 통해 갖가지 사고와 심상, 숭배와 기도, 의례와 기적의 한계를 뛰어넘어 초월적 실재를 발견하는 것을 의미합니다.

소금이 물에 녹아 하나가 되어 바닷물이 된 것처럼,
아트만Atman과 마음Citta이 합습하여 하나가 된 상태를 삼매Samadhi라고 한다.
기氣 : Prana가 움직이지 않고, 마음의 움직임이 일어나지 않는 상태가 삼매Samadhi이다.
개인의 영혼Jivatma과 우주정신Paramatma의 양자兩者가 균일均一하게 되고,
합일되어 모든 상념이 멈추어진 상태를 삼매Samadhi라고 한다.
라자-요가Raja-yoga의 위대함을 진정 아는 사람은 많지 않다.
참다운 지혜知慧 : Jnana, 해탈解脫 : Mukti, 부동심不動心 : Sthiti 등의 성취는
오직 스승Guru의 가르침에 의해서 얻어진다.
— 하타요가-프라디피카 Hathayoga-pradipika 4/5~8

진정한 자아를 찾기 위한 방편으로써 세속을 멀리하고 자연의 법칙으로부터 벗어나려는 라자-요가는 반대로 자연법칙에 온전히 몸을 맡김으로써 이에 대한 통제를 통해 불멸의 몸을 얻고자 하는 하타-요가와는 다르게 보일 수 있습니다. 그러나 수행의 방법은 달라도 모든 요가가 다다르고자 하는 중심의 축은 하나입니다. 바로 현상계의 무지와 혼란으로부터의 초월입니다.

요가 자세를 통하여 건강한 신체를 획득한 수행자는 숨을 제어Pranayama하고 명상Dhydna을 통해 자기 존재를 깨닫게 되며, 마침내 자아를 초월한 순수한 심경인 삼매Samadhi에 다다르게 됩니다. 이 최후의 상태는 자아의 완전한 해방Mukti입니다.

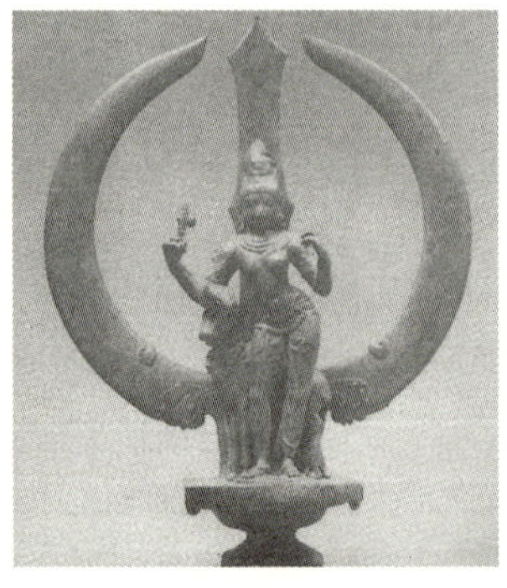

인간의 존재는 유한하지만, 신의 존재는 한계가 없다.
어떻게 유한한 인간이라는 존재가 한계 없고 무한한 신의 존재를 알 수 있겠는가!
이는 마치 소금으로 만든 인형으로 바다의 깊이를 재려는 것과 같다.
소금 인형을 바다에 넣는 순간 인형은 흔적 없이 녹아 버린다.
인간이 신의 존재를 알려고 하면 신과 인간의 분리선이 사라지고 하나가 된다.
마치 신의 바다에 자신이 녹아 버리듯.
— 스와미 비베카난다 Swami Vivekananda

요가의 호흡과 자세 수행을 통한 심신일체의 경험

일반적으로 육체와 정신을 별개로 보지만 요가에서의 인식은 하나를 일컫는 두 개의 다른 이름일 뿐입니다. 육체는 정신을 담은 그릇이요, 정신은 보이지 않는 몸입니다. 요가 수행의 목적은 육체적인 기운과 감정, 의식 그리고 영적인 차원들이 온전히 조화로운 가운데 자기 존재를 우주적 절대성과 합일하려는 데 있습니다. 처음에는 많은 이들이 자세를 실행하는 몸의 움직임만을 보아 요가 자세가 단지 육체적인 면에만 국한되어 있다는 오해를 가질 수 있습니다. 그러나 요가자세의 수행은 깊은 호흡을 매개로 하여 심신이 하나가 됨을 경험하여 자기 존재에 대한 인식의 깊이를 확장하기 위한 체계로 이해되어야 합니다.

요가의 호흡법인 프라나야마Pranayamas는 생명의 기운인 프라나Prana를 실어 나르는 방법을 뜻합니다. 요가 생리학에서는 이 힘이 흐르는 통로를 나디Nadi라 부르는데, 이 통로를 통해 신체 각 부분의 인자들이 전체와 연결되어 하나로 작동하게 된다고 설명합니다. 육체의 경직은 이 기운의 통로가 막히거나 손상된 것으로, 이것이 지속되면 체내에 독소가 축적되어 질병을 일으키게 됩니다. 그만큼 요가의 호흡법은 모든 요가 동작들의 바탕이 되는 중요한 요소입니다.

숨이 턱에 차도록 마시고 토하는 호흡으로 요가의 자세를 하게 되면 의식의 집중이 흩어져 내면으로의 깊은 성찰을 방해할 수 있습니다. 따라서 특별한 호흡 수련의 경우 이외에 요가 자세의 실행과정에서는 언제나 코를 통하여 자연스럽게 마시며 내쉬어야 합니다. 내부로는 기운의 저장소이자 확산의 중심점인 차크라Cakra의 흐름을 원활히 하고, 호흡을 제어함으로써 정신적인 주시注視가 외부로 향하지 않도록 합니다. 집중의식 이외에 산란한 감정과 혼란스러움이 끼어들지 않도록 자세의 실행과정 속에 의식을 묶는 수단이 요가 호흡의 의미입니다.

요가 자세를 통한 의식의 집중은 몸의 움직임에 대한 감각과 인식능력을 향상시킵니다. 의식의 집중을 방해하는 상념들은 자신이 원치 않아도 마치 수면으로 올라오는 거품처럼, 과거의 경험에 대한 상념이거나 과거의 인상으로부터 잠재된 기억이 드러나는 것입니다. 요가 자세의 수행은 이러한 잠재인상들을 통제하여 가장 밑바닥의 자아를 경험하는 과정이라 할 수 있습니다.

모든 정신적인 매듭은 물리적, 신체적인 매듭과 관련이 있고, 신체의 매듭이 정신에 영향을 미치는 것도 역시 마찬가지입니다. 예를 들어 정

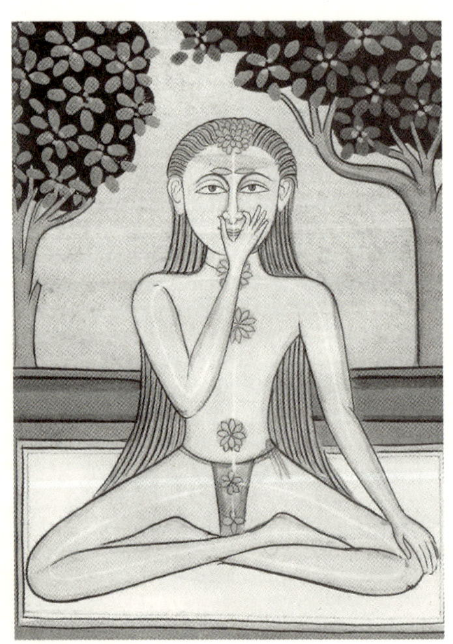

진리를 보는 자는 죽음이 없으며 질병과 어떠한 혼돈도 없다.
진리를 보는 자는 모든 것을 보며 모든 전체를 획득한다.
— 마이트리 우파니샤드 Maitri Upanishad

신적인 긴장과 억눌린 감정 상태는 폐와 횡격막, 기관 등을 좁히고 막아 천식을 일으키기도 합니다. 요가 자세는 이러한 육체와 정신 상호간의 긴장과 매듭을 풀기 위한 목적으로 실행됩니다. 인체 정화법Shat-karmas 과 호흡을 통한 기의 순환Pranayama, 명상과 깊이 있는 요가의 이완Yoga-nidra 등이 잘 어우러진 자세의 실행은 이러한 매듭을 제거하는 데 매우 효과적입니다. 이렇듯 긴장의 이완을 통해서 육체는 생기와 강인함으로 가득 차게 되고, 정신은 밝고 창조적이며 즐거워지고 균형을 이루게 됩니다.

오랜 시간에 걸쳐 수행되어온 요가자세가 아닌, 검증되지 않은 응용 자세나 몸과 정신 상태에 맞지 않는 호흡을 무리하게 행하는 것은 오히려 인체에 바람직하지 않은 변화를 일으켜서 건강을 해칠 수도 있습니다. 몸이 충분히 유연하지 못한 경우엔 초급 및 중급과정의 자세를 충분히 숙달한 후에 상급과정의 자세들을 수련해야 합니다. 성급하게 상급과정의 자세들을 시도하면 오히려 기운을 흐트러뜨림으로써 몸의 조화를 깨뜨리는 등의 좋지 않은 결과를 가져올 수 있습니다. 자신의 상태에 맞는 자세를 반복적으로 수행함으로써 몸이 유연해지고 편안해지는 것이 우선입니다.

무작정 자세만을 취한다고 해서 요가 본연의 목적에 다다를 수 있는 것이 아닙니다. 제멋대로 날뛰는 말을 고삐로 붙들어 매듯, 요가는 육체를 다스리고, 더불어 정신을 보다 높은 곳에 붙들어 매기 위한 방편임을 유념하기 바랍니다. 전통적인 요가 자세의 규칙적인 실행을 통해 육체는 최적의 조건을 유지할 수 있게 되고 건강하지 못한 몸을 정상적으로 회복시켜 줍니다.

상급 과정에서 소개된 자세들은 근육과 관절들을 익숙하지 않은 방식으로 움직이게 됩니다. 따라서 어떤 경우에도 과도하게 몸을 긴장시키지 않도록 주의하도록 합니다.

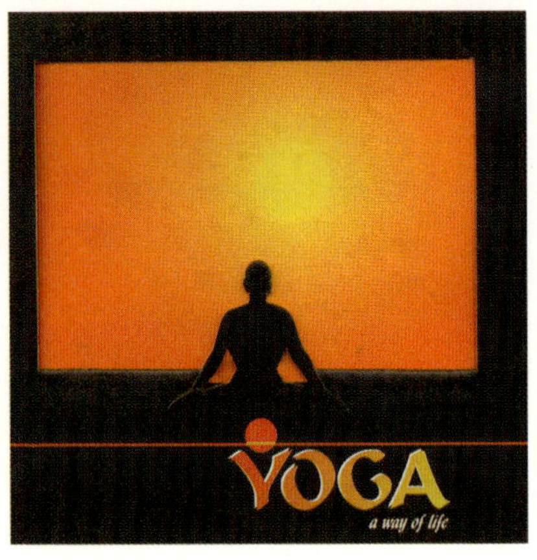

호흡을 가라앉히고 육신의 동요를 점검하면서
자신의 코를 통해 조용히 호흡해야 하네.
사나운 말이 끄는 수레를 다루는 것처럼
현자는 마음의 어지러움을 제어해야 하네.
— 바가바드기타

 명상瞑想 요가

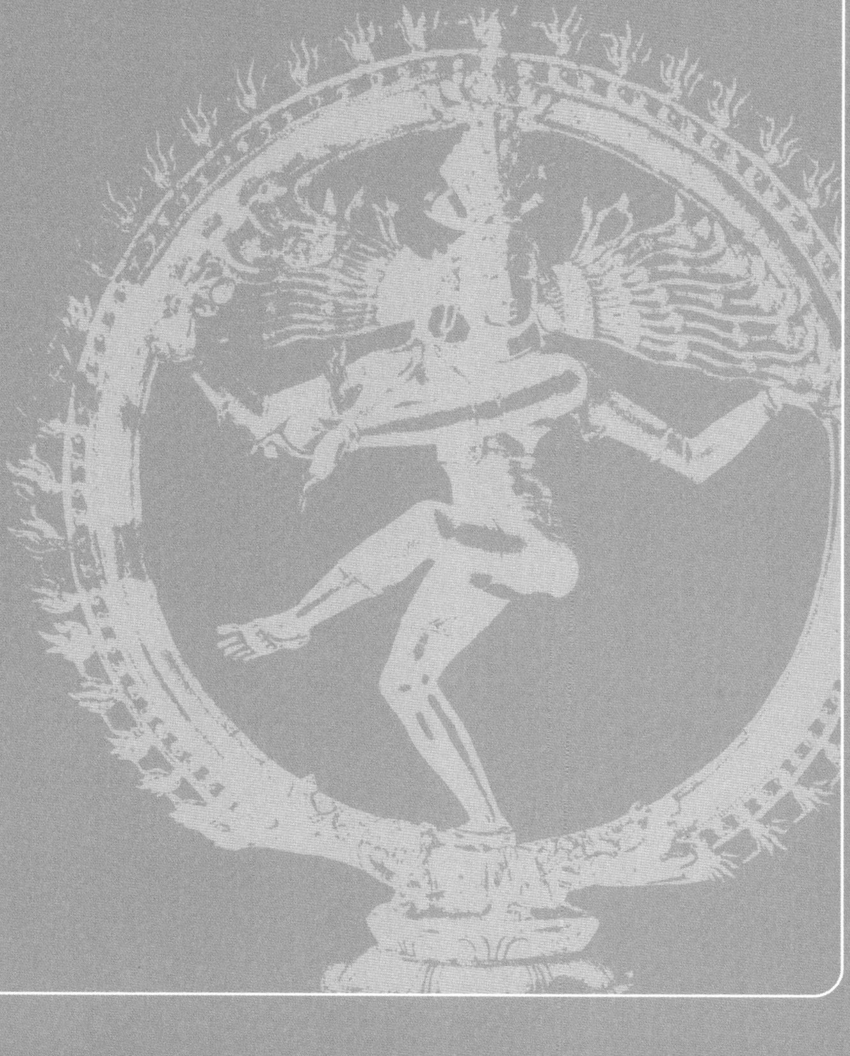

명상瞑想 요가

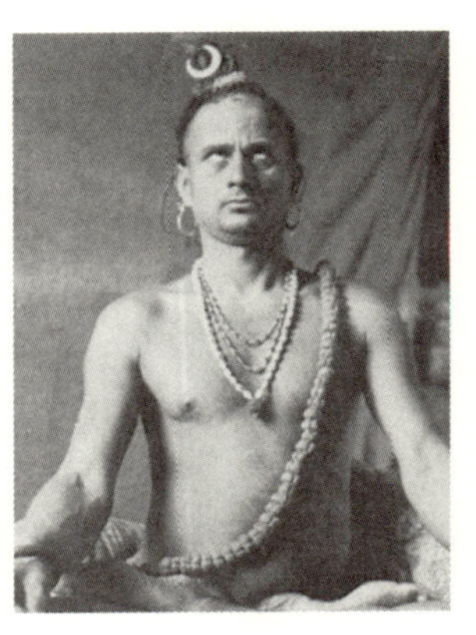

　　명상은 지극히 편안하고 고요한 의식 상태에 드는 것을 말하지만, 이때의 의식은 수면 상태의 그것과는 다릅니다. 의식의 휴식이라는 차원에서는 비슷할지라도 명상 상태에서의 의식은 깨어있으면서 삼매Samadhi에 드는 것이고, 수면은 육체의 본능적 휴식입니다. 긴장에서 풀려난 완전한 이완의 자세인 사바사나Savasana를 명상의 자세라 하지 않는 것도 마찬가지 이유입니다.

　　명상을 위한 자세는 수행자가 쾌적하고 안정적인 상태를 유지하기 위하여 고안되었습니다. 이러한 자세는 의식의 확장을 위한 중요한 준비 상태로, 외부에서 일어나는 어떠한 상황으로부터도 방해받지 않고 내면에 집중할 수 있게 합니다. 만약 육체적인 불균형으로 인한 자극으로 고통이 따른다면, 진정한 집중은 불가능합니다. 요가 자세의 진정한 목적은 편안한 자세를 획득하기 위한 준비된 상태를 말하며, 이때의 의식은 육체의 상태에 속박되지 않아야 합니다.

　　오랜 전통으로 전해지는 명상의 자세는 연화좌를 비롯하여 달인좌, 길상좌, 금강좌 등의 좌법들이 있습니다. 요가 수행자들의 명상은 가장 안정된 상태를 위한 이러한 좌법들의 선택과 함께 실행됩니다. 어떤 명상 좌법이 적합한지는 스스로가 선택하는 문제이지 모든 명상좌법을 다 해야 하는 것은 아닙니다. 명상이 목적이지 자세의 형태는 그 수단에 불과하기 때문입니다.

긴장을 풀지 않은 상태에서 요가 자세를 지속하면 육체적으로나 정신적으로 더 많은 긴장을 만들 수 있습니다. 영적 의식을 무한한 차원으로 확장시키는 일은 시공간의 개념을 넘어서는 것으로, 이는 물리적 차원에서가 아니라 정신적으로 특별한 상태에 다다르는 것을 의미합니다. 안정된 자세를 취하고 의식을 집중함으로써 이 특별한 차원의 문을 두드리는 수행자에게 있어 현재라는 개념은 중요하지 않습니다. 살아 있는 동안의 깨달음을 지향하되 외부환경으로부터 초연해짐으로써 정신적으로 평온해지는 것이 명상의 목적입니다.

안정된 좌법에서 유의할 점은 자연스럽고 깊은 호흡입니다. 고른 호흡과 함께 긴장 없이 척추를 바르게 세운 상태라야 흐트러짐 없이 장시간 명상 자세를 유지할 수 있습니다.

전통적인 요가의 명상좌법들은 금강좌를 제외하고는 모두가 두 다리를 포개어 앉는 안정적인 삼각형 구도를 취합니다. 몸 전체가 어느 한쪽으로도 치우치지 않는 상태에서 두 손은 무릎 위에서 특별한 결인 Mudra을 취하기도 합니다. 명상 중에 이루어지는 다양한 결인들은 육체를 봉인함으로써 내부의 기운을 통제하고 의식을 고정하기 위한 방편입니다. 이렇게 흔들림 없는 자세를 통해 수행자는 시간을 초월하여 창조의 영역에 다다르고자 하는 자신의 의지를 자각하고 그로부터 환희를 경험할 수 있게 됩니다.

하체 부위의 관절이 경직되어 있거나 지나치게 비만한 경우, 또는 척추가 바르지 못한 경우엔 지속적이고 안정된 명상 자세를 취할 수 없습니다. 많은 요가 자세들은 이러한 문제들을 해소하여 최종적인 명상의 자세로 이끌기 위한 준비 단계라고 해도 과언이 아닙니다.

육체적 긴장이 풀리지 않고 균형을 찾지 못한 사람이 처음부터 명상 좌법을 시도하게 되면 자세를 취하기도 어렵거니와 결코 편안하지 않습니다. 고전의 전통요가는 순서가 맞지 않게 시도하려는 이러한 경우를 우려하여 단계적으로 수련하기를 권하고 있습니다. 몸의 유연성을 되찾고 척추를 바르게 세우기까지, 무엇보다도 자세 수련단계가 선행되어야 함은 아무리 강조해도 지나치지 않습니다.

육체적 결함을 해소하여 진정한 요가의 느낌을 찾고 깊은 호흡과 명상의 자세를 취하는 것은 의지에 비례한 시간입니다. 규칙적으로 자기를 관리하고 들인 시간에 조급해하지 않는 여유로운 마음으로 수련하다 보면 얼마 지나지 않아 향상되고 있는 자신을 발견하게 됩니다. 그러한 느낌은 누구도 알 수 없는 오직 자신만의 경험인 것입니다.

요가 자세를 몇 개의 등급으로 분류하는 것은 다분히 자의적이지만, 그렇다고 몸 상태나 연령 등을 고려하지 않고 자세를 수련하는 것은 오히려 좋지 않은 결과를 가져올 수도 있습니다.
단계별 수련을 통해 점진적으로 요가에 익숙해질 것을 권하는 것은 이 때문입니다.
처음 요가에 입문한 경우나 노약자들은 초급 과정으로 분류한 자세들을 통해 몸이 편안해지도록 하는 것이 우선입니다. 어느 정도 요가 수련이 진행되면 중급 과정의 자세를 통해 지속적으로 자신을 관리할 수 있게 됩니다. 마지막으로 상급 단계에 이르면 육체를 자신의 의지에 따라 제어할 수 있게 되어 마침내 깊은 명상에 들어갈 수 있게 됩니다.

　이러한 단계별 이행을 통해 처음부터 마지막까지 편안한 상태를 유지할 수 있어야만 요가 수행의 목표에 다다를 수 있습니다. 이 장에 소개된 명상 좌법坐法은 가장 편안한 자세부터 시도하며, 좌법 이전이나 이후에 몸의 경직을 해소하기 위한 충분한 이완의 자세들을 소개하고 있습니다.

　어떤 자세를 진행하는 데 있어 참고 인내하는 것은 그 자세에 대한 충분한 연습이 있는 경우에 한하며, 그런 경우에라도 몸에 불편함이 있으면 중단해야 합니다. 요가 수련에서 특히 주의해야 할 점은 무리하게 자세에 욕심을 부리는 것이 득보다는 해가 될 수 있다는 점을 숙지하는 것입니다. 요가 수련의 목적은 어디까지나 심신의 안정과 조화로움을 구하려는 시도이지 고행이나 극한 방법의 자가 치료법이 아님을 잊지 않아야 합니다.

폭풍이 몰아치는 날,
나의 몸에서 자라나오고 있는 생명 가득한 풀들과 함께 나는 온 세상을 지탱하고 있다네.
— 마르칸데야 푸라나 Markandeya Purana

명상의 자세

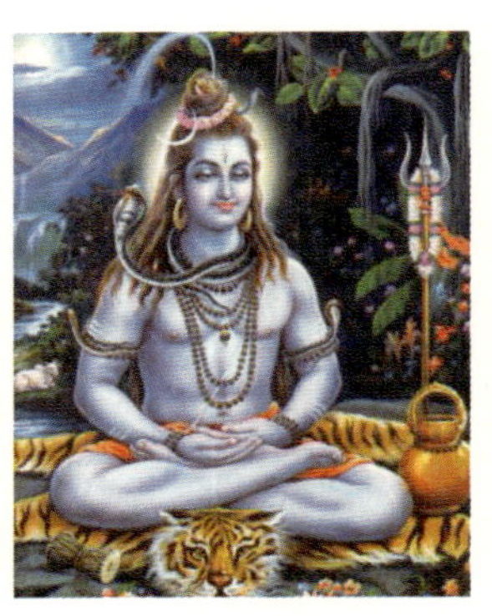

　명상 자세의 중요한 목적은 수행자가 쾌적한 상태에서 신체의 모든 움직임을 멈추고 깊은 명상에 들게 하는 것입니다. 시간에 붙들리지 않고 확장된 의식의 고요 속에 머물러 있기 위해서는 먼저 안정된 자세를 취해야 합니다.

　죽은 사람의 자세Savasana에서의 명상은 자칫 의식이 수면의 상태에 빠져들기 쉽습니다. 따라서 등을 곧게 세워 각성된 의식을 지속시킬 수 있는 명상좌법이 전통적으로 선각자들에 의해 추천되고 있습니다.

　처음부터 요가의 좌법들에 익숙할 수는 없습니다. 깊은 명상을 위해서는 시간을 정해두고 규칙적으로 실행하는 의지와 마음의 자세가 필요합니다. 이와 함께 신체적 균형을 찾는 여러 요가자세들의 실행을 통해 심신이 조화를 이룬 편안한 자세를 만드는 과정이 선행되어야 합니다.

　명상 자세에 들어가기 전에 다리의 긴장을 풀기 위해 간단하게 준비할 수 있는 자세에는 반 나비 자세, 엉덩이 들기, 바람빼기 자세, 엎드려 접고 쉬기, 까마귀 걷기, 복부 늘리기 등이 있습니다.

　명상을 위하여 고정된 자세들은 바위처럼 굳건하고 호수처럼 잔잔한 침묵의 상태이며, 이것은 시공간을 뛰어넘는 다차원의 열림입니다.

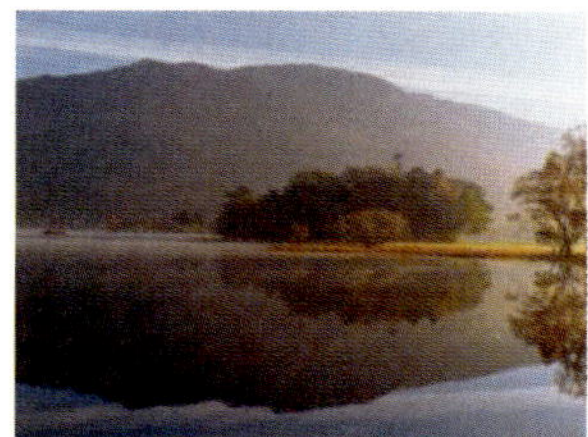

삼매Samadhi는 무엇인가?
그것은 마치 살아 있는 물 속의 고기가 잡혀 있다가
다시 물 속으로 들어가는 그러한 체험과 같다.
— 스와미 비베카난다Swami Vivekananda

이 장에서 설명하는 명상좌법은 바즈라사나Vajrasana(금강의 자세), 수카사나Sukhasana(편안한 자세), 파다디라사나Padadhirasana(호흡조절의 자세), 바드라사나Bhadrasana(제왕의 자세) 등입니다. 이외에도 전통적인 자세로는 고락샤사나Gorakhshasana와 물라-반다사나Mula-bandhasana 등이 있으나 신체적으로 유연하지 못한 초급 수행자들에게는 알맞지 않습니다.

장시간 고정된 자세에서는 혈액순환이 순조롭지 못하고 신경도 압박을 받게 되므로 명상 후에는 여러 요가 자세들을 통해 전신의 긴장을 충분히 풀어 기운이 순조롭게 흐를 수 있도록 해야 합니다. 만약 무릎이나 발목의 관절, 기타 하체에 고통이 따르거나 경련이 일어나는 경우에는 즉시 자세를 풀도록 합니다.

이 책에서는 편의상 왼쪽이나 오른쪽, 어느 방향에도 우선 순서를 매기지 않았습니다. 단, 어느 쪽을 먼저 하든 반드시 반대편에도 동일한 시간과 자극을 줌으로써 양쪽이 균형을 이루도록 합니다.

요가의 상징자세인 연화좌Padmasana는 초급 수행자들에게는 어려운 자세이지만, 다른 여러 자세들을 반복하다보면 관절과 인대근육이 부드러워져 어떤 자세일지라도 자연스럽게 실행할 수 있습니다.

연꽃자세Padmasana의 변화

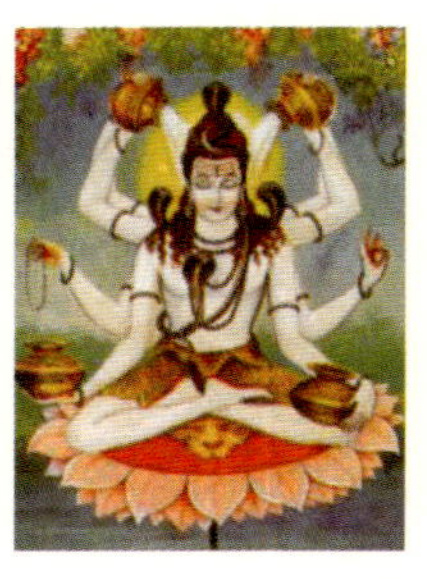

연화좌Padmasana부터 시작하여 진행하는 자세들은 근육이나 관절의 긴장이 풀어지고 고통을 느끼지 않을 정도로 신체가 유연한 상태를 확보한 경우에 실행하도록 하며, 결코 무리하지 않아야 합니다.

육체와 정신은 분리되어 있지 않다는 인식으로부터 출발하여, 의식과 함께 느리게 자세를 진행시키며 내면의 느낌들을 살피는 것이 요가를 통한 명상 수행입니다.

연화좌蓮華坐의 지속적인 수행은 몸의 느낌을 정결하게 하여 정서적인 안정을 가져오고, 정신적 각성을 지원하는 기운이 온몸에 고르게 흐를 수 있게 해줍니다. 또한 깊은 명상을 위한 육체적 견고함을 갖게 하는 기본적 바탕이 됩니다.

의식의 집중과 좌법坐法

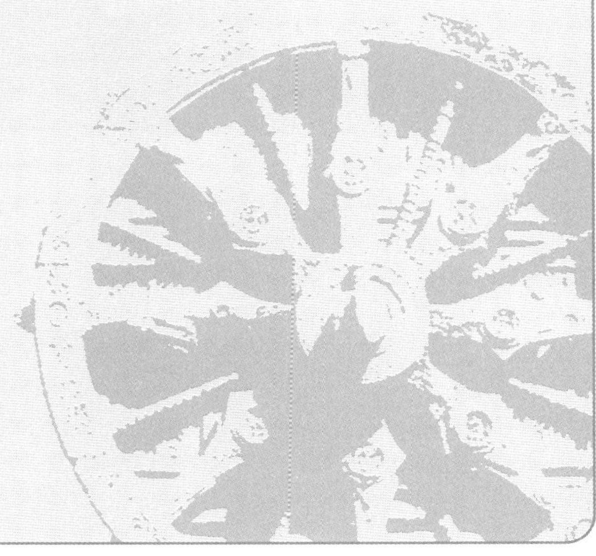

편안한 자세 Sukhasana

- 다리를 펴고 바르게 앉습니다. 오른쪽 다리를 구부려 왼쪽 허벅지 밑에 두고 왼쪽 다리를 구부려 오른쪽 허벅지 아래에 둡니다.
- 머리를 바르게 하고 턱이 위로 들리지 않도록 주의하며 양손은 무릎 위에 올려 지혜의 결인Jnana-mudra을 취합니다.
- 몸이 앞으로 향하지 않도록 척주를 똑바로 세워 양 어깨의 긴장을 풀고 눈을 감습니다.

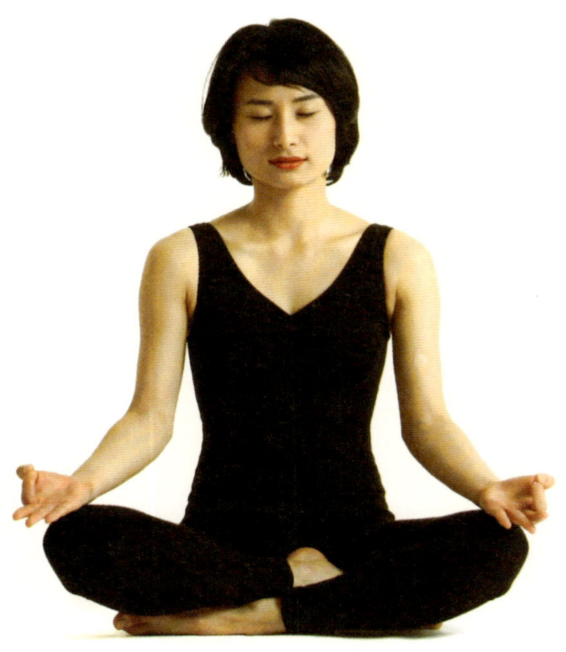

✸ 유의할 점

편안한 자세라 해도 많은 시간을 의자에 앉아서 생활하는 사람들에게 처음부터 쉽지 않은 자세입니다.
한쪽 무릎이 들리는 경우에는 골반이 바르지 못한 상태이므로 초급과정에서 소개된 관절을 풀어주는 쉬운 자세들과 몸의 균형을 찾는 자세를 병행해야 합니다.

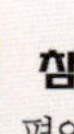

참고

편안한 자세Sukhasana는 전신에 긴장이 남지 않고 가장 편안한 상태로 앉아 명상하는 자세를 뜻합니다.
어느 정도 숙달된 수행자는 달인좌Siddhasana와 연화좌Padmasana를 취할 수 있습니다.

- 다리를 펴고 바르게 앉아 한쪽 다리를 구부려 반대쪽의 허벅지 위에 발바닥이 위로 향하도록 올리고, 다른 쪽의 다리는 허벅지 아래쪽에 접어놓습니다.
- 턱이 위로 들리지 않도록 머리를 바르게 하고, 양손은 무릎 위에 올려 지혜를 상징하는 결인Jnana-mudra을 취합니다.
- 몸이 앞으로 향하지 않도록 척주를 똑바로 세우고 양 어깨의 긴장을 풀어 눈을 감습니다.

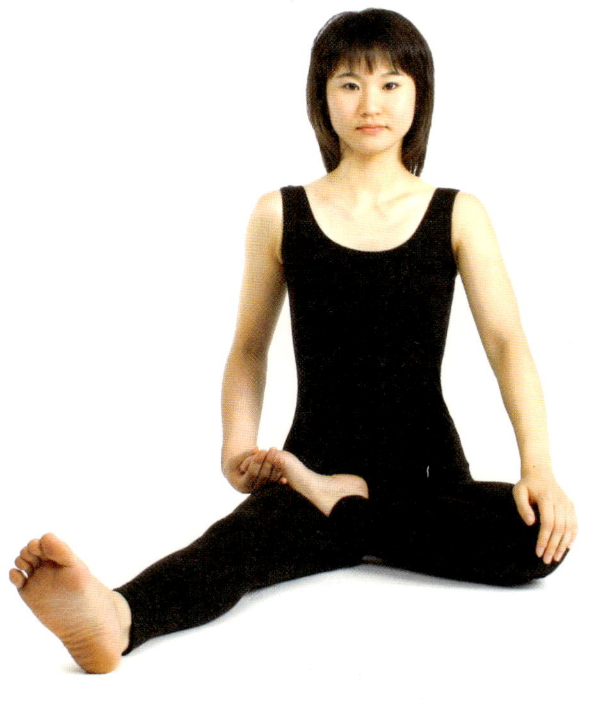

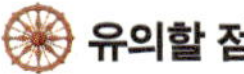 **유의할 점**

더 발전된 연화좌蓮華坐와 비슷하며 부담을 느끼지 않는 편안한 자세이지만, 좌골 신경통이나 골반의 변위에 따른 고통이 있는 경우에는 이 자세를 취하지 않아야 합니다.

연화좌 蓮華坐 Padmasana

- 다리를 펴고 바르게 앉습니다.
- 한쪽 다리를 구부려 반대쪽 허벅지 위에 발바닥이 위로 향하게 하여 올리고 다른 쪽 다리도 마찬가지로 발바닥을 위로 향하게 하여 허벅지 위에 올려놓습니다.
- 양손은 무릎 위에 올려두고 지혜를 상징하는 결인Jnana-mudra을 취합니다.
- 턱을 바르게 하고 몸이 한쪽으로 기울지 않도록 척주를 똑바로 세워 양 어깨의 긴장을 푼 상태에서 눈을 감습니다.
- 눈을 감고 자신의 모습을 느낌으로 관찰합니다.

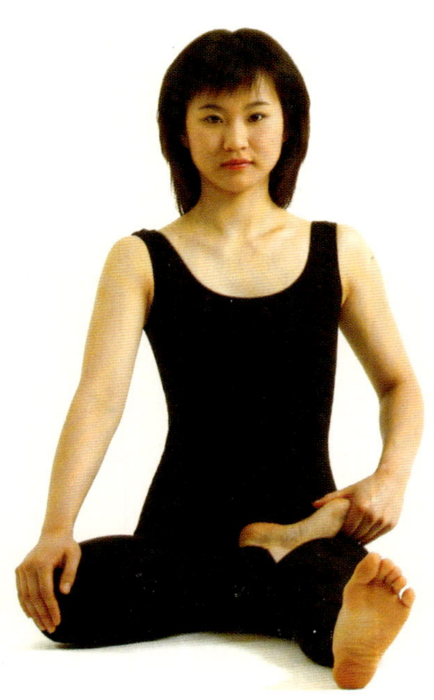

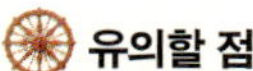 **유의할 점**

양 무릎이 바닥에서 떨어지지 않게 합니다.
좌골신경통, 골반의 변위에 따른 고통이나 무릎에 이상
이 있는 경우에는 실행하지 않습니다. 이런 이유로 여러
요가 자세들의 실행을 통해 무릎관절의 유연성을 갖지
않은 한 이 자세를 수행하지 않아야 합니다.

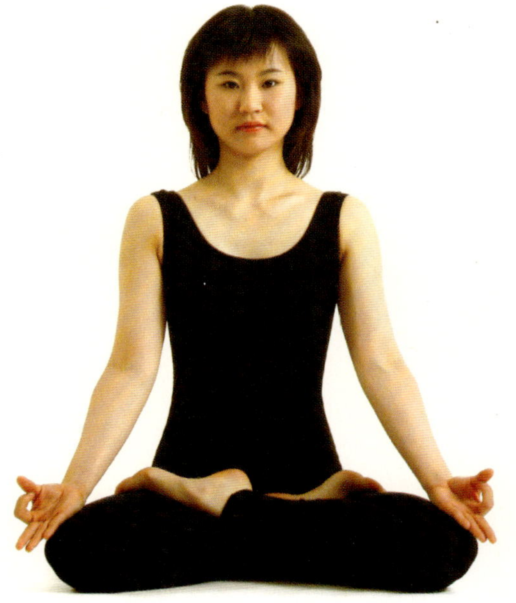

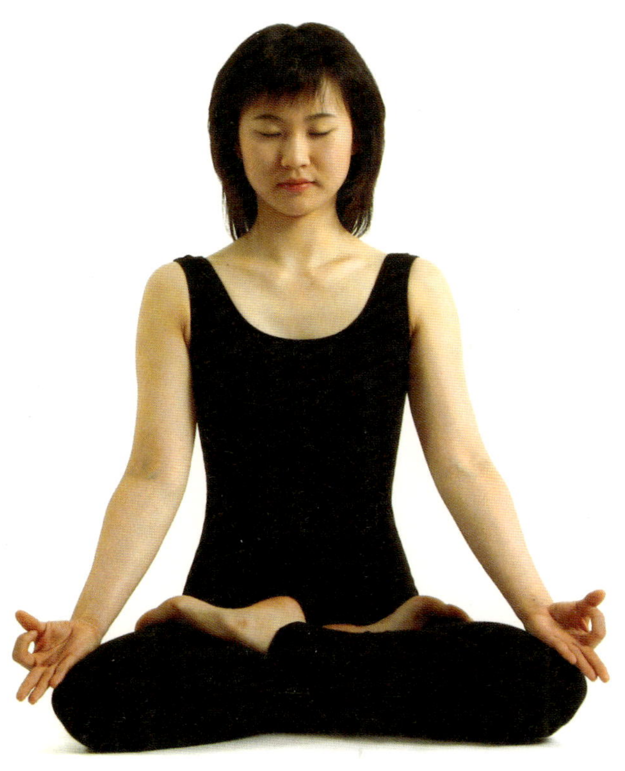

☀ 자세의 효과

연꽃을 뜻하는 '카말라사나Kamalasana'라는 이름으로
도 불리는 전통적인 명상의 자세입니다.
변화가 많은 물 속에서도 진흙 깊숙이 뿌리를 내리는 연
꽃처럼 척주를 바르게 세우고 이를 축으로 하여 몸의 균
형을 유지합니다. 이렇게 안정된 집중의 상태에서 수행
자는 마음의 평화를 찾아 의식을 완전히 고정시킬 수 있
게 됩니다. 이 자세를 유지하여 숨을 다스림으로써 기운
을 회음부에서 정수리까지 상승시키면 깊은 내면의 세
계에 들게 됩니다.
신체적인 면에서 이 자세의 실행은 근육의 긴장을 풀며
혈압을 감소시킬 수 있습니다. 다리에 흐르던 혈액량이
복부 쪽으로 많이 유입되어 소화를 촉진하며, 느슨한 신
경계에 자극을 주어 미저골과 천골신경을 조율합니다.
(H.P 1/45~49 S.S 3/103~109 G.9)

- 다리를 펴고 바르게 앉습니다.
- 먼저 오른쪽 다리를 구부려 발뒤꿈치가 위로 향하게 세워 회음부위에 밀착시킵니다.
- 왼쪽 발뒤꿈치도 위쪽으로 세워서 치골 부위에 밀착시고 오른쪽 발목 위에 잘 겹쳐 놓습니다.
- 발가락 끝은 양쪽 허벅지와 종아리 사이에 잘 끼워둡니다.
- 머리를 바르게 하여 턱이 위로 들리지 않도록 하며, 양손은 무릎 위에 올려서 지혜를 상징하는 결인Jnana-mudra을 취합니다.
- 몸이 앞으로 향하지 않도록 척주를 똑바로 세우고 편안한 느낌으로 양 어깨의 긴장을 푼 채 눈을 감습니다.
- 좌골 신경통이나 골반의 변위에 따른 고통이 있는 경우에는 이 자세를 취하지 않아야 합니다.

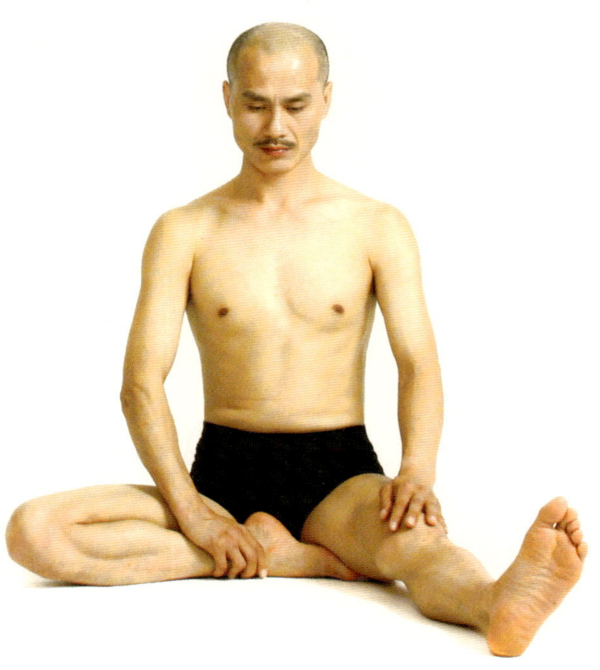

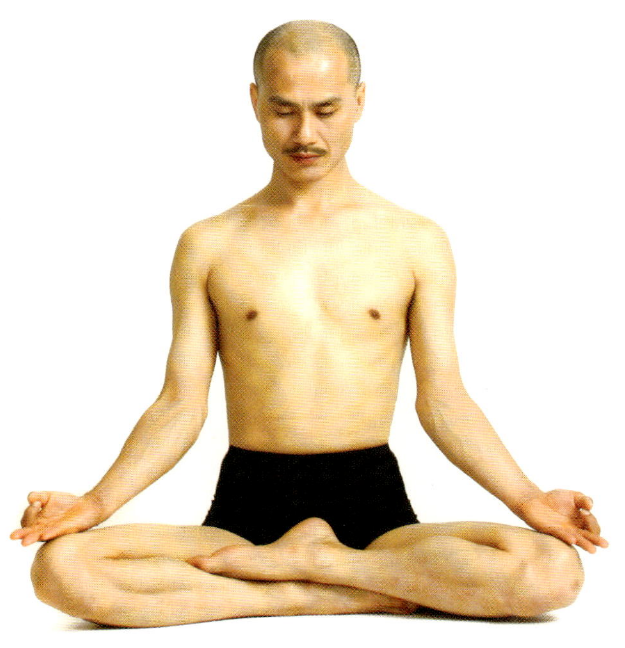

🌼 자세의 효과

척주 신경을 비롯한 전신의 신경계를 안정시킴으로써 온몸의 기운들이 막힘없이 순환하여 깊은 명상에 들게 하는 대표적인 고전 요가 좌법입니다.

이 자세는 신체에 특별한 자극이나 무리를 주지 않으면서 실행할 수 있습니다. 골반과 허리, 복부 기관들을 지배하는 척주신경의 조정력을 향상시켜주며 침체된 생식 기능을 회복시켜 줍니다. 또한 혈압을 정상화하고 혈액 순환을 원활하게 하는 효과가 있습니다.

회음부와 치골 부위를 발뒤꿈치로 밀착시킴으로써 원초적 기운인 쿤달리니–샥티Kundalini-sakti가 중추 신경계를 통하여 상승할 수 있도록 자극하는 자세입니다.

자세에 익숙해지기 전에는 교차시킨 발목의 압박으로 인해 불편한 느낌이 들 수 있습니다. 편안한 느낌을 찾기까지는 눌리는 부위에 부드러운 수건 등을 끼우고 자세를 취해도 좋습니다.

참고

싯다Siddha는 범어梵語 : Sanskrit로 '완전한 힘'을 뜻하며, 초능력적인 능력이나 인간의 한계성을 넘어선 달인達人의 경지에 이른 성취자를 의미합니다. 전통 고전에서는 요가의 수행을 통하여 획득한 초자연격인 능력에 대한 많은 예를 서술하고 있습니다. 그러나 한편으로는 자연과 교감하는 수행과정에서 자기 해방과 진리의 깨달음에 도움이 되는 성취 이외에는 결코 드러내거나 자랑해서는 안 됨을 거듭 강조합니다. 이는 그런 것들로 인해서 수행의 참다운 목적이 흔들리거나 변질되지 않기를 경고하려는 이유입니다. (H.P 1/35~43. S.S 3/99~103, G.S 2/7, G 8)

길상좌吉祥坐 Swastikasana

- 다리를 펴고 바르게 앉습니다.
- 왼쪽 다리를 구부려 발바닥을 오른쪽 허벅지 안쪽에 붙이고, 오른쪽 다리를 구부려 허벅지와 종아리 사이에 발가락을 끼웁니다. 이 상태에서 양 무릎이 바닥에서 떨어지지 않도록 주의하며 편안하게 앉습니다.
- 머리를 바르게 하여 턱이 위로 들리지 않도록 하고, 양손은 무릎 위에 올려 지혜를 상징하는 결인Jnana-mudra을 취합니다.
- 몸이 앞으로 향하지 않도록 척주를 똑바로 세우고, 양 어깨의 긴장을 푼 상태에서 눈을 감습니다.

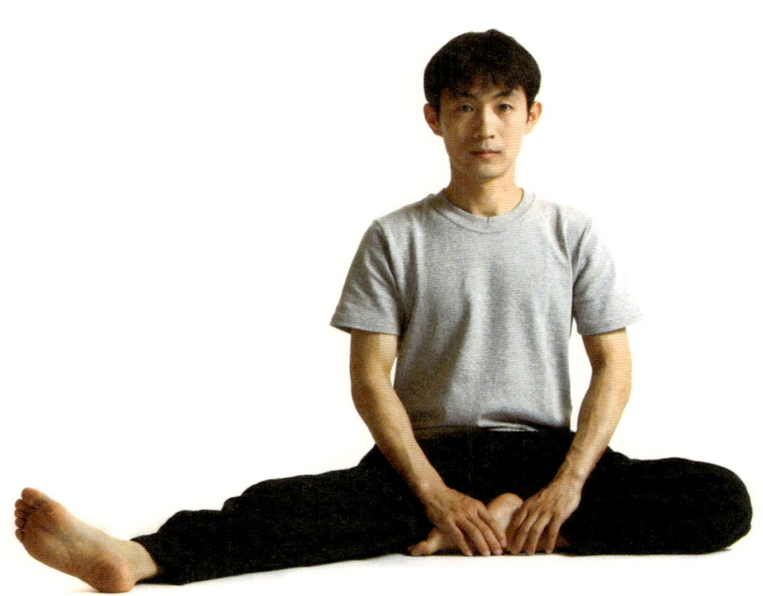

🟣 유의할 점

좌골신경통, 골반의 변위에 따른 고통이나 무릎에 이상이 있는 경우는 이 자세를 실행하지 않아야 합니다.

🟠 자세의 효과

다리의 근육과 신경을 압박하지 않으면서 혈액의 순환을 원활하게 하여 고통이나 피로를 느끼지 않은 상태에서 장시간의 명상에 들 수 있게 하는 쉽고 간편한 고전 요가 자세입니다.

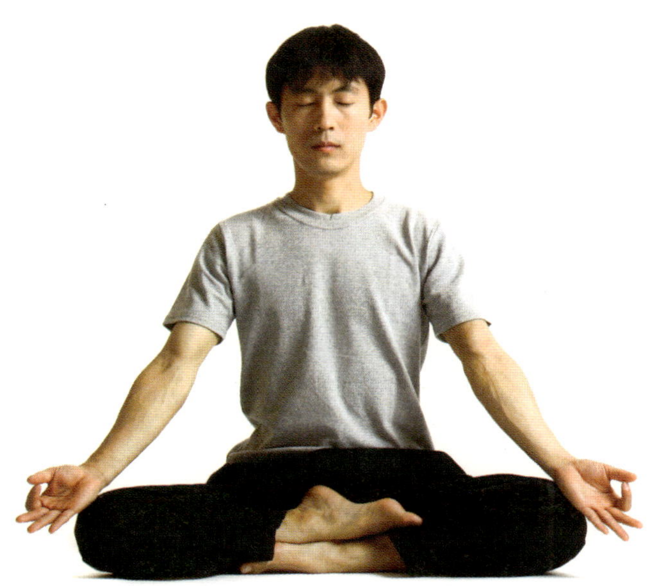

참고
산스크리트Sanskrit 단어 스와스티카Swastikasana는 '좋은 징조' 또는 '형태'를 의미하며, 거꾸로 된 만卍자로 표
시되는 인도의 전통적인 도상圖像입니다. 이 도상의 상징적 의미는 우주의 끊임없는 순환과 확장 그리고 변화
이며, 소우주인 인체에서는 온몸을 돌고 있는 기운들과 의식이 통합되어 한계 없는 차원으로 확장됨을 의미합니다. 이
로써 요가 수행자는 심신이 일체를 이룬 상태에서 시공을 초월한 무한의 세계로 진입하여 존재의 근원을 들여다 볼 수
있게 됩니다. 전통요가에서는 발뒤꿈치로 생식기를 압박하지 않고 자유로운 상태로 두는 자세를 해탈좌Muktasana, 또
는 안락좌Sukasana라고 하고, 발뒤꿈치로 눌러 감추고 앉는 자세는 '보존'을 뜻하는 굽타사나Guptasna 라 하여 비슷한
의미로 사용하거나, 두 자세를 구분하기도 합니다. (H.P 1/19, S.S 3/115~117, G.S 2/11.13.20)

지복至福의 자세 Ananda-Madirasana

- 금강좌Vajrasana로 앉아서 두 다리를 뒤쪽으로 접고 발뒤꿈치 위에 손바닥을 올려둡니다.
- 턱이 들리지 않도록 하여 척주를 바로 세운 상태에서 어깨의 긴장을 풀어줍니다.
- 눈을 감은 채 의식을 미간의 영적 기운의 저장소인 아즈나–차크라Ajna-cakra에 집중하고 숨을 자연스럽게 유지합니다.

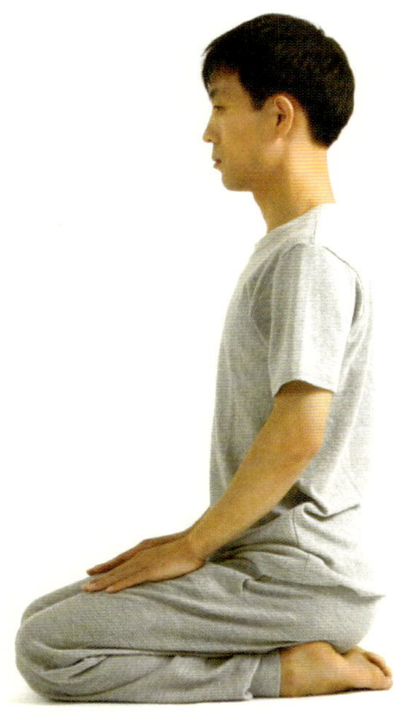

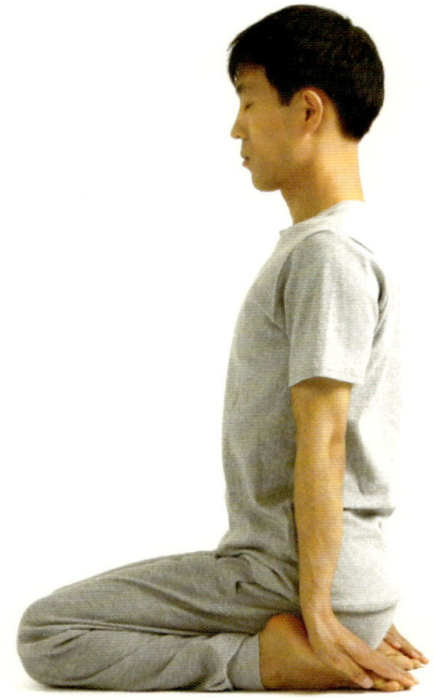

🌼 자세의 효과

외부의 감각으로부터 벗어나 내부의 의식에 집중하며,
감정의 변화에 이끌리지 않는 안정된 자세입니다.

- 다리를 펴고 바르게 앉습니다.
- 오른쪽 다리를 뒤로 접어 엉덩이 가까이 붙이고, 왼쪽 다리는 구부려서 발목을 오른쪽 허벅지 위에 올립니다.
- 양손은 각각의 무릎 위에 두고 상체를 바르게 세워 눈을 감습니다.
- 의식을 미간에 집중하여 강한 의지력으로 산란한 마음을 바로잡습니다.
- 같은 방법과 순서에 따라 반대편으로 방향을 바꾸어 실행합니다. (H.P 1/21, G.S 2/17)

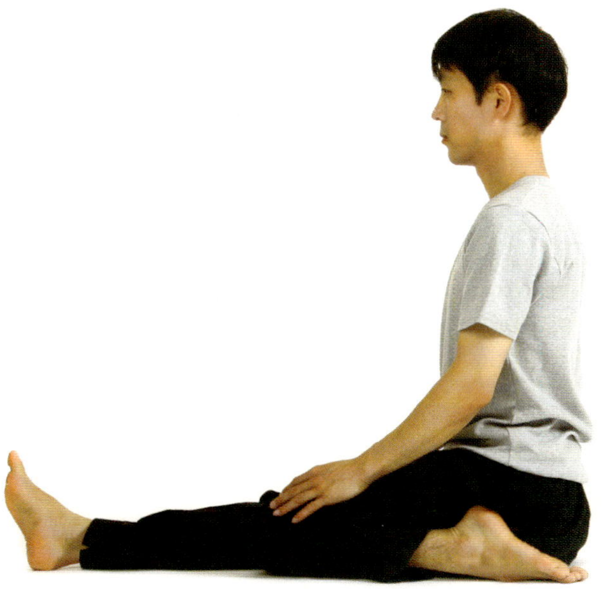
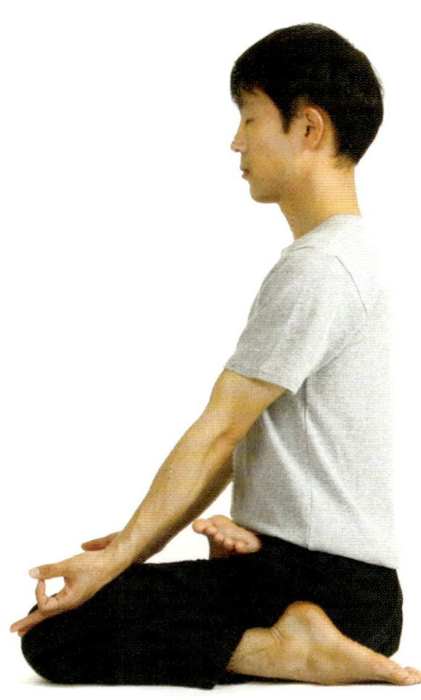

🌞 자세의 효과

자연스런 호흡을 통하여 감정을 조절하고, 나태함을 극복하여 강한 의지력을 갖게 합니다.

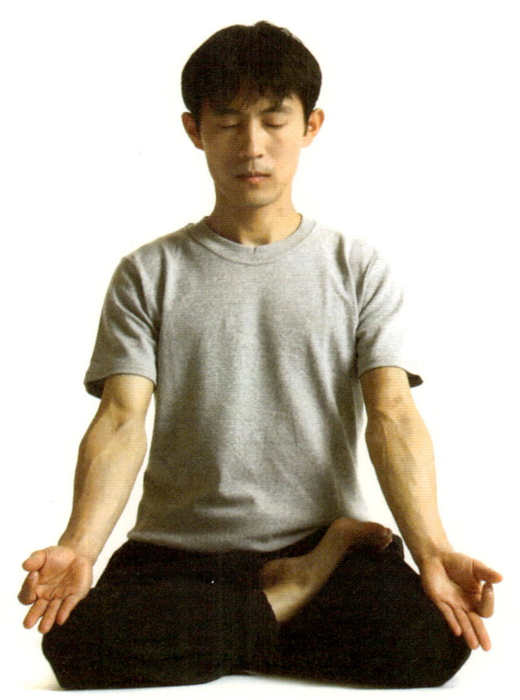

참고
명칭에 대한 어원을 인도 전통에서 살펴보면 범어梵語 : Sanskrit로 비라Vira는 '영웅英雄' 또는 '전사戰士'를 의미합니다. 전투에 나서는 무사들의 강한 긴장감을 요가 좌법으로 나타낸 고전적인 자세입니다.

다음은 전통 요가경전들에서 설명하고 있는 좌법坐法으로서의 거북이 자세의 진행과정입니다.

- '양쪽 발꿈치를 맞대어 항문을 누르며 정좌正坐한다. 요기Yogi들에 의해 이 자세는 거북이龜의 자세라고 불린다.' –(H.P 1/22)
- '두 발목이 음낭陰囊아래에 위치하도록 앉고 허리, 목, 머리를 곧게 편다. 이를 거북이 자세Kurmasana라고 한다.' –(G.S 2/32)

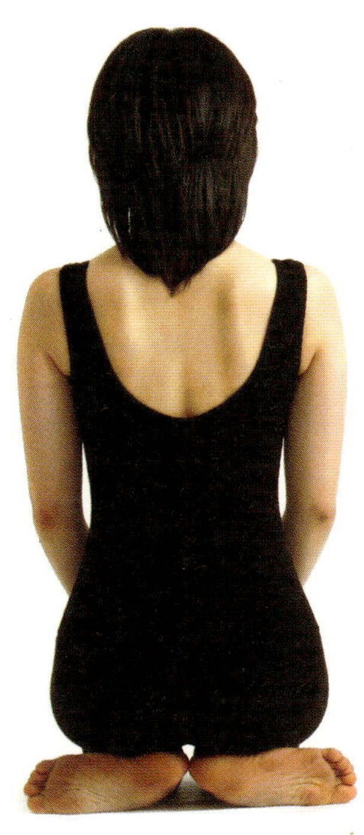

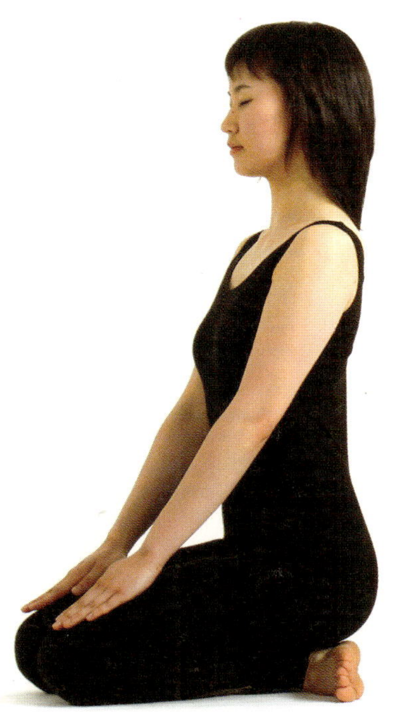

☸ 유의할 점

무릎과 발목의 관절에 강한 자극이 있는 자세이기 때문에 무릎과 발목이 유연하지 못한 경우에는 실행하지 않아야 합니다.

❀ 자세의 효과

의지력과 집중력을 향상시키며, 관절을 부드럽게 하고 허벅지 근육에 탄력을 줍니다.

사자獅子 자세 Simhasana

- 다리를 펴고 바르게 앉습니다. 양 다리를 뒤로 접어 무릎을 꿇고 앉는 금강의 자세Vajrasana를 취한 상태에서 양 무릎을 옆으로 벌립니다.
- 자연스럽게 발바닥 위에 엉덩이를 얹고, 양쪽 엄지발가락은 뒤쪽에서 붙입니다.
- 팔은 곧게 뻗어 손을 허벅지 안쪽 바닥에 붙이고, 턱과 가슴을 최대한 앞으로 내밀어 상체를 활처럼 휘게 합니다.
- 목에 강한 긴장을 주기 위해 머리를 뒤로 넘긴 후 눈을 감거나, 양 눈썹의 중앙인 미간에 시선을 고정하는 샴바비–무드라Shambhavi-mudra를 취하여 미간의 내부에 위치한 아즈나–차크라Ajna-cakra에 의식을 고정합니다.
- 또는 부릅뜬 눈으로 천정을 응시하여 의식을 집중할 수도 있습니다.
- 입은 열지 않고 코를 통하여 자연스런 호흡을 유지합니다. (H.P 1/50~52, G.S 2/14~15)

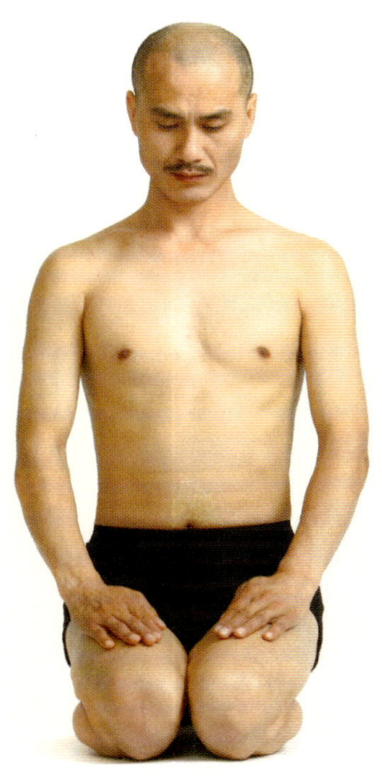

🌼 **자세의 효과**

고정된 육체로 집중된 의식을 경험하며, 내면의 의지력을 상승시킵니다.

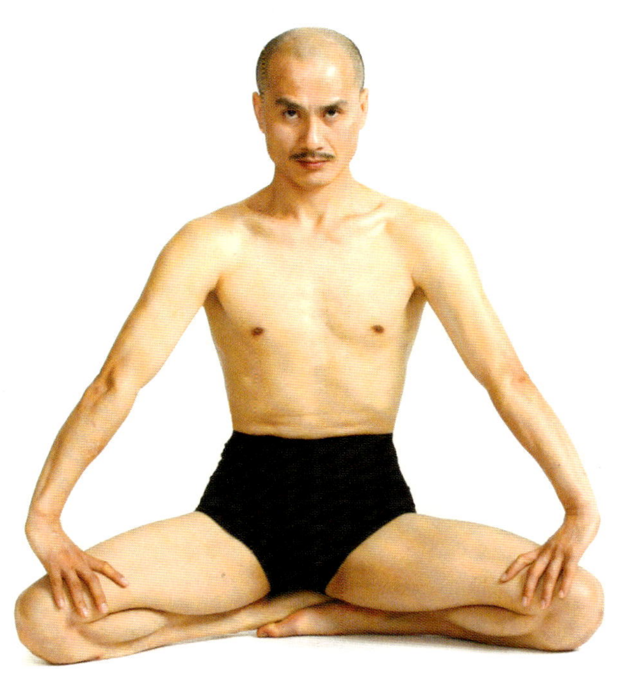

참고

일반적으로 싱하사나Simhasana는 포효하는 사자자세를 연상하게 됩니다. 그러나 이 장에서 다루는 사자자세는 무엇인가를 조용히 기다리며 앉아 있는 모습으로, 의식의 작용 없이 깊은 명상에 들기 위한 정신적인 준비 자세 입니다. 우파니샤드Upanishad에 나타나는 '포효하는 사자의 자세' 는 중급 과정에 설명되어 있습니다.

잠근 연꽃 자세 Baddha-Padmasana

- 연화좌Padmasana를 취하고 양손을 등 뒤로 돌려 교차시켜서 반대편의 엄지발가락을 붙잡습니다.
- 상체를 바르게 세워 턱을 가슴에 밀착시키고, 시선은 미간을 응시하거나 코끝을 향하게 합니다.
- 자세를 풀어 얼마간 편안한 상태를 유지한 다음 다리를 바꿔서 같은 방법으로 자세를 반복한 후 사바사나 Savasana로 휴식합니다.

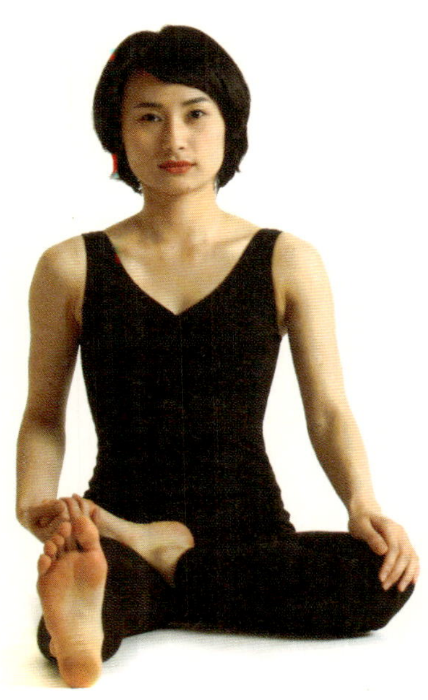

✺ 유의할 점

발뒤꿈치를 허벅지에 밀착시킨 상태에서 몸을 앞으로 숙이면 엄지발가락을 보다 쉽게 잡을 수는 있지만 지나치게 무리하지 않도록 합니다. 엄지발가락을 붙잡은 후에는 상체를 반듯하게 유지합니다.

✺ 자세의 효과

하체의 혈액순환을 원활하게 하며 발목 관절을 유연하게 해줍니다. 또한 잘못된 자세를 바로잡고 집중력을 높여줍니다.

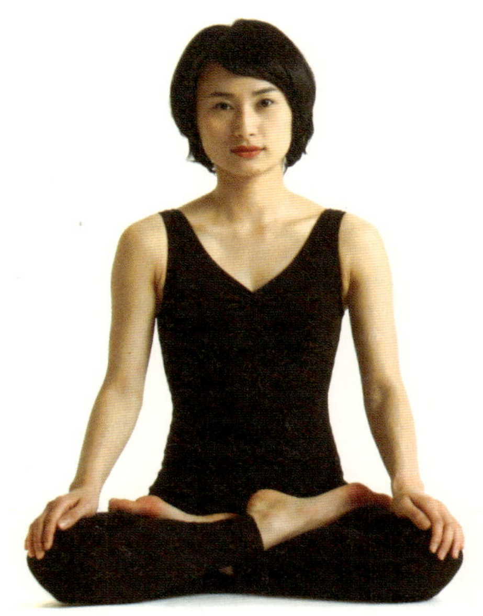

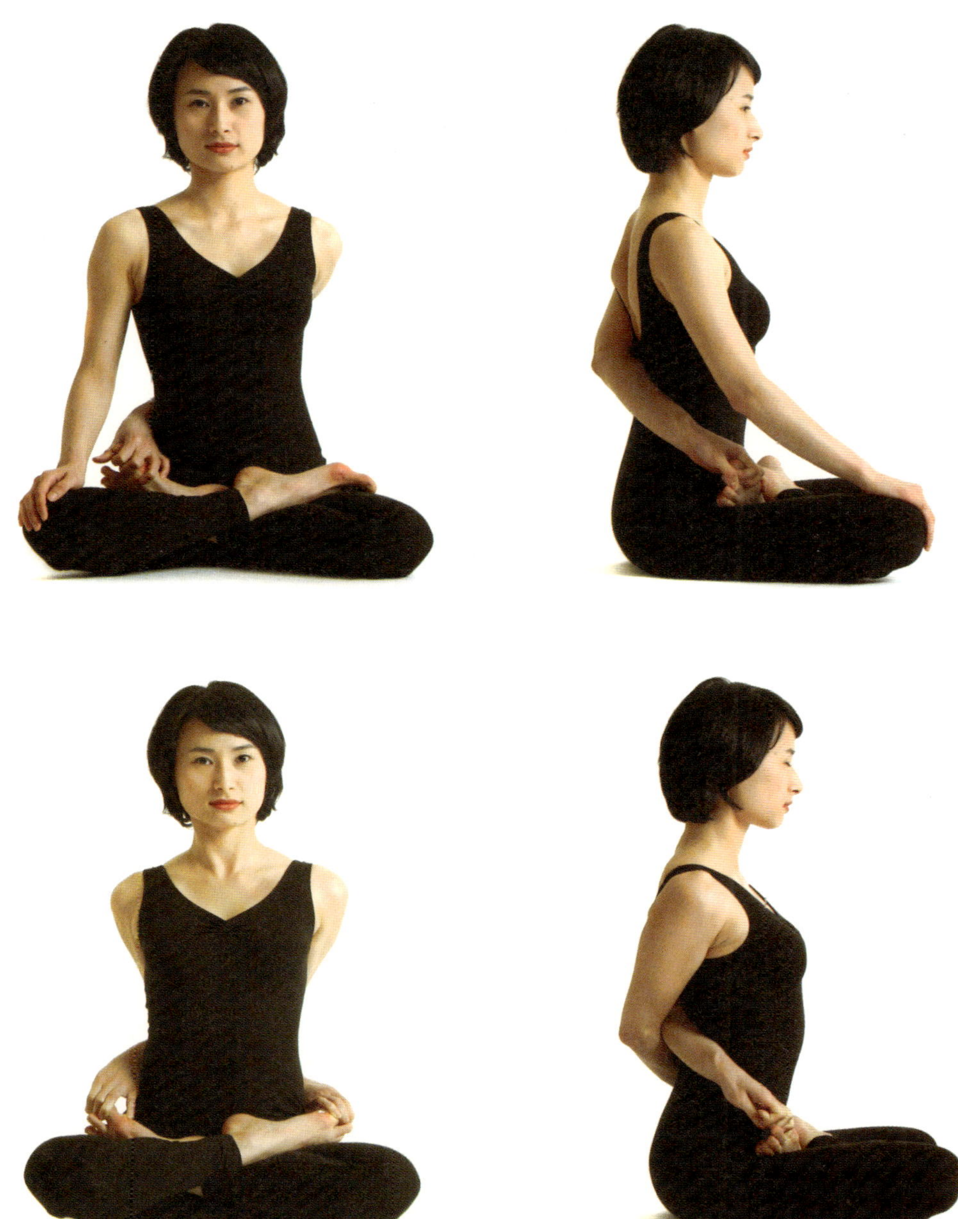

참고

이는 스스로 몸을 묶고 의식의 흐름까지 차단하고자 하는 숙련된 수행자의 좌법으로서 연화좌蓮華坐에서 더 발전된 자세입니다. 하타-요가Hatha-yoga 경전들에서 강조하여 설명되며 요가에서만 찾을 수 있는 매우 특별한 자세입니다. 수행 과정에서 오는 육체의 질병을 다스리며, 원초적 기운인 쿤달리니Kundalini를 깨워 깊은 명상으로 유도하는 요가무드라Yogamudra의 발전된 수행법입니다. (H.P 1/44, S.S 3/104~109, G.S 2/8, G 9)

- 연화좌Padmasana를 취한 후 상체를 바로 세우고 손등을 양 무릎 위에 붙인 후 손끝이 바닥을 향하게 합니다.
- 시선을 코끝에 집중시키고 호흡을 깊이 하여 내면으로 깊숙이 빠져듭니다. (G.S 2/44~45)

다른 방법, 1

- 연화좌Padmasana로 앉아서 눈을 감습니다.
- 자연스런 호흡으로 긴장을 풀고, 엉덩이 뒤쪽으로 손을 돌려 한 손으로 반대편 손목을 잡습니다.
- 등을 편 채 상체를 앞으로 숙여서 이마를 바닥에 붙이고 어깨의 긴장을 풉니다.
- 복부에 발뒤꿈치의 압력을 느끼면서 의식의 흐름을 멈춥니다.
- 한동안 자세를 유지한 다음 잠시 턱을 바닥에 붙였다가 눈을 뜬 후 느릿하게 상체를 바로 일으켜 세웁니다.
- 발의 엇갈림을 바꾸어 다시 실행합니다.

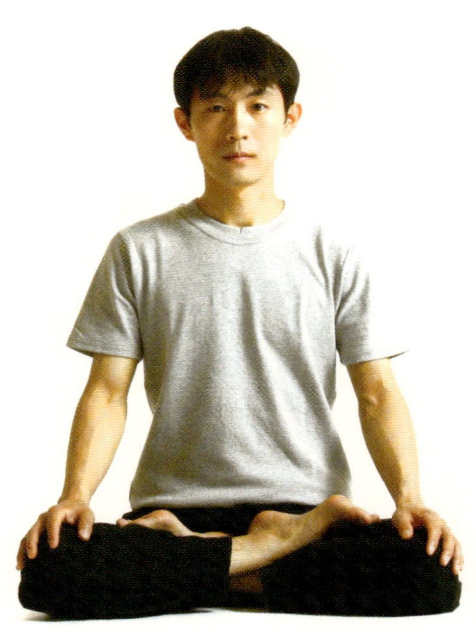

✹ 유의할 점

상체를 낮추었을 때 주먹을 배꼽 주변과 허벅지 사이에 두어 복부 하단을 압박할 수 있어야 합니다. 무릎 관절이나 발목에 통증이 따를 때에는 무리하게 이마를 바닥에 대지 않도록 합니다. 가능한 느릿하게 진행하며 몸에서 일어나는 느낌을 진지하게 살핍니다.
심장이나 복부 및 흉주 부위에 이상이 있는 경우나 임신, 또는 월경중에는 실행하지 않도록 합니다.

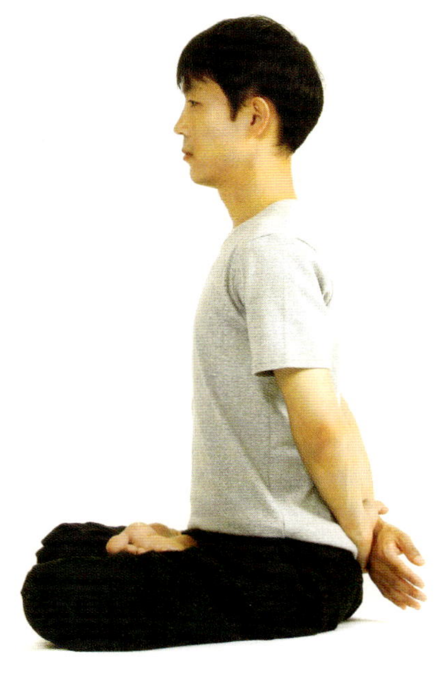

 **자세의 효과**

다리와 등의 근육을 펴주고 척추의 유연성을 높여 바른 자세를 갖게 합니다. 소화와 배설에 관련된 복부의 기관들을 자극하여 내장의 가스를 배출하고 변비증을 포함한 내장질환들을 개선시키는 매우 효과적인 자세입니다. 골반부의 혈액순환을 원활하게 하고 등의 근육을 늘려 척주신경들을 순조롭게 조율합니다. 또한 복부에 위치한 생명 기운의 저장소인 마니푸라-차크라Manipura-cakᵃa를 깨워 확장시킵니다.

전통요가의 상징적인 자세로, 정신적인 면에서는 수행자의 의지로써 의식의 작용을 멈추어 무심無心의 상태에 머물게 하는 최상의 자세입니다.

이 자세는 육체와 의식의 작용을 멈추고 고정시킨다 하여 요가적 결인結印, 요가-무드라Yoga-mudra로도 불립니다.

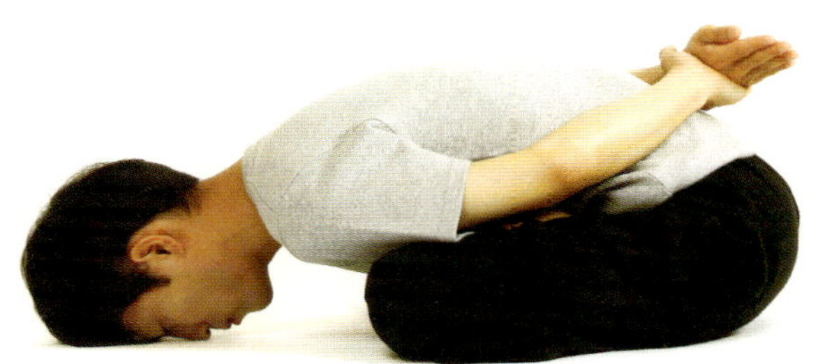

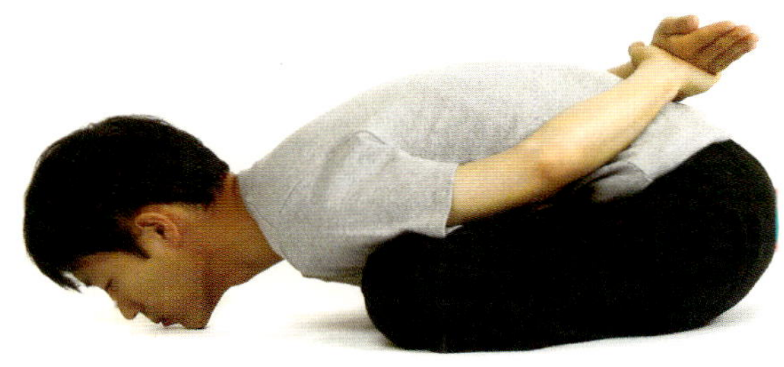

다른 방법, 2

- 연꽃자세를 하기 어렵거나 이마가 바닥에 닿지 않는 등 신체에 무리가 있을 때는 좌법을 달리하여 실행할 수 있습니다.
- 금강좌Vajrasana로 앉아 주먹을 갈비뼈 아래 배꼽 부근에 붙입니다.
- 천천히 상체를 앞으로 숙여 복부에 압력을 크게 하면서 이마를 바닥에 대고 의식의 흐름을 차단합니다.
- 어깨의 긴장을 풀어 놓고 한동안 자세를 유지한 다음 눈을 떠서 느릿하게 처음 자세로 돌아와 휴식합니다.

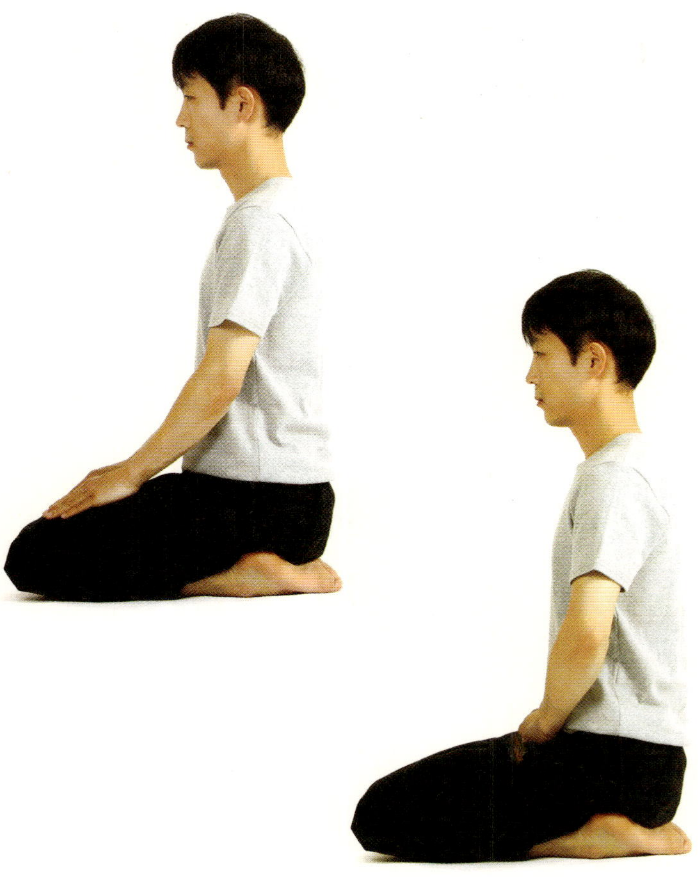

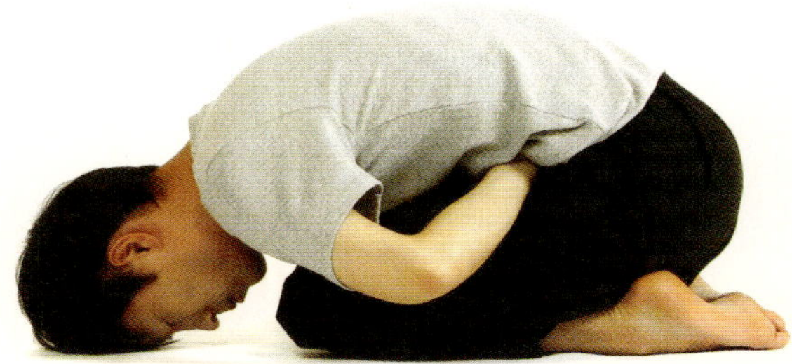

상급 과정의 요가 자세

Asanas

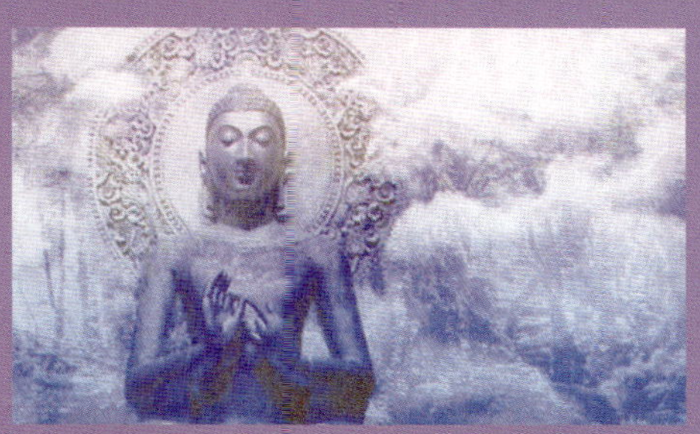

우주와의 합일

　요가 자세의 수련은 단순히 신체를 다루는 행위처럼 보일 수도 있습니다. 그러나 정체된 기운을 풀어 순환시키고 깊은 호흡을 통해 내적으로 몰입하는 순간, 수행자는 심신의 일체감과 조화로움을 느낄 수 있습니다. 이는 타인으로서는 결코 이해할 길 없는 온전한 자기 자신만의 느낌입니다.

　깊고 자연스러운 호흡과 함께 하는 요가 자세의 실행은 신경계를 안정시키고 순환기의 흐름을 원활하게 합니다. 신체 전반의 조화를 유도하는 요가 수련을 통해 기운은 정제되고 의식은 고양되어 정신적으로 평온한 상태에 이르게 됩니다.

　육체를 제각기 다른 기능을 하는 기관들의 집합으로만 여긴다면 요가 수행의 길은 아직 멀다고 할 수 있을 것입니다. 드러나지 않은 빙산의 거대한 부분을 이해하는 것처럼 자기 존재의 드러나지 않은 부분까지도 들여다봄으로써 심신의 일체감을 경험하게 하는 요가 수행은 가슴 설레는 모험이 될 것입니다.

　극단으로 나뉘지 않고 하나로 통합되는 방법을 말하는 요가는 우주적 절대성과 개인 정신의 합일을 목표로 합니다. 요가는 현재적 상황에 머물지 않도록 자신을 이끄는 동인動因이며, 무한 차원의 자유로 이어지는 다리와도 같습니다. 이를 목적으로 실천하는 요가 수행에는 불처럼 뜨겁고 강렬한 의지와 집중이 필요합니다.

요가는 인류가 공동생활을 했던 오랜 문명으로부터 이어져온 몸과 마음을 함께 아울러 건강한 삶을 영위할 수 있도록 계발되고 발전되어온 문화입니다. 마음이 상하면 몸도 밝지 못하고 몸이 온전치 못하면 마음의 평화를 갖기 어렵습니다. 요가 자세를 통해 몸의 치우침을 개선하고 마음의 안정을 위해 명상을 하는 것은 진정한 요가의 길로 나아가는 수행자의 모습입니다.

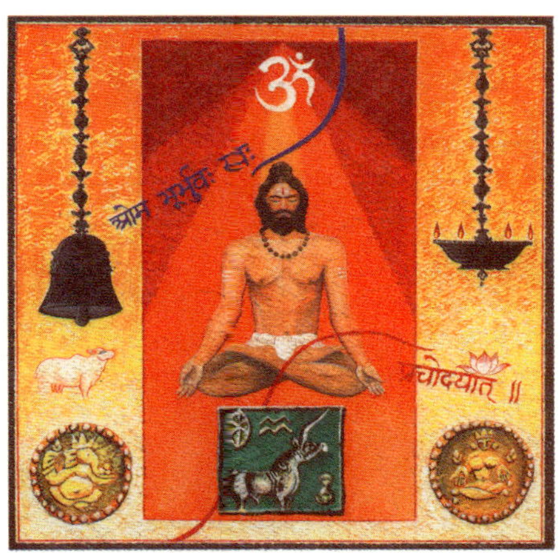

항상 깨어 경계하는 자는 불멸에 이른다.
그렇지 않고 잠들어 있는 자는 죽음에 이른다.
항상 깨어 경계하는 자는 죽지 않는다.
그렇지 않는 자는 비록 살아 있지만 죽어 있는 것이나 마찬가지다.
— 법구경法句經

기氣를 통제하는 자세

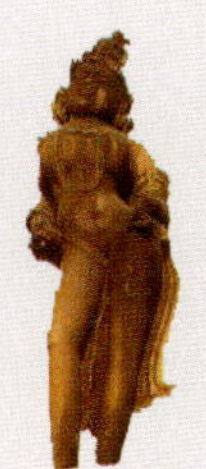

몸을 흐르는 기운들이 순조롭지 않으면 갖가지 질병을 유발할 수 있습니다. 따라서 몸 전체의 기운을 적절히 분배하고 원활하게 흐를 수 있도록 통제하는 노력이 필요합니다. 기를 통제하는 자세들은 몸에 생기를 부여하고, 특히 골반 부위에 정체되기 쉬운 근-신경계의 결절을 풀어 기운이 전신에 순환되도록 하는 데 유용한 방법으로, 골반 내부 기관과 근육들을 강화하여 여러 가지 생식기 관련 문제들을 해결할 수 있습니다. 임신 전후 꾸준히 수행함으로써 출산을 순조롭게 할 뿐만 아니라 출산 후 열린 골반을 교정하고 골반 근육의 탄력을 회복시켜 내부기관의 기능을 조율합니다. 또한 등줄기를 따라 연결된 신경계를 자극하고 폐와 심장의 기능을 활성화시키며 내분비기능을 촉진합니다.

상급과정에서 소개되는 기氣를 통제하는 대부분의 자세들은 몸과 정신 모두 쾌적한 상태에서 실행해야 합니다. 불편한 느낌이나 통증이 있는 경우에는 의료 전문가나 요가 지도자의 조언을 듣고 실행하도록 합니다.

- 양 다리를 뒤로 접어 무릎 꿇고 앉는 금강의 자세Vajrasana를 취합니다.
- 양 주먹을 쥐어 엉덩이 뒤쪽에 붙이고, 먼저 바닥을 팔꿈치로 짚으면서 천천히 상체를 뒤로 젖혀 등이 바닥에 닿게 합니다.
- 양손을 빼내어 목 뒤에서 팔베개를 하듯 팔을 교차하여 손바닥이 각각 반대편 어깨를 감싸지 합니다.
- 지그시 눈을 감고 몸에서 일어나는 느낌에 의식을 집중합니다.
- 호흡은 자연스럽게 유지하고, 강한 느낌을 충분히 경험한 후 느릿하게 팔을 풀어 역순으로 되돌아옵니다.

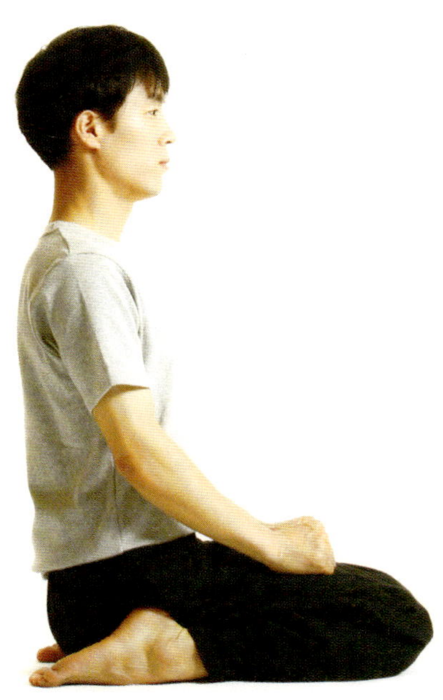

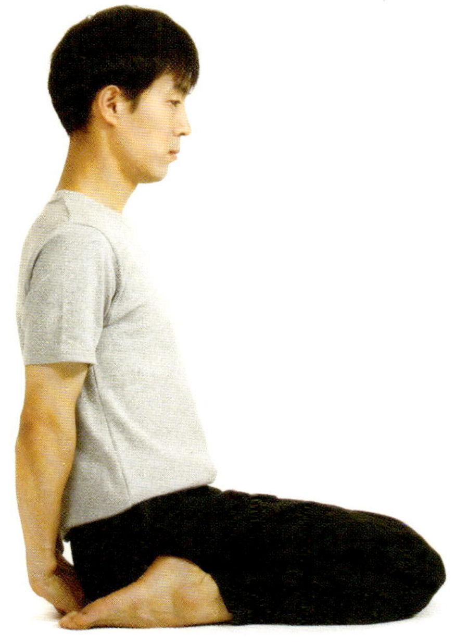

✺ 유의할 점

처음부터 끝까지 양 무릎을 조여 열리지 않게 하고 바닥으로부터도 떨어지지 않도록 합니다. 좌골 신경통, 골반과 척주의 이상, 무릎관절의 질환으로 인한 통증이 있는 경우에는 자세를 하지 않도록 합니다.

✺ 자세의 효과

이 자세는 흔들림 없이 강한 의지력으로 의도적인 긴장을 통해 소화기관을 자극함으로써 대사기능을 향상시켜 줍니다. 또한 등의 근육과 신경을 안정시켜 척주를 타고 오르는 기운의 느낌을 확인할 수 있습니다.

세를 고정시켜 의식을 하나로 모으는 방법입니다. 원초적인 기운의 통로 중 하나인 바즈라-나디Vajra-nadi를 통하여 기운을 상승시켜 정신적 각성을 이루고 명상을 위한 기초가 되도록 유도하는 자세입니다.

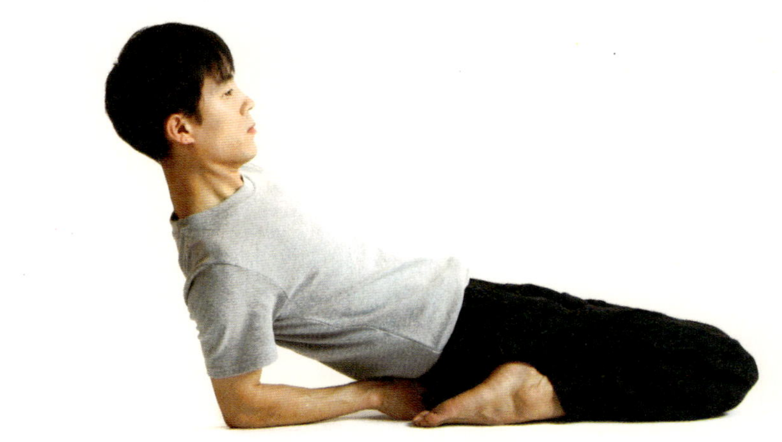

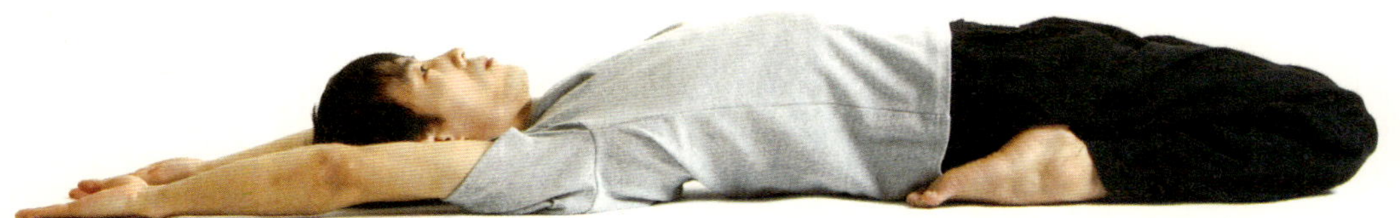

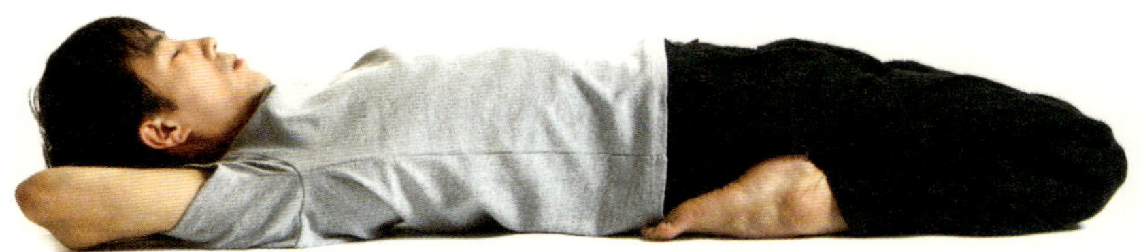

- 연화좌Padmasana를 취한 후 손을 바닥에 대고 상체를 숙여 복부를 바닥에 붙이며 앞으로 엎드립니다.
- 턱과 가슴이 바닥에 닿으면 양손바닥을 등 뒤에서 마주 붙이고 눈을 감습니다.
- 허리에 가해지는 강한 자극을 느끼면서 자연스럽게 호흡합니다.

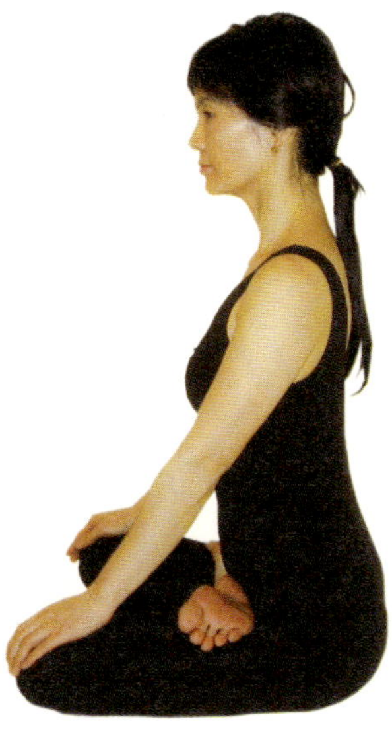

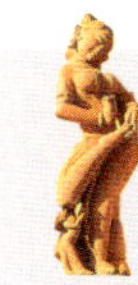

참고

범어梵語로 굽타Gupta는 '감추다'라는 뜻을 가지고 있습니다. 흐트러지지 않게 자세를 봉인함으로써 감정을 제어하고 정신적으로 안정을 이룬 상태에서 명상에 들게 하는 자세입니다. 자세를 마친 후에는 사바사나Savasana를 취하여 완전한 이완이 되게 합니다.

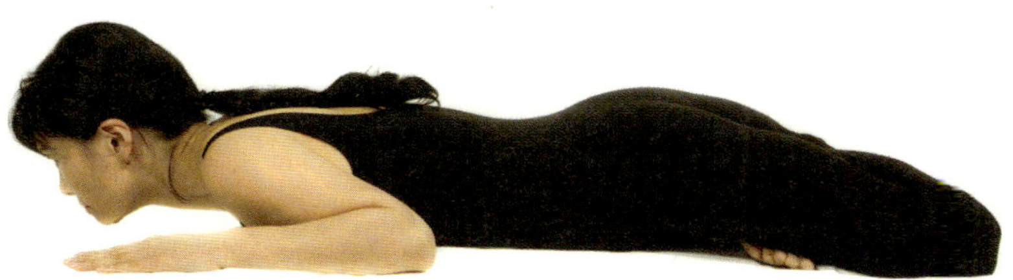

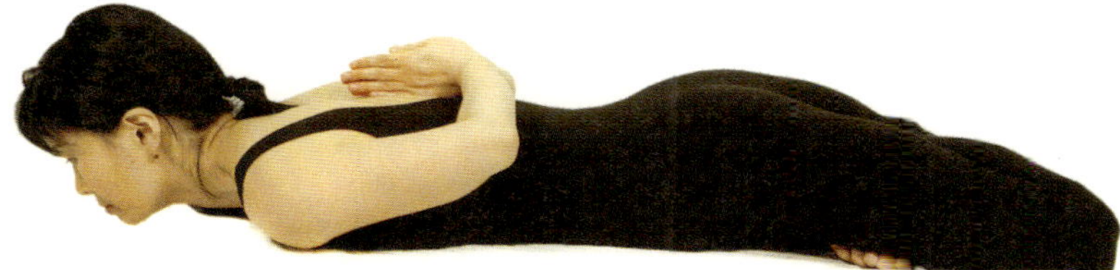

세운 개구리 자세 Uttan-Mandukasana

- 금강좌金剛坐로 앉습니다.
- 무릎을 최대한 열어 양쪽 엄지발가락이 엉덩이 뒤에서 마주 닿게 하고, 손은 무릎 위에 올려둡니다.
- 손바닥을 펴서 머리 위로 들어 올린 후 교차시켜 각기 반대쪽 어깨를 붙잡은 상태에서 양 팔꿈치를 세웁니다.
- 머리를 들고 척주는 바로 세워서 눈을 감은 채 정지된 자세로 의식을 집중합니다.
- 눈을 떠서 역순으로 천천히 처음 자세로 되돌립니다.

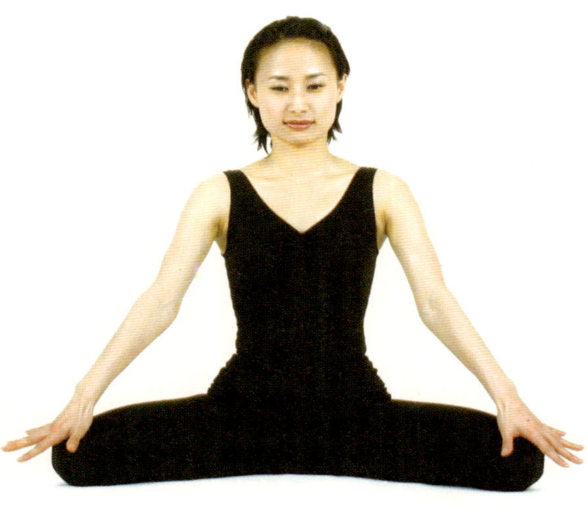

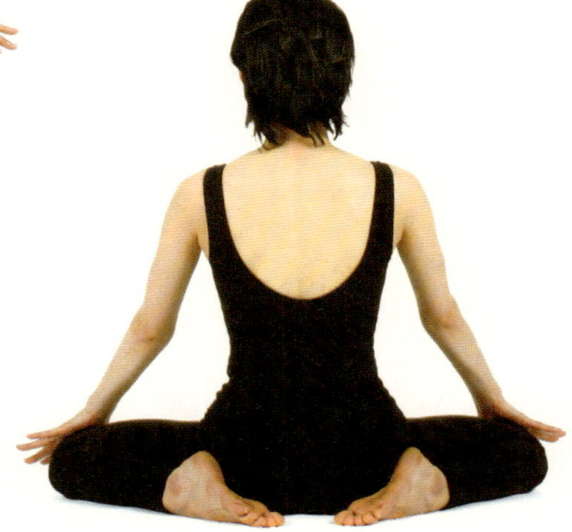

 **유의할 점**

진행과정 동안 손가락에 힘을 주어 폅니다. 또한 고개가 숙여지거나 허리가 구부러지지 않도록 바르게 세웁니다.

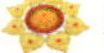 **자세의 효과**

목의 긴장을 풀어주고, 허벅지의 근육을 강하게 하며, 무릎과 발목의 관절을 유연하게 합니다. 늑골을 늘려 호흡기능을 향상시킵니다.

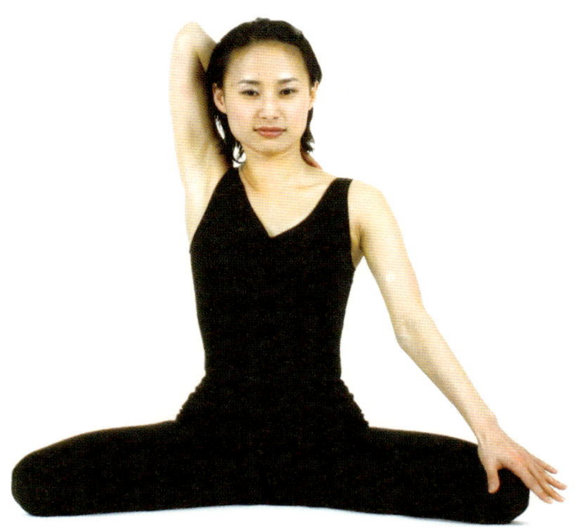

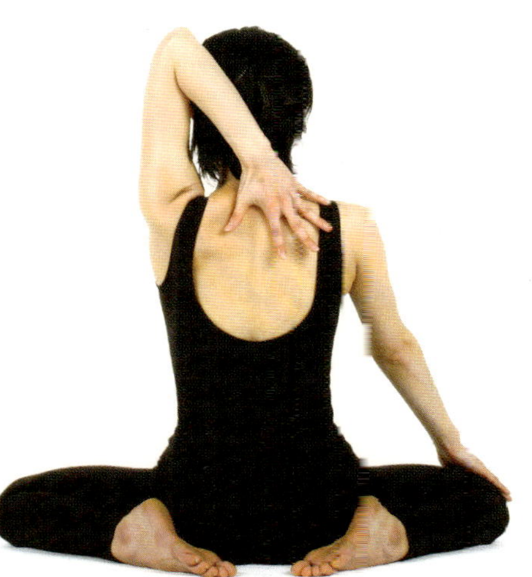

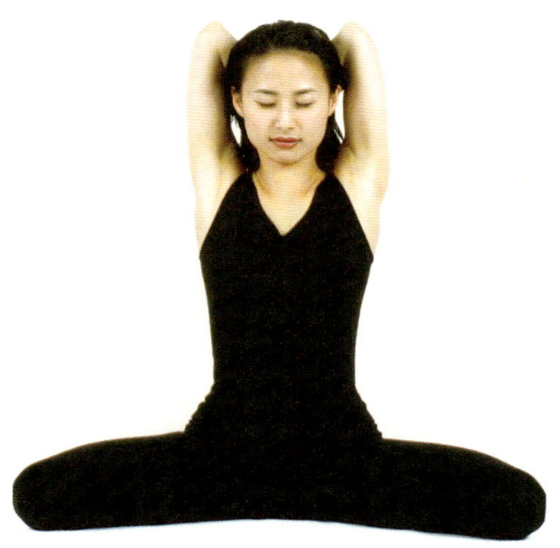

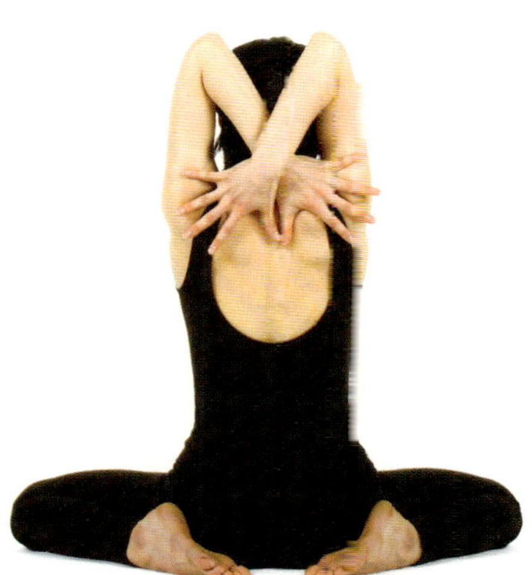

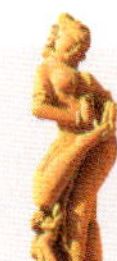

참고

범어梵語 : Sanskrit의 우타나Uttana는 '늘리다', 만두카Manduka는 '개구리蛙'란 뜻으로 완성의 자세가 마치 들을 위로 세운 개구리와 같다 하여 붙여진 이름입니다. (G.S 2/35)

그네 자세 Lolasana

- 연화좌Padmasana를 취한 후 양손을 엉덩이 옆 바닥에 붙입니다.
- 손바닥에 의식을 집중하여 몸 전체를 위로 들어 올려서 흔들리지 않도록 노력합니다.
- 두 팔로 몸을 들어 올린 상태에서 균형을 유지하며 시선과 자세를 고정합니다.
- 천천히 낮춘 후 다리를 풀어 호흡을 가라앉히고 다리를 바꾸어 연화좌를 취합니다.
- 같은 방법과 순서에 따라 다시 느릿하게 실행한 후 처음 자세로 되돌리고 사바사나Savasana로 휴식합니다.

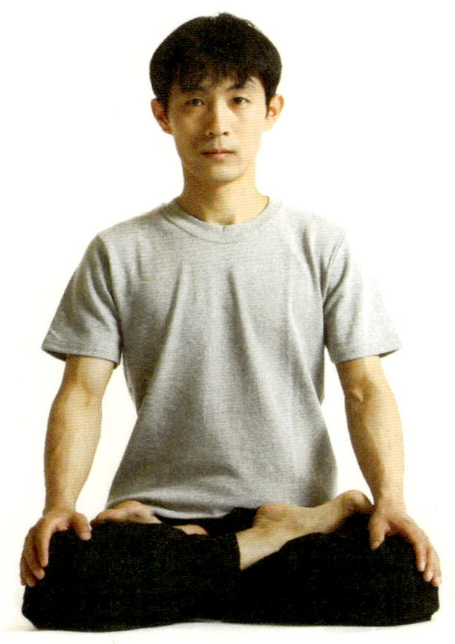

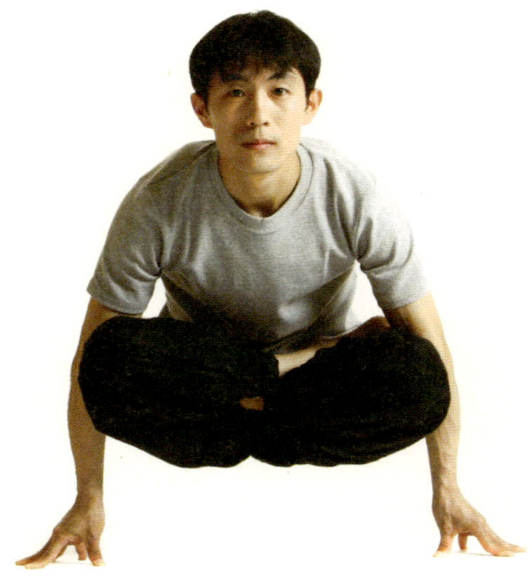

✴ 유의할 점

바닥에 붙인 손은 손가락을 모두 펴거나 세우고, 가능한 상체를 높이 들어 올려 복부 근육을 강하게 수축시킵니다. 완성된 자세에서는 팔꿈치가 구부러지거나 상체가 앞으로 숙여지지 않도록 합니다.

✴ 자세의 효과

연화좌Padmasana의 효과와 더불어, 의지력과 집중력을 강화합니다. 팔과 어깨의 힘을 기르고 복부 근육을 강하게 하며, 균형 감각을 높여 몸에 대한 통제 능력을 획득하게 합니다.

참고

범어Sanskrit에서 저울의 의미인 '톨라 Tola'라고도 불리는 이 자세는 힘과 의지력, 균형을 위해 매우 유익한 상급과정의 실행법입니다.

- 연화좌Padmasana를 취한 후, 허벅지와 장딴지 사이로 팔꿈치가 빠져나올 만큼 양손을 깊숙이 끼워 넣습니다.
- 바닥을 손으로 짚고 엉덩이를 위로 들어 올리면서 몸을 허공으로 띄웁니다.
- 고개를 들어 정면을 응시한 채 오직 팔의 힘으로만 신체의 균형을 찾습니다.

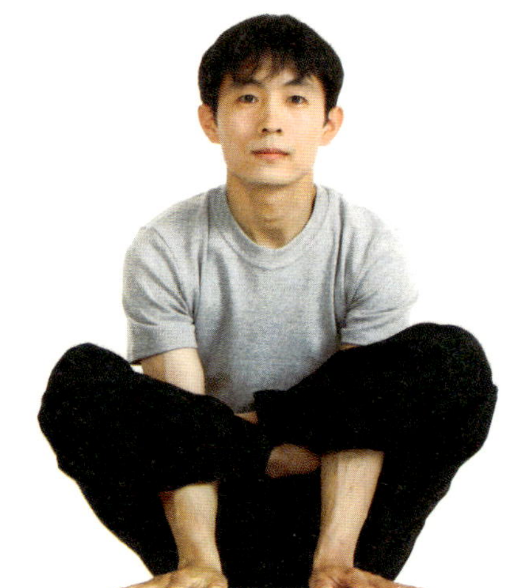

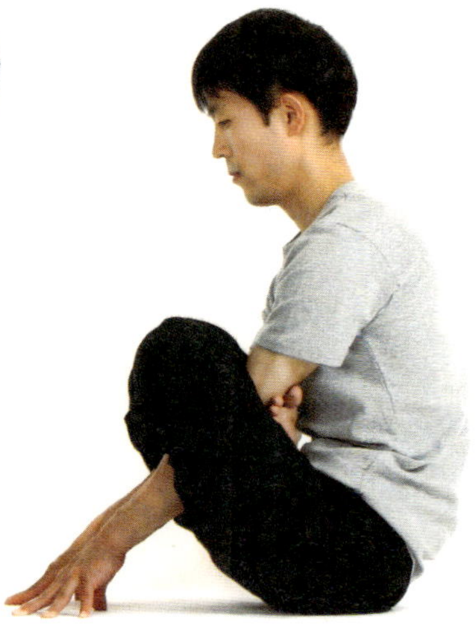

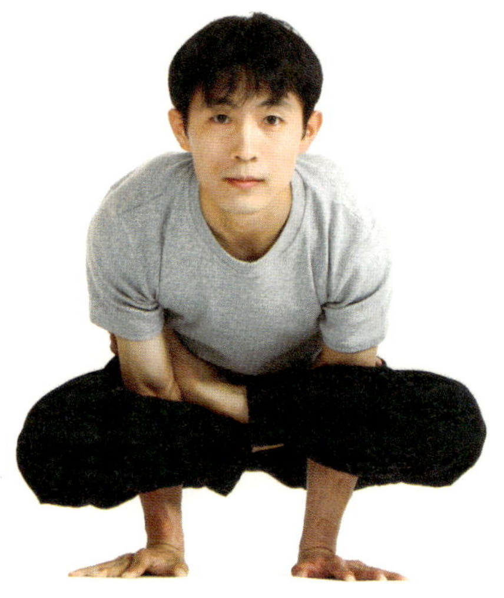

✹ 유의할 점

허벅지와 종아리 사이에 팔꿈치가 빠져나오도록 가능한 깊이 손을 밀어 넣습니다.

✹ 자세의 효과

팔과 어깨의 근력을 높이고 균형 감각기 향상되며, 복부 압력을 높여 내장기능이 원활해집니다. 부동의 집중력과 회음부위Muladhara-cakra의 원초적인 기운Kundalini-sakti을 자극합니다. (H.P 1/23, G.S 2/31)

물고기|魚 자세 Matsyasana

- 연화좌Padmasana에서 양손 모두 주먹을 쥐어 엉덩이 뒤쪽 바닥에 내려놓습니다.
- 팔꿈치로 지탱하며 등을 바닥에 댄 후 주먹을 빼냅니다.
- 양손을 귀 옆에 세워 가슴은 위로 밀며 정수리가 바닥에 닿게 합니다.
- 다시 손을 아래로 내려 엄지발가락을 검지로 고리지어 붙잡아 강하게 끌어당기고 팔꿈치를 바닥에 붙인 후 눈을 감습니다.
- 무릎이 바닥에서 들리지 않게 유의하며, 완성 자세에서는 자연스런 호흡으로 의식의 흐름을 멈춥니다.
- 진행의 역순으로 되돌아와서 엇갈린 다리를 바꾸어 실행한 후 사바사나Savasana로 긴장을 풀고 휴식합니다.

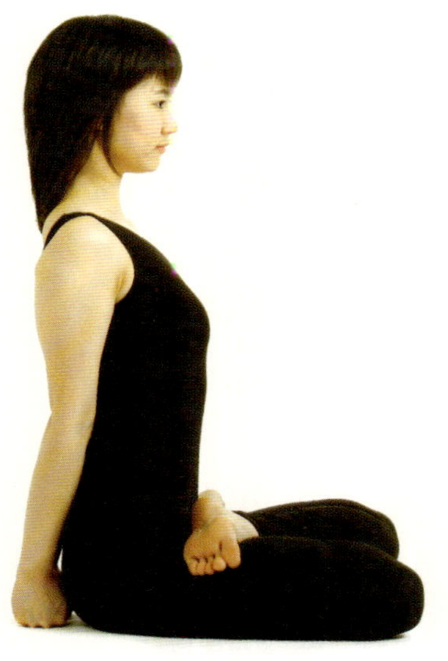

 **유의할 점**

자세의 진행 동안 무릎이 바닥에서 떨어지지 않도록 합니다. 목 부위의 근육과 경추에 강한 자극을 주는 자세이기 때문에 척주에 이상이 있거나 심장질환, 소화기 궤양 및 탈장 증세 등이 있는 경우, 특히 임산부는 이 자세를 하지 않도록 합니다. 쟁기자세Halasana 또는 어깨로 서는 자세Sarvangasana의 이전과 이후에 실행할 수 있습니다.

자세의 효과

복부 기관들을 활성화하여 소화와 배설 기능을 향상시키며, 폐활량을 높여 천식과 기관지염을 개선시킵니다. 심장과 폐의 기능을 강화하여 척주에 흐르는 혈액의 흐름을 순조롭게 하며 요통과 경추염을 완화시킵니다. 갑상선의 기능을 조절하고 흉선을 자극하여 면역체계를 향상시킵니다. 탄력이 강한 허리를 만들며, 골반 내 장기 기능의 장애를 예방하여 생식기능을 원활하게 함으로써 젊고 강한 생명력을 갖게 합니다.

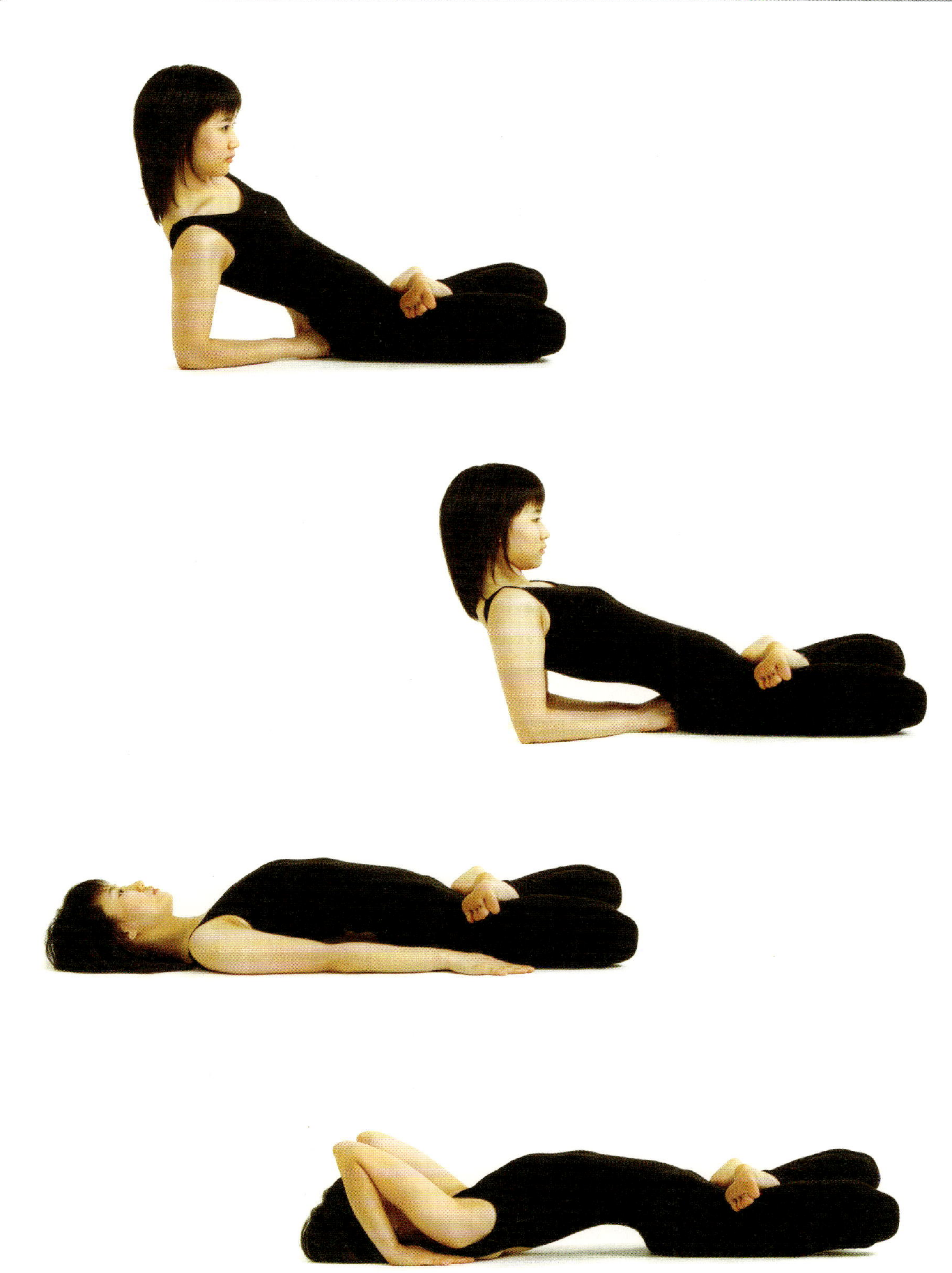

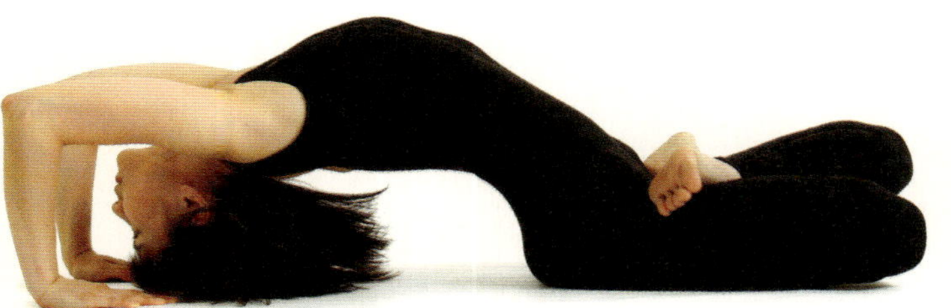

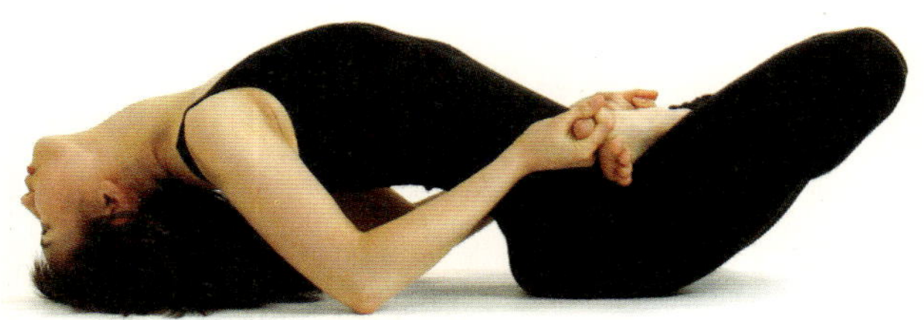

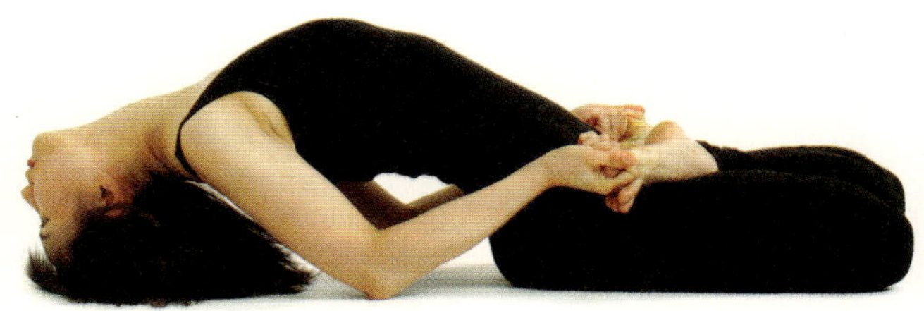

이 자세의 실행은 매우 느리게 진행하며 기운이 꼬리뼈로부터 척주를 통하여 정신적 각성의 장소인 두개골에
이르도록 유도합니다. (G.S 2/21) 연화좌蓮華坐가 어려운 초급 수행단계에서는 다리를 곧게 편 자세로 응용하여
실행할 수 있습니다. 이때에는 정수리를 바닥에 대고 손은 가슴에 올려 팔꿈치로 바닥을 누릅니다.

- 다리를 펴서 가지런히 모으고 앉아 가슴 앞에서 손바닥을 마주 붙입니다.
- 손끝에 의식을 고정하고 느릿하게 위로 밀어 올립니다.
- 팔꿈치는 완전히 펴서 손끝을 낮추어 발끝 멀리 보내며 상체를 앞으로 숙입니다.
- 손끝이 발끝에 닿으면 엄지발가락을 검지로 붙잡아 끌어당겨 다리 바깥쪽 바닥에 팔꿈치를 붙이고, 이마와 가슴을 다리에 밀착시킵니다.
- 자연스런 호흡을 유지하며 발끝에서부터 머리끝까지 전신이 강하게 긴장된 상태에서 의식의 흐름도 멈춥니다.
- 손바닥을 다시 붙여 위로 들어 올리면서 상체를 세우고 천천히 모은 손을 가슴 앞으로 낮춥니다.

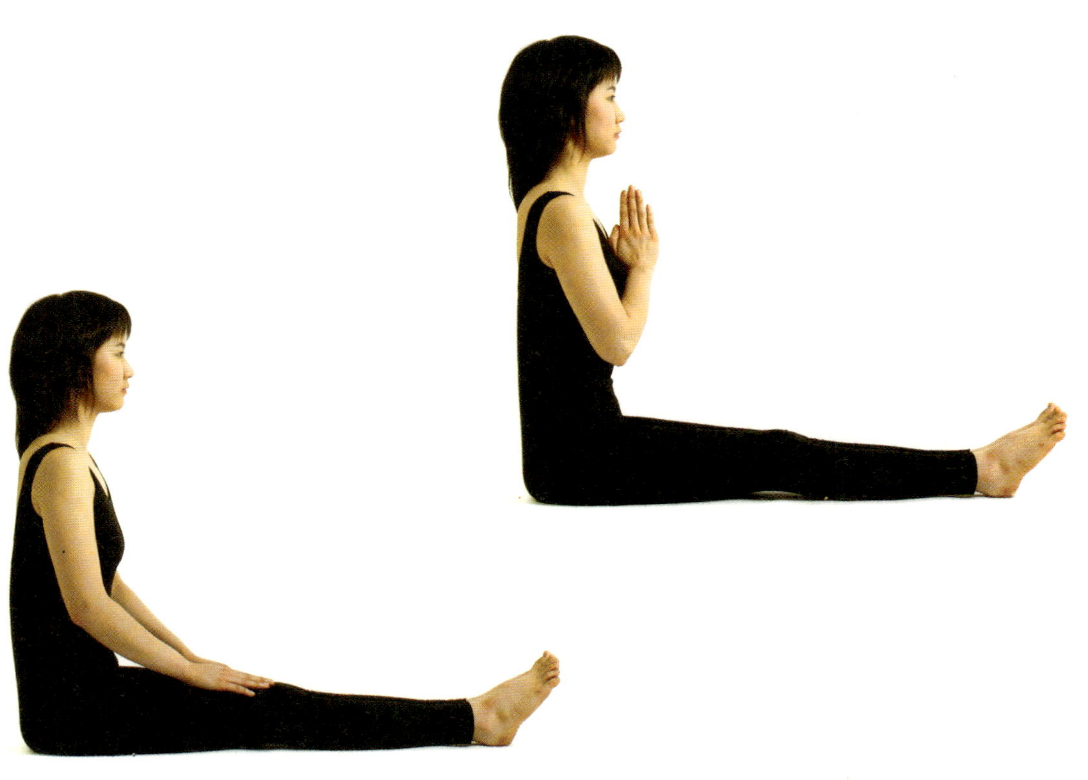

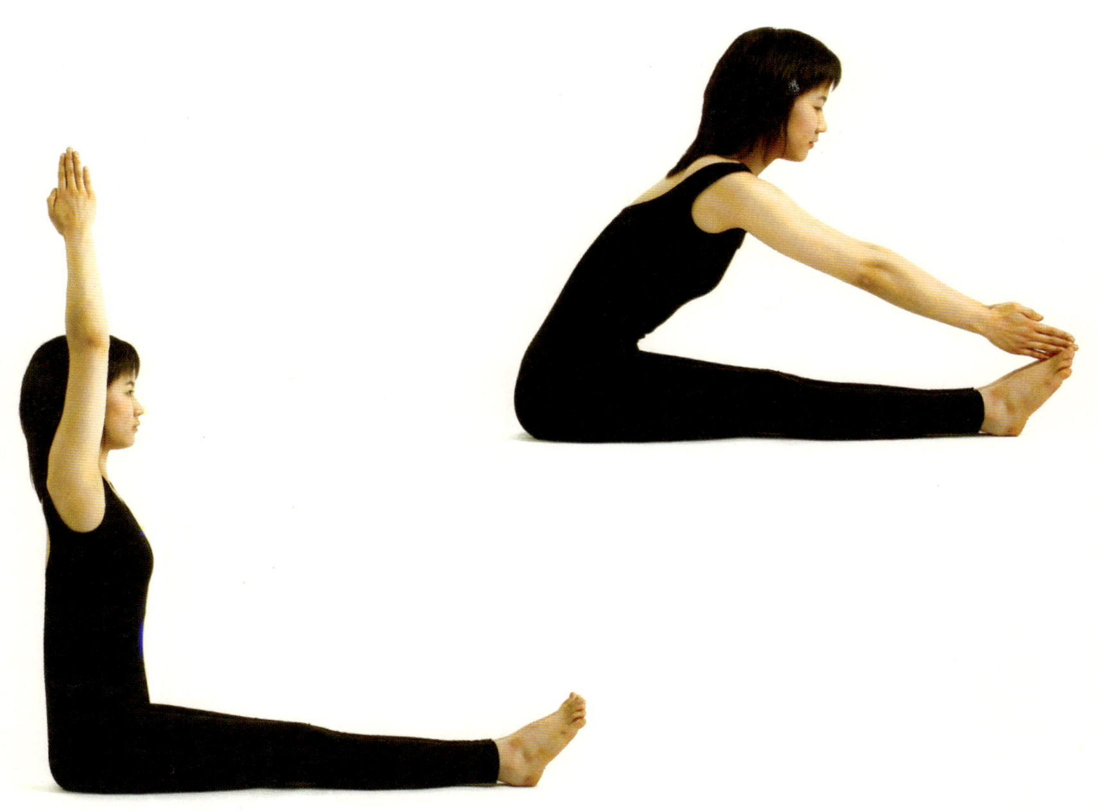

참고

상체를 앞쪽으로 굽혀 뒷부분을 펴는 자세로 파스치마Pashchima는 '뒤'를 뜻하고 타나Tana는 '늘림'을 의미합니다. 이 자세를 하는 동안 몸 뒤쪽의 거의 모든 근육이 늘어나기 때문에 붙여진 이름입니다. (H.P 1/28~29, S.S 3/110~115, G.S 2/26)

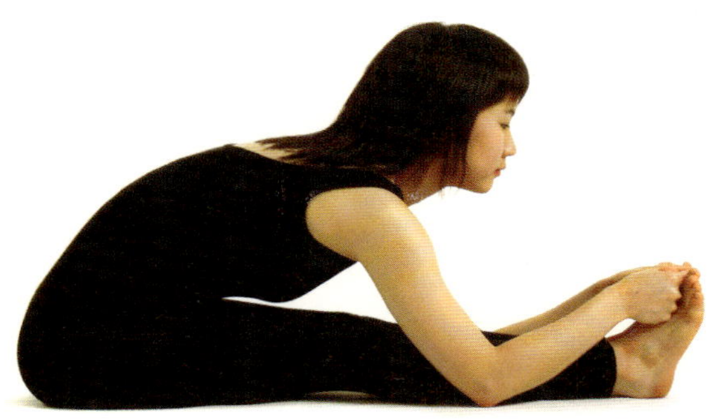

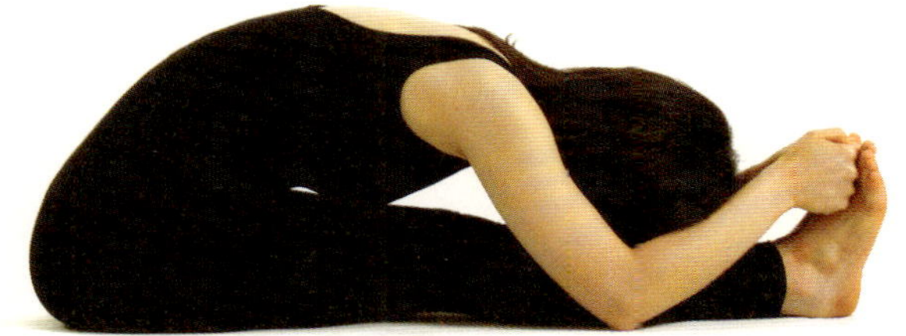

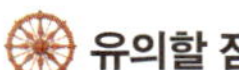 **유의할 점**

고정된 자세의 유지는 자기 능력에 맞추어 할 수 있으나, 최소한 1분 이상을 완성자세로 유지합니다. 이마를 다리에 대는 데 치중하여 무릎이 구부러지게 해서는 안 됩니다. 균형과 조화를 위하여 상체를 뒤로 젖히는 코브라 뱀 자세Bhujangasana, 묶은 다리 자세Setubandhasana, 물고기 자세Matsyasana, 수레바퀴 자세Cakrasana 등 여러 요가 자세의 이전과 이후에 실행할 수 있습니다. 허리의 이상이나 좌골 신경통이 심한 경우에는 이 자세를 실행하지 않아야 합니다.

자세의 효과

무릎 관절을 지지하는 근육과 인대의 탄력을 높이고 허리와 고관절의 유연성을 높입니다. 간장을 비롯하여 췌장, 비장, 신장 및 부신 등의 내분비 기관들을 자극하고 골반을 교정하는 효과가 있습니다. 또한 척주신경을 안정시키고 혈액순환을 원활하게 합니다. 복부의 비만을 해소하고 탈장, 월경불순, 당뇨, 간과 신장 기능에 관계된 비뇨기계 및 생식기계의 질병들을 완화하고 예방합니다. 정신적으로는 권태로움을 극복하고 의욕과 창조적인 의지력을 고양시킵니다.

- 다리를 펴서 가지런히 모으고 앉아 왼발을 오른쪽 허벅지 위로 깊숙이 올려둡니다.
- 왼손을 등 뒤로 돌려 왼쪽 엄지발가락을 단단하게 붙잡고, 상체를 앞으로 숙여 오른손으로 오른쪽 엄지발가락을 붙잡아 끌어당기면서 좀 더 깊이 상체를 앞으로 낮춥니다.
- 왼쪽 어깨가 들리지 않게 낮추어 이마를 오른쪽 다리 위에 붙이고, 오른팔의 팔꿈치는 무릎 바깥 쪽 바닥에 닿게 합니다.
- 진행 순서의 반대로 되돌아와서 반대편도 같은 방법으로 실행합니다.

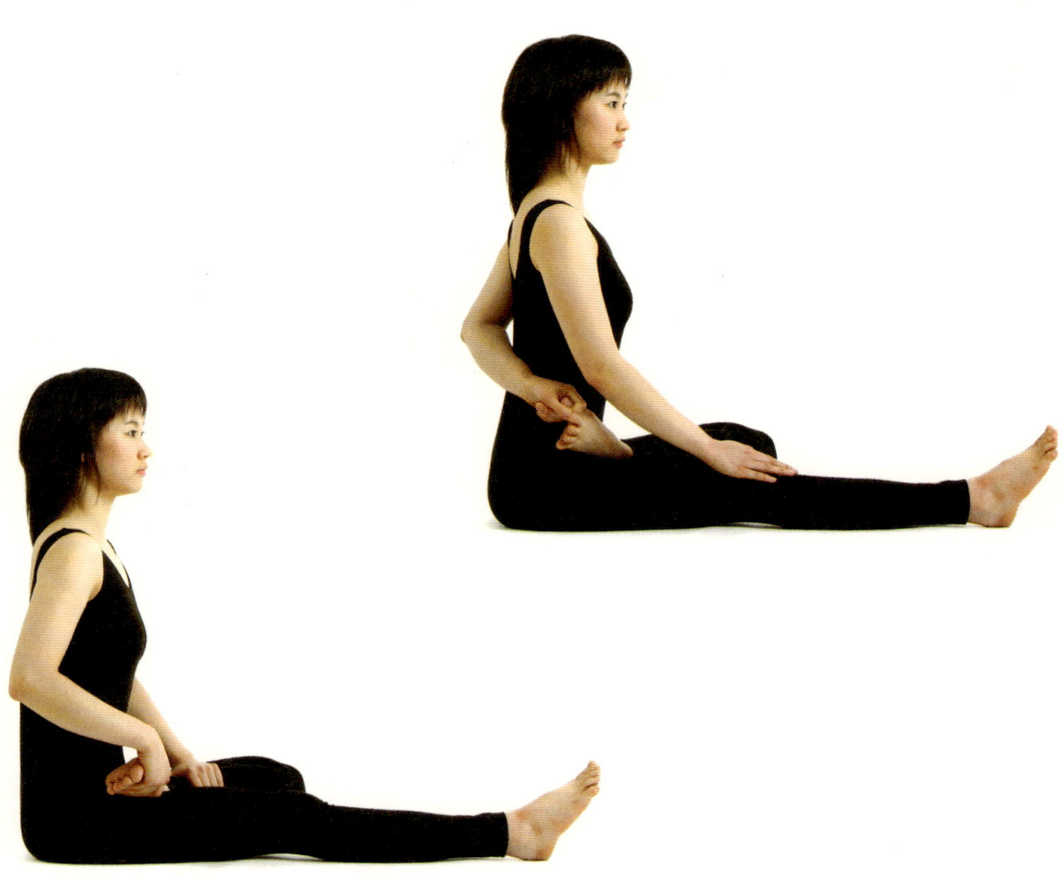

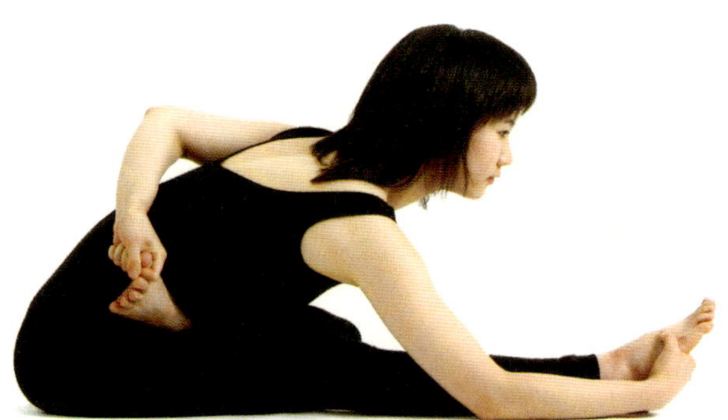

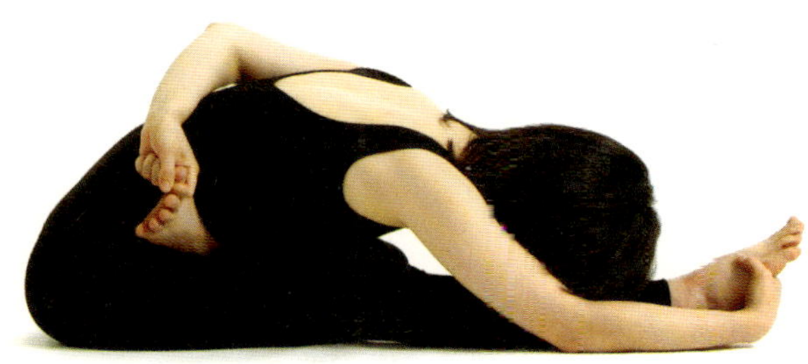

🌞 자세의 효과

비슷해 보이지만, 등 펴기 자세Paschimottanasana나, 자
누시라사나Janu-Shirasana보다 자극의 범위가 월등히
크고 넓은 고급과정입니다. 복부의 압력을 충분히 높여
장 기능을 활성화함으로써 변비증을 개선하고, 엉덩이
부위의 근육을 최대한 늘려서 하체의 울혈을 풀어줍니
다. 장시간의 명상 자세로 인한 근육의 긴장과 혈액 순
환의 장애를 해소할 수 있습니다.

수평저울 자세 Tolangulasana

- 연화좌Padmasana에서 등을 바닥에 대고 눕습니다.
- 무릎을 들어 올려서 주먹을 엉덩이 뒤쪽 깊숙하게 밀어 넣습니다.
- 천천히 상체를 일으켜 무릎과 상체의 각도는 30도 정도가 되도록 뒤로 젖히고, 시선은 고정시켜 균형을 찾은 상태로 멈춥니다.
- 목을 수축시키는 잘란다라–반다Jalandhara-bandha를 실행함으로써 폐부에 강한 압력을 주어 집중력과 인내력을 높이는 자세입니다.

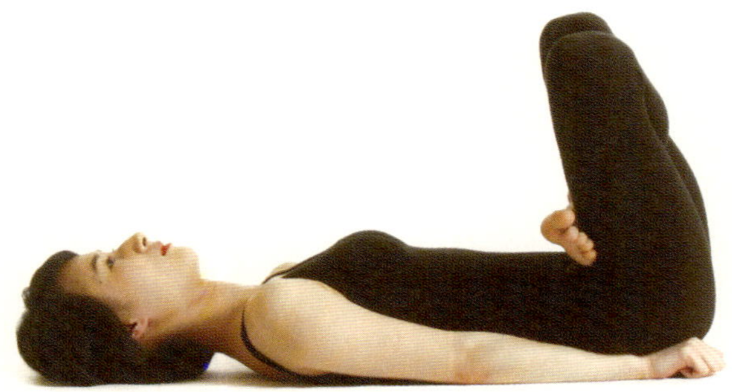

✺ 유의할 점

복부에 충분한 압력을 줄 수 없을 정도로 상체를 너무 많이 일으켜 세우거나 팔꿈치에 몸을 의지하지 않도록 합니다. 연화좌로 앉은 자세에서도 양 주먹 위에 엉덩이를 올려서 실행할 수 있습니다.

✺ 자세의 효과

복부의 압력을 크게 하여 내장기능을 조율하고, 배설 기능을 향상시킴으로써 복부비만 해소 등 과체중 조절에 유익합니다. 어깨와 목을 강하게 하며, 지구력을 높이고 균형을 되찾는 데도 도움이 됩니다.

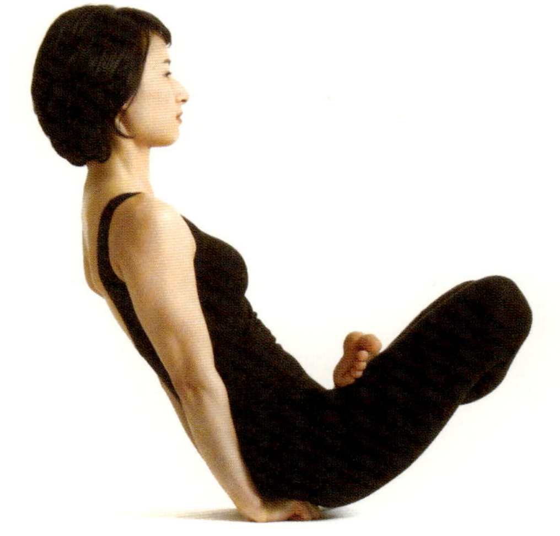

- 비둘기 자세Kapotasana의 발전된 형태이지만 처음 시작은 비둘기 자세와 같습니다.
- 두 다리를 가지런히 펴고 앉습니다.
- 오른쪽 다리를 구부려 발뒤꿈치가 허벅지 안쪽에 닿게 접고 왼쪽 다리는 뒤로 곧게 뻗습니다.
- 뒤로 뻗은 왼쪽 다리를 구부려 왼손으로 엄지발가락 또는 발등을 붙잡아 당기며 오른손은 어깨높이르 들어 올립니다.
- 가슴을 최대한 앞으로 내밀며 오른손은 좀 더 위로 들어 손끝에 시선을 집중합니다.
- 천천히 처음의 자세로 돌아와, 같은 방법과 순서에 따라 다리를 바꾸어 실행합니다.

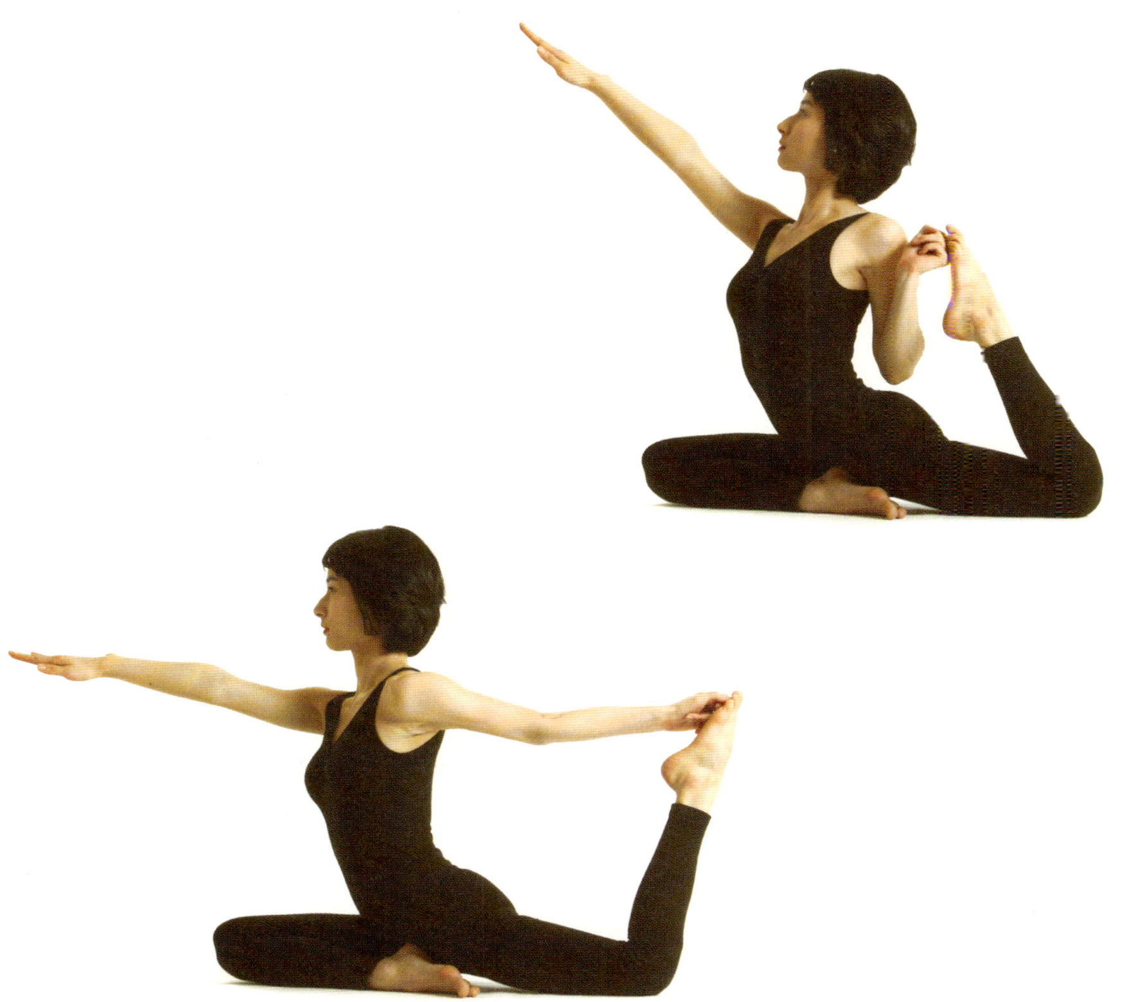

■ 완성의 자세에서 두 손으로 왼쪽 엄지발가락 끝을 붙잡아 당기며, 팔꿈치는 위로 세워 머리를 뒤로 넘겨서
발바닥이 뒷머리에 닿게 합니다.

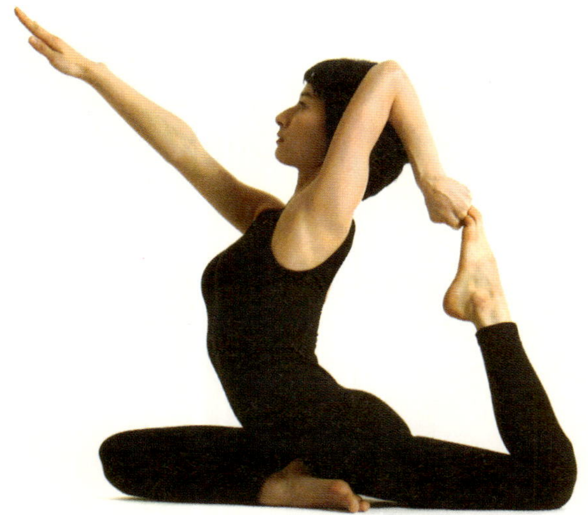

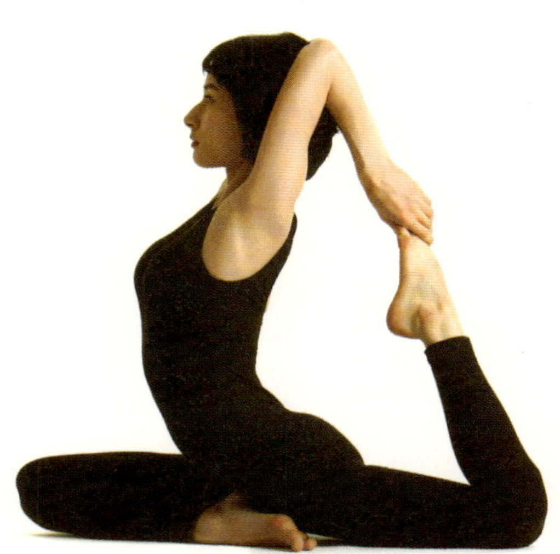

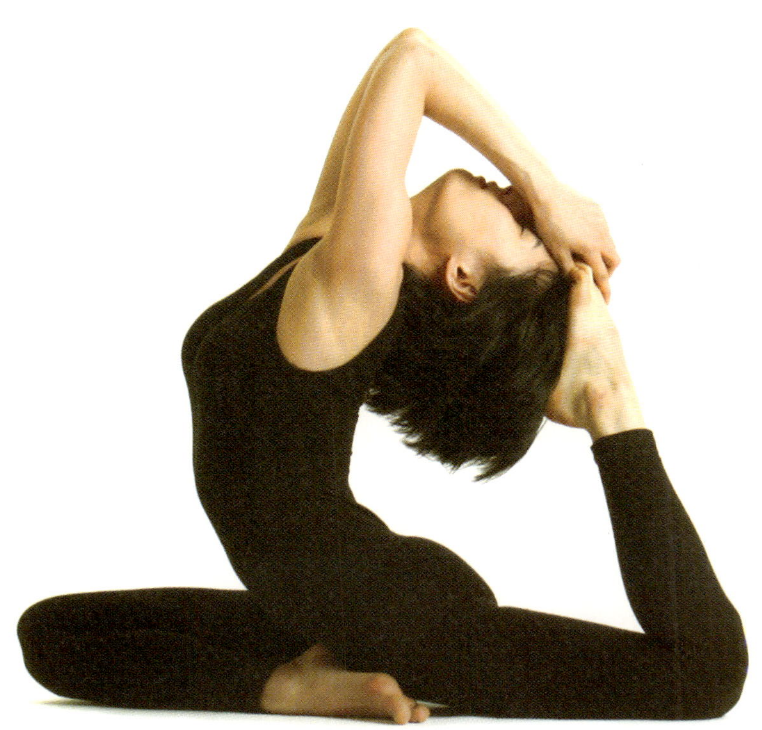

🕸 유의할 점

많은 전통요가 자세들 중에서도 오랜 수련으로 척추관
절이 유연해진 숙련자만이 취할 수 있는 자세딥니다. 특
히 요추에 많은 자극을 주는 상급의 자세인 만큼 지도자
의 주의 없이 혼자서 무리하게 실행하지 않도톡 합니다.

🌞 자세의 효과

가슴을 확장함으로써 폐 기능을 개선함과 동시에 심장
을 강하게 하며 전신에 생기를 불어넣어 줍니다
뒤틀린 흉추를 교정하고 허벅지 근육과 허리어 탄력을
주어 몸의 선을 아름답게 합니다. 목의 갑상선 및 흉선,
췌장, 부신선 등의 내분비계를 활성화합니다. 척추신경
계가 자극되어 육체의 조정력을 최적화합니다.

- 금강좌에서 상체를 일으켜 무릎으로 선 채 양손을 엉덩이에 붙입니다.
- 느릿하게 상체를 뒤로 젖혀서 양손바닥과 정수리가 바닥에 닿으면 골반과 복부를 좀 더 위로 밀어 올리며 두 손으로 무릎을 감싸듯이 붙잡고 멈춥니다.

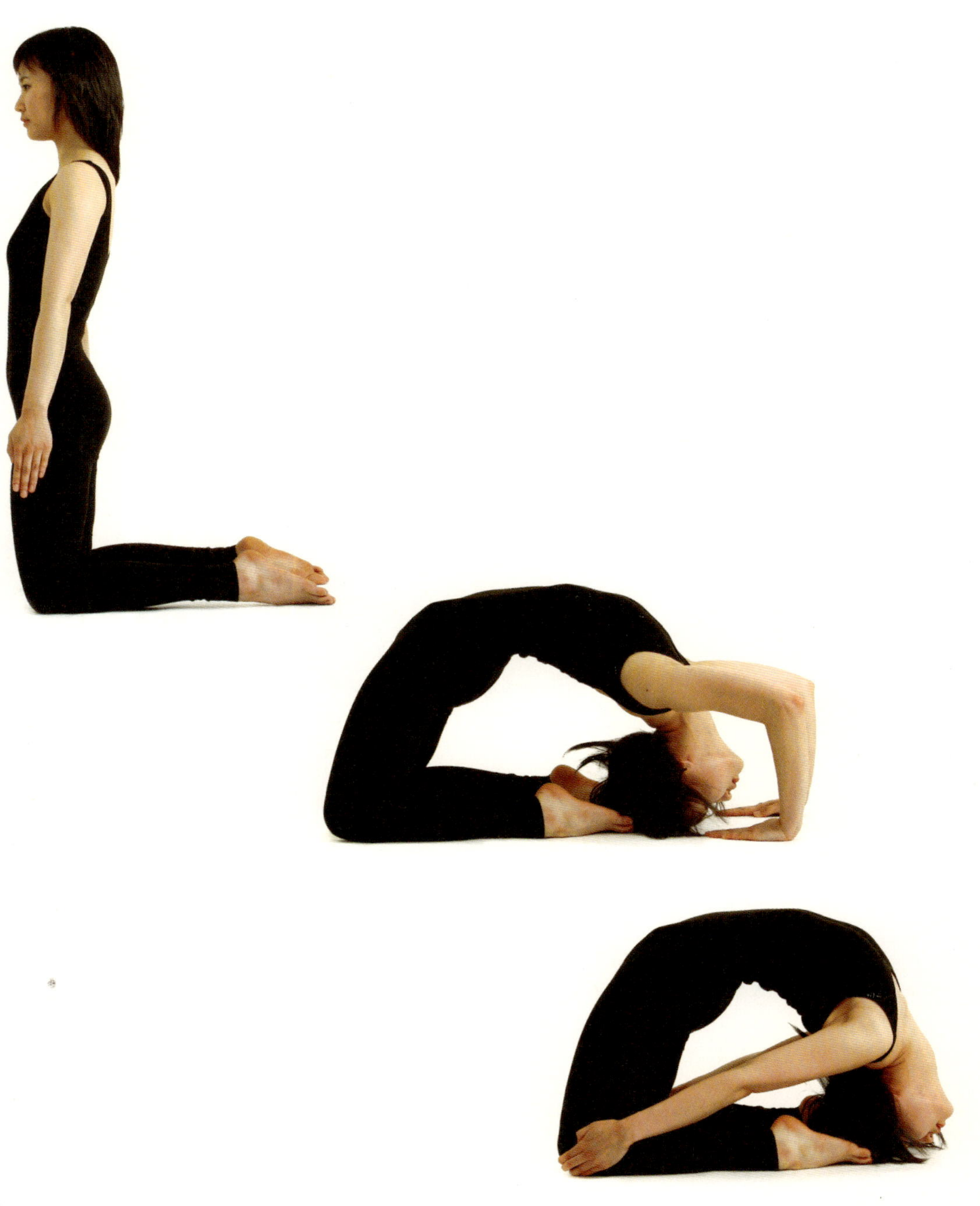

- 다리를 가지런히 하고 앉습니다.
- 오른쪽 무릎을 접어 왼쪽 허벅지 안쪽에 세우고 오른손은 오른쪽 무릎으로 돌려 등 뒤에서 오른 손목을 붙잡아 상체를 앞으로 숙이면서 턱이 무릎에 닿게 합니다.
- 진행 순서의 반대로 되돌린 후 다리를 바꾸어 같은 방법과 순서에 따라 실행합니다.

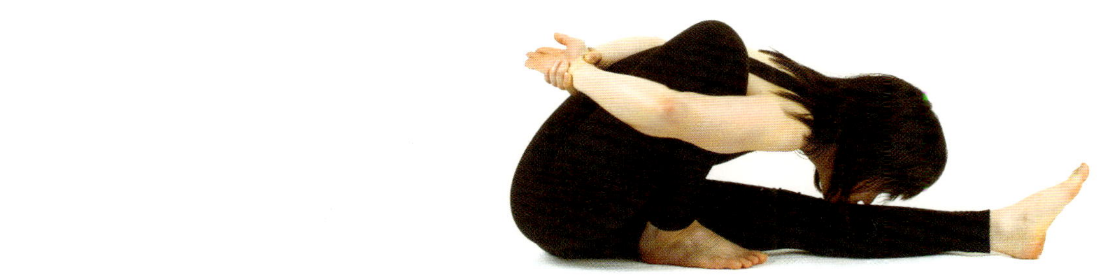

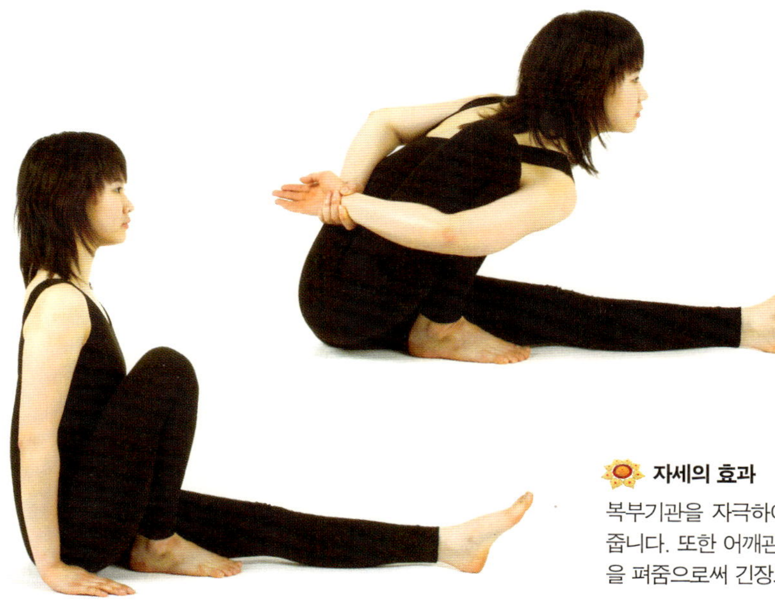

☀ 자세의 효과

복부기관을 자극하여 소화와 배설 기능을 원활하게 해 줍니다. 또한 어깨관절을 유연하게 할과 동시에 등 근육을 펴줌으로써 긴장으로 인한 근육톤을 해소시킵니다.

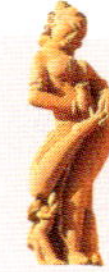

참고

인도 신화에서 마리차Marichya는 창조의 신 브라흐마Brahma의 아들이자 태양신 수랴Surya의 조부로, 여명黎明의 신神으로 묘사되고 있습니다.

- 다리를 곧게 펴고 상체를 바르게 세워 앉습니다.
- 왼쪽 다리를 접어 오른쪽 허벅지 위에 발등을 깊숙하게 올리고, 오른쪽 무릎을 접어 왼쪽 무릎 바깥에 세웁니다.
- 왼 팔을 오른쪽 무릎 바깥쪽으로 둘러서 팔꿈치를 펴고 엄지발가락 끝을 붙잡습니다.
- 상체를 오른편으로 비틀어서 어깨가 뒤쪽을 향하게 하여 가슴을 활짝 폅니다.
- 몸의 균형이 무너지지 않은 상태에서 오른팔은 손등을 허리에 붙여 깊숙하게 끼우고 머리를 오른쪽으로 최대한 돌려 눈을 감습니다.
- 자연스런 호흡으로 자세를 유지한 채 의식의 흐름을 멈춥니다.
- 눈을 떠서 진행의 역순으로 되돌리고 같은 방법과 순서에 따라 다리를 바꾸어 실행합니다.

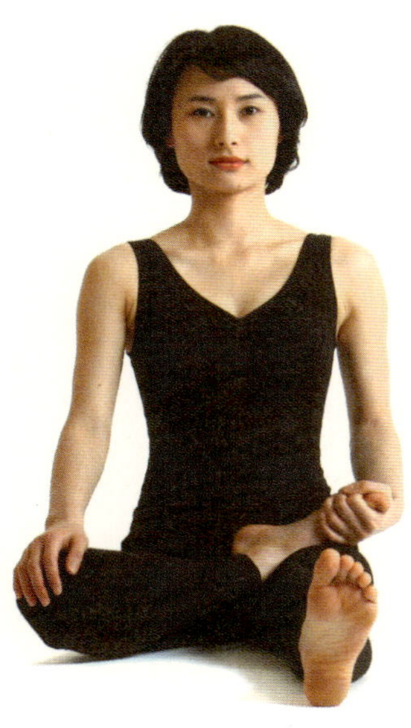

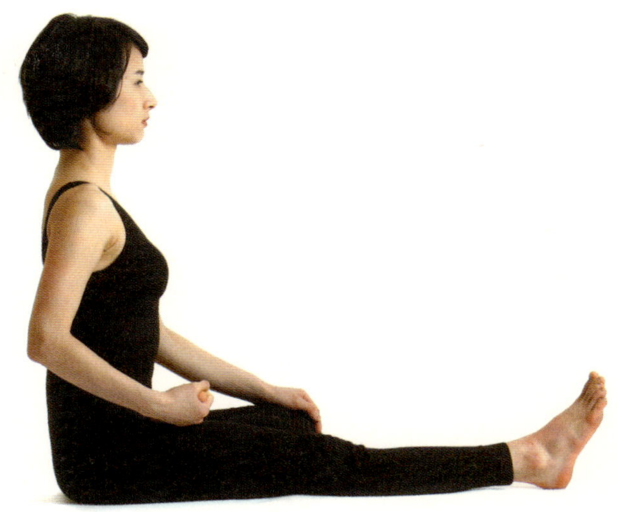

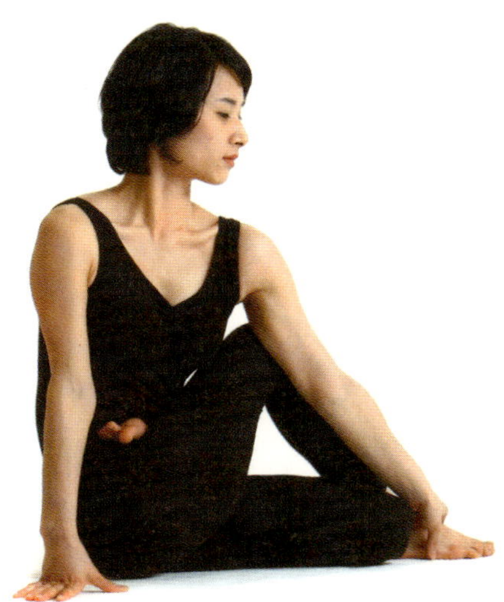

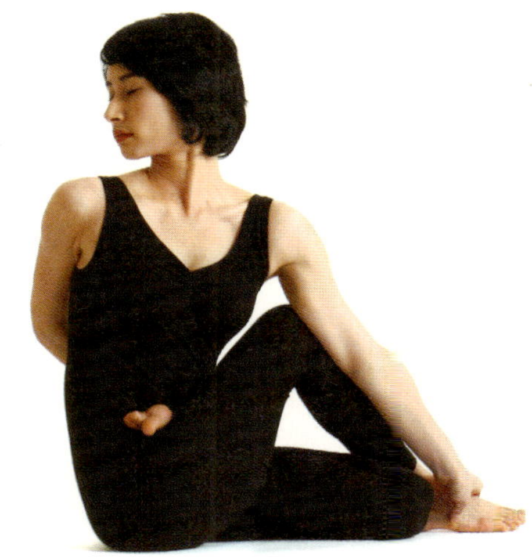

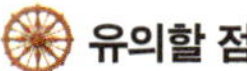 유의할 점

몸이 허용하는 정도의 유연성을 넘어서거나 고관절과 허리에 지나치게 무리를 주지 않아야 하고, 만약 불쾌한 느낌이 있을 경우에는 즉시 몸을 풀어야 합니다.

자세의 효과

반 비틀기 자세로 통칭하는 아르다-마첸드라사나 Ardha-Matsyendrasana와 비슷한 효과를 가지지만, 좀 더 강하고 자극적인 자세입니다. 등 근육과 척추골들을 늘려 혈액순환과 신경기능의 효율성을 높이고 기운을 막힘없이 흐르게 하며, 전신의 긴장을 해소하는 데 매우 탁월한 자세입니다. 특히 목과 어깨의 긴장이 해소되어 뇌로 연결된 신경의 흐름을 조율하고 두통을 경감시킵니다. 또한 하체 근육의 경직을 풀어 유연하게 하며, 복부의 압력을 높여 내부 장기들을 자극함으로써 소화와 배설에 관련된 문제들을 해결합니다.

흥분을 억제하여 평온한 마음을 갖게 하고 몸 전체에 생기生氣가 퍼져서 당뇨병 등의 개선에도 매우 큰 효과를 기대할 수 있습니다.

참고

하타-요가 전통수행의 흐름에서 최고最古의 위치를 차지하는 성자 마첸드라 Matsyendra에게 봉헌된 자세로, 이 자세의 실행을 통하여 그와 동일한 성취를 이루기를 기원하는 것입니다. (H.P 1/26~27, G.S 2/22~23)

완전하게 일어선 코브라 뱀 자세 Puruna-Bhujangasana

- 바닥에 이마와 배를 대고 엎드린 후 몸을 곧게 폅니다.
- 발끝을 모아 무릎과 엉덩이를 조인 채로 손바닥은 가슴 부근의 바닥에 붙여둡니다.
- 팔꿈치를 세워 몸통에 붙이고, 천천히 머리를 위로 들어 올립니다.
- 팔꿈치를 완전히 뻗으며 가슴은 앞으로 내밀어 상체를 최대한 젖혀 활처럼 휘게 하고, 머리는 뒤로 넘겨 시선을 미간에 집중합니다.

자세의 변화

- 머리를 더 뒤로 젖히고 무릎을 접어 머리에 발바닥을 붙입니다.
- 역순으로 되돌린 후에 악어자세Makarasana로 휴식합니다.

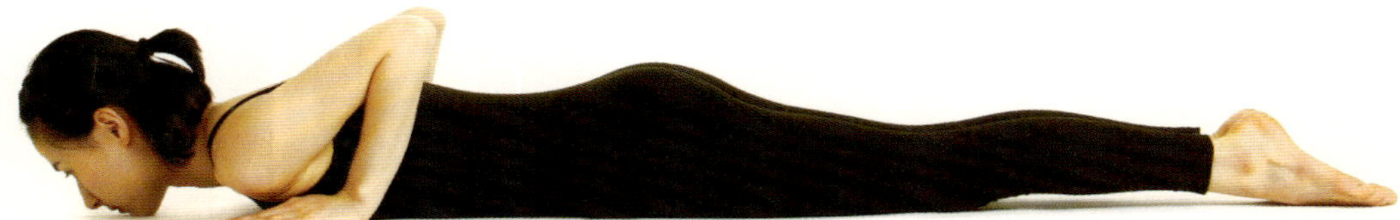

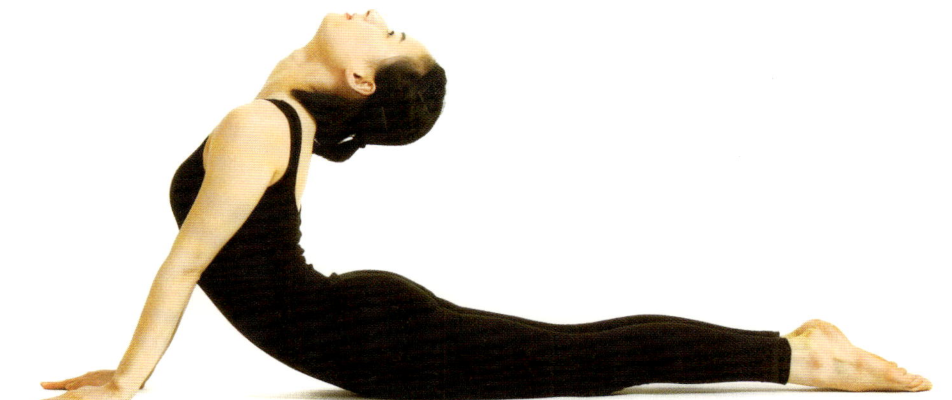

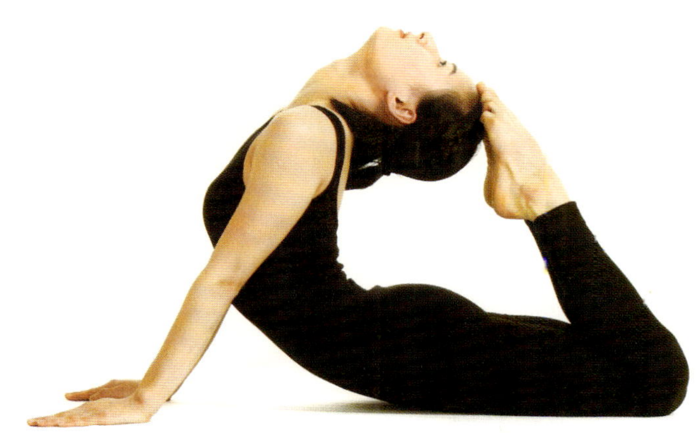

✺ 유의할 점

코브라 뱀 자세Bhujangasana의 변형 자세로, 허리의 후
굴 범위가 크고 등에 강한 자극을 주기 때문에 척주가
유연하지 못한 경우엔 실행하기 어렵습니다. 숙련자나
척주가 유연한 어린이들이 하기에 적합한 자세입니다.

메뚜기 자세 3 Shalabhasana

- 바닥에 턱과 배를 대고 엎드린 후 다리를 가지런히 모읍니다.
- 팔을 뻗어 손바닥을 골반 부위 바닥에 붙이고 팔은 지렛대 삼아 다리를 최대한 높이 들어 올립니다.
- 천천히 무릎을 접어 발바닥이 머리에 닿게 합니다. 역순으로 느릿하게 처음 위치에 되돌아옵니다.

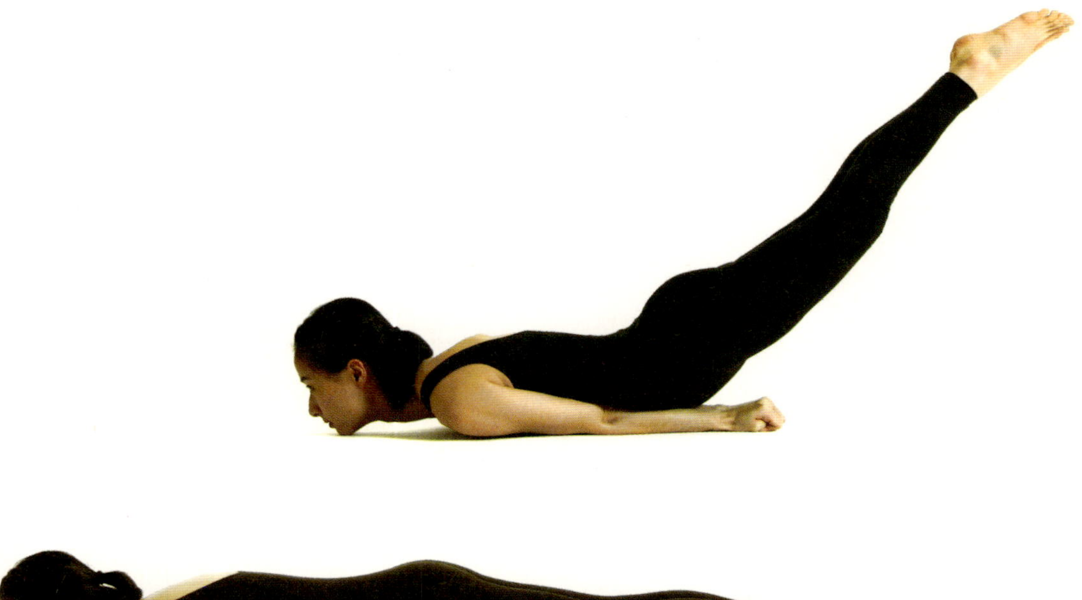

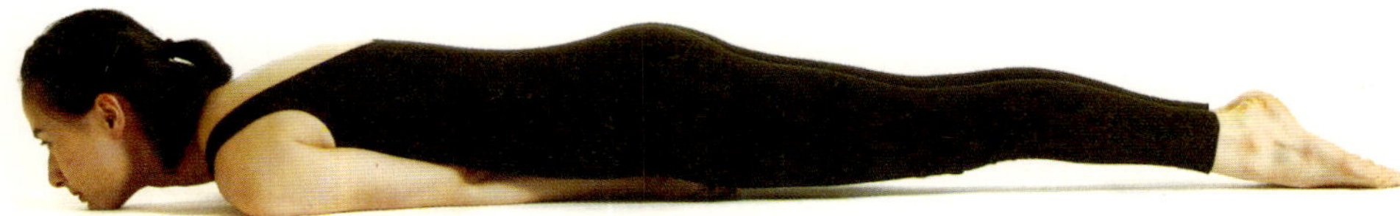

🏵 유의할 점

가능한 한 높이 다리를 들어 올리되, 무릎이 열리지 않도록 유의합니다. 무릎을 모은 상태에서는 척주 전체에 고르게 힘을 분산시킬 수 있지만, 열린 상태에서는 허리의 특정 부위에 압력이 집중될 수 있기 때문입니다.

허리에 탄력이 있고 등 근육이 유연한 사람들에게만 적용될 수 있는 자세로, 균형의 유지와 고도의 집중력이 요구되는 상급의 요가 자세입니다.

✴ 자세의 효과

내장의 압력을 높여 위장의 하수와 변비증을 개선하며 허리를 강하게 합니다. 다리를 위로 들어 올린 자세들에서 얻을 수 있는 여러 기능과 동일한 효과를 가집니다.

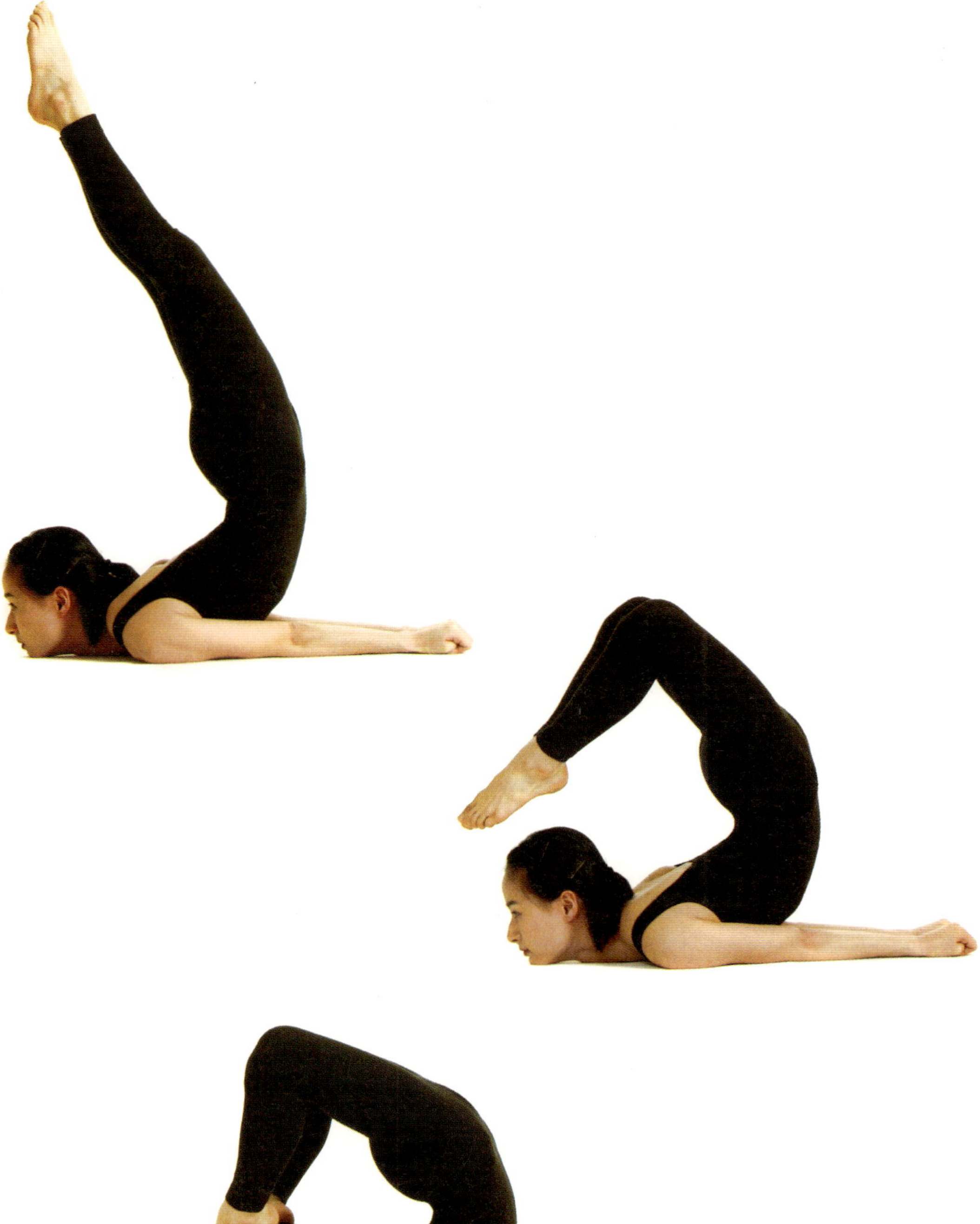

활럭 자세 2 Puruna-Dhanurasana

- 바닥에 턱과 배를 대고 엎드립니다.
- 다리를 어깨너비로 벌린 후 무릎을 접어 양손으로 각각의 엄지발가락을 단단하게 붙잡습니다.
- 머리와 가슴, 허벅지를 위로 들어 올려 발과 머리를 최대한 가깝게 하고, 팔꿈치는 위를 향하게 하여 전신이 마치 한껏 잡아당겨진 활처럼 휘게 합니다.
- 완성된 자세에서 멈추었다가 천천히 팔꿈치를 낮추며 상체와 무릎을 바닥으로 내립니다.

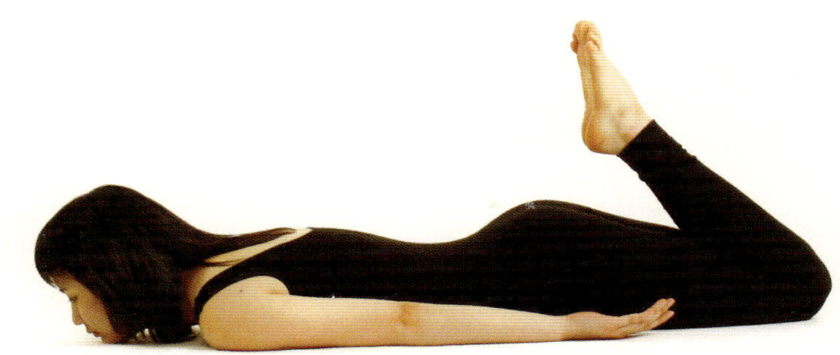

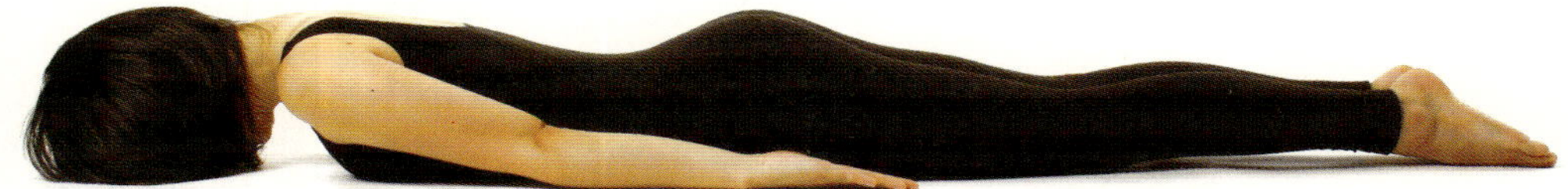

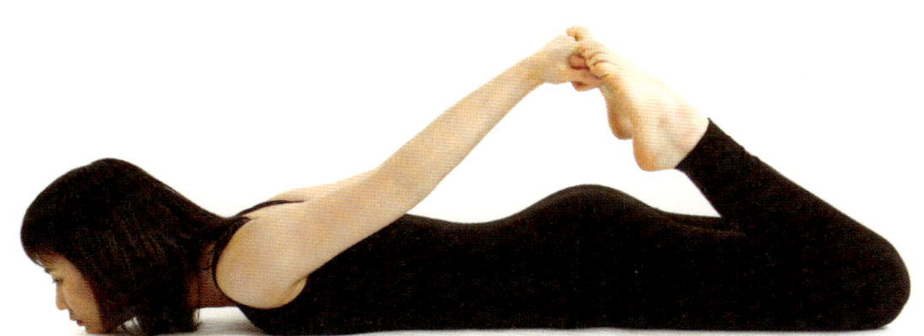

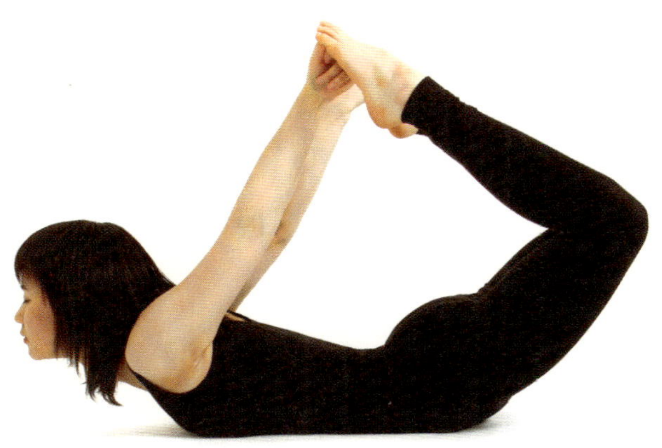

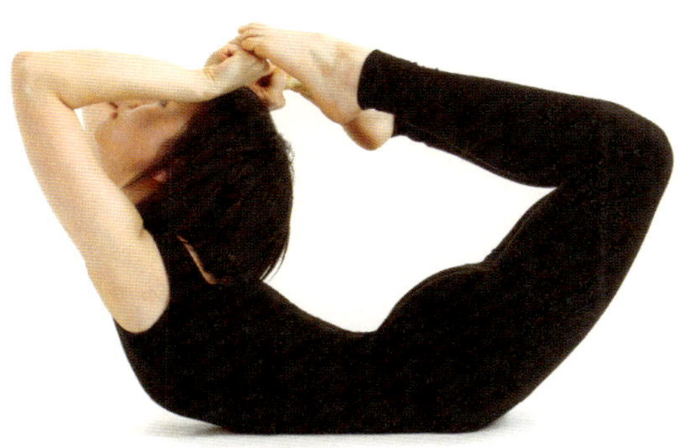

✳ **유의할 점**

이 자세는 척주 및 등의 근육에 탄력과 유연성을 갖춘
숙련된 요가 수행자에게 적용할 수 있는 난이도가 높은
자세입니다. 따라서 이러한 신체 조건을 갖추지 못한 경
우엔 실행하지 않도록 합니다.

- 다리를 가능한 옆으로 넓게 열고 앉습니다.
- 상체를 바르게 세운 후 눈을 크게 치켜뜨고, 천천히 턱을 앞으로 멀리 밀며 상체를 낮춥니다.
- 몸을 낮추면서 무릎 위의 손은 발목으로 밀어 발목을 붙잡거나, 팔의 길이가 미친다면 엄지발가락을 붙잡아 몸 쪽으로 끌어당기며 이마가 바닥에 닿게 합니다.
- 이마를 바닥에 붙일 수 있다면 몸을 더 낮추어 턱을 바닥에 대보려 하고, 무리한 느낌이나 고통이 없다면 양 어깨를 바닥에 닿게 합니다.
- 허벅지 안쪽의 근육 및 대퇴와 골반의 연결부위인 고관절이 유연한 경우에는 배꼽 부위까지 완전히 바닥에 붙일 수 있습니다.
- 느릿하게 손을 풀어 앞의 바닥에 모아 붙이고 상체를 일으키며 처음 자세로 되돌아갑니다.

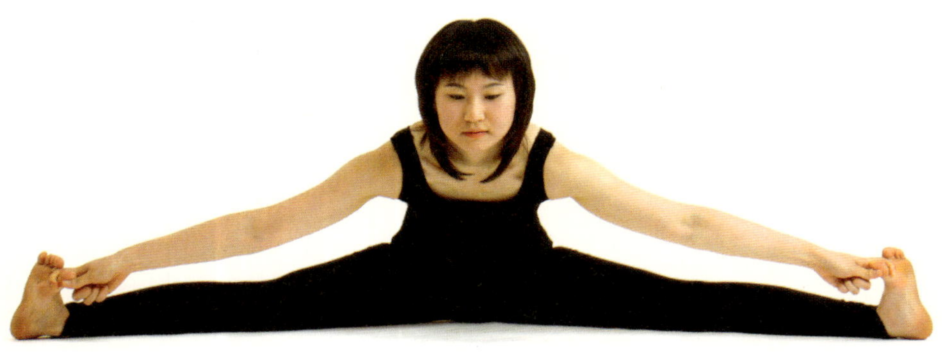

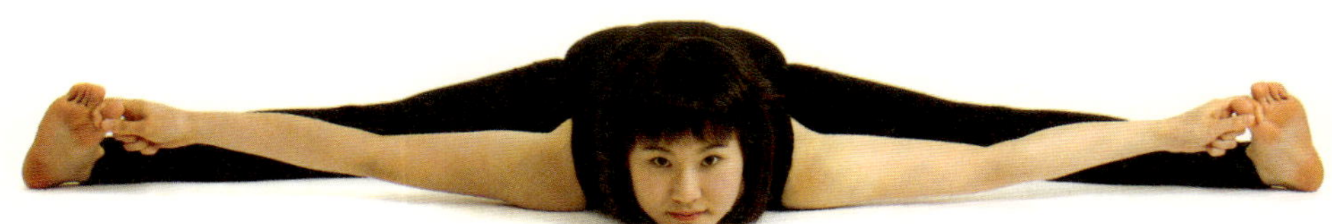

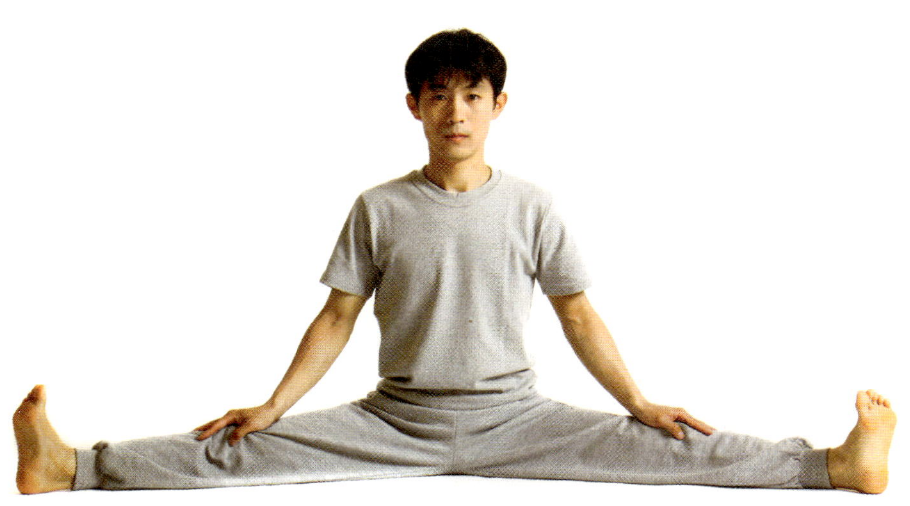

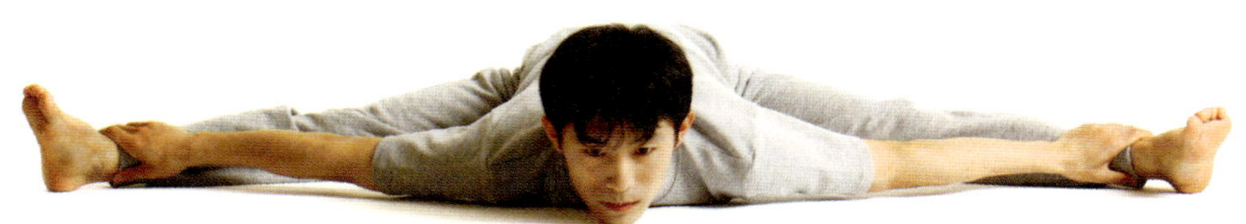

🟤 유의할 점

자세의 진행과정 동안 무릎이 구부러지지 않도록 하고, 눈은 최대한 크게 부릅뜹니다.

🌼 자세의 효과

등과 허리의 근육을 늘려주고 척추와 골반의 관절을 유연하게 하며, 복부 기관의 기능을 향상시켜 줍니다.

자세의 변화

- 상체를 앞으로 숙이기 어려운 경우에는 손을 모아 바닥에 붙여 멀리 밀면서 앞으로 상체를 숙입니다.
- 손끝을 좀 더 멀리 보내려고 노력합니다. 자세가 편안해질 때까지 매일 무리하지 않는 범위 내에서 지속적으로 반복합니다.

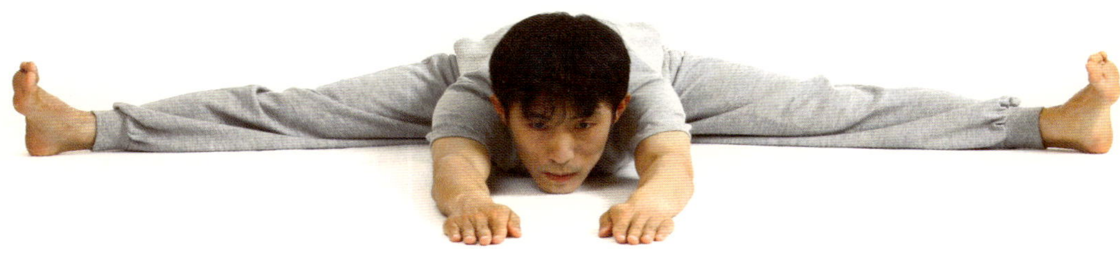

참고

다리를 모은 상태에서 상체를 앞으로 숙이는 등 펴기 자세Paschimottanasna보다 한층 강화된 전굴 자세로, 요가 경전인 시바–상히타Siva-samhita에서는 시바Siva 신의 분노한 모습에 비유하여 '준엄좌峻嚴坐'로 명명합니다. 세상에서 잘못된 것이나 그 의미를 다한 것은 변화의 국면을 맞게 되고, 그러한 변화는 불의 기운, 열의, 열정에 의해 일어납니다. 시바신의 일반적인 명상 자세인 정적인 모습이 아닌, 새로운 창조를 준비하는 파괴적이고 열정적인 의지를 표상하는 자세입니다. 요가 수행자는 시바신의 이러한 면모를 이해하여 신체상의 문제나 정신적 혼란 등 일체의 무질서를 소멸시킨다는 마음가짐으로 이 자세를 실행하도록 합니다. 대부분의 전통 자세들이 외부적인 몸짓을 내부적으로 연결하려는 의도인 반면, 이 자세에서는 내부의 들끓는 열정을 몸짓을 통하여 외부로 표출시켜 해소하는 특별한 의미를 포함하고 있습니다.

- 등을 바닥에 대고 반듯하게 누워 다리를 어깨너비 정도로 연 다음 무릎은 구부려서 발뒤꿈치를 엉덩이 가까이 붙입니다.
- 귀 옆에서 손바닥으로 바닥을 짚고, 엉덩이를 위로 들어 올리며 정수리로 몸의 무게를 지탱합니다.
- 팔꿈치를 펴주면서 가슴을 위로 밀어 올립니다.
- 발뒤꿈치가 들리지 않게 하며 시선은 바닥을 향하게 합니다.
- 전신이 수레바퀴와 같은 원형을 이루도록 손을 좀 더 안쪽으로 옮겨둡니다.
- 척주가 유연한 숙련자의 경우에는 몸의 무게 중심을 상체로 이동시켜 무릎을 완전히 펼 수 있습니다.
- 느릿하게 팔꿈치와 무릎을 동시에 구부리면서 등을 바닥에 내려놓습니다.
- 자세를 실행하는 동안 호흡은 자연스럽게 유지합니다.

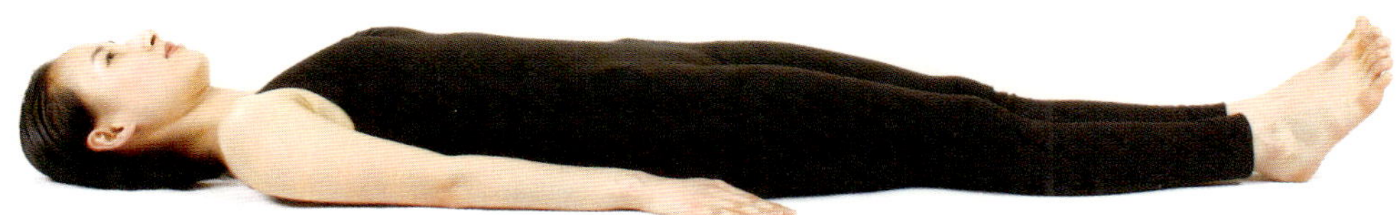

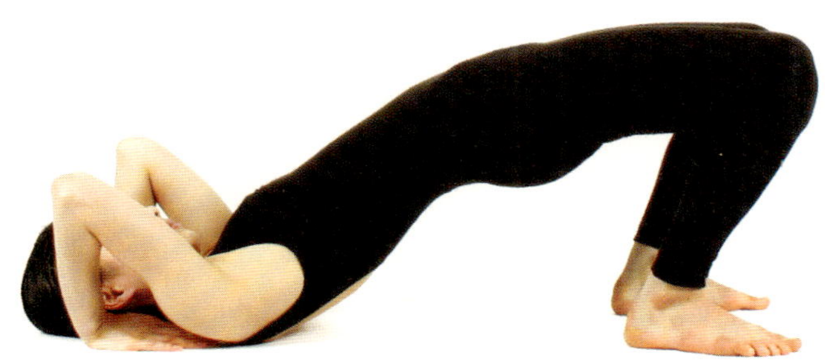

✷ 유의할 점

몸의 긴장이 풀리지 않은 상태에서 실행하면 고통스럽거나 무리가 따르므로 적당한 예비 동작이나 중간 수준의 후굴자세를 한 후에 실행해야 합니다. 자세 실행 후에는 반드시 파반-묵타사나Pavan-muktasana와 같은 자세를 취하여 척주의 압박을 해소해야만 합니다.

심한 피로감이나 고통이 있는 경우, 또는 손목관절에 이상이 있는 경우는 이 자세를 실행하지 않아야 합니다. 특히 임산부에게 이 자세는 적당하지 않습니다.

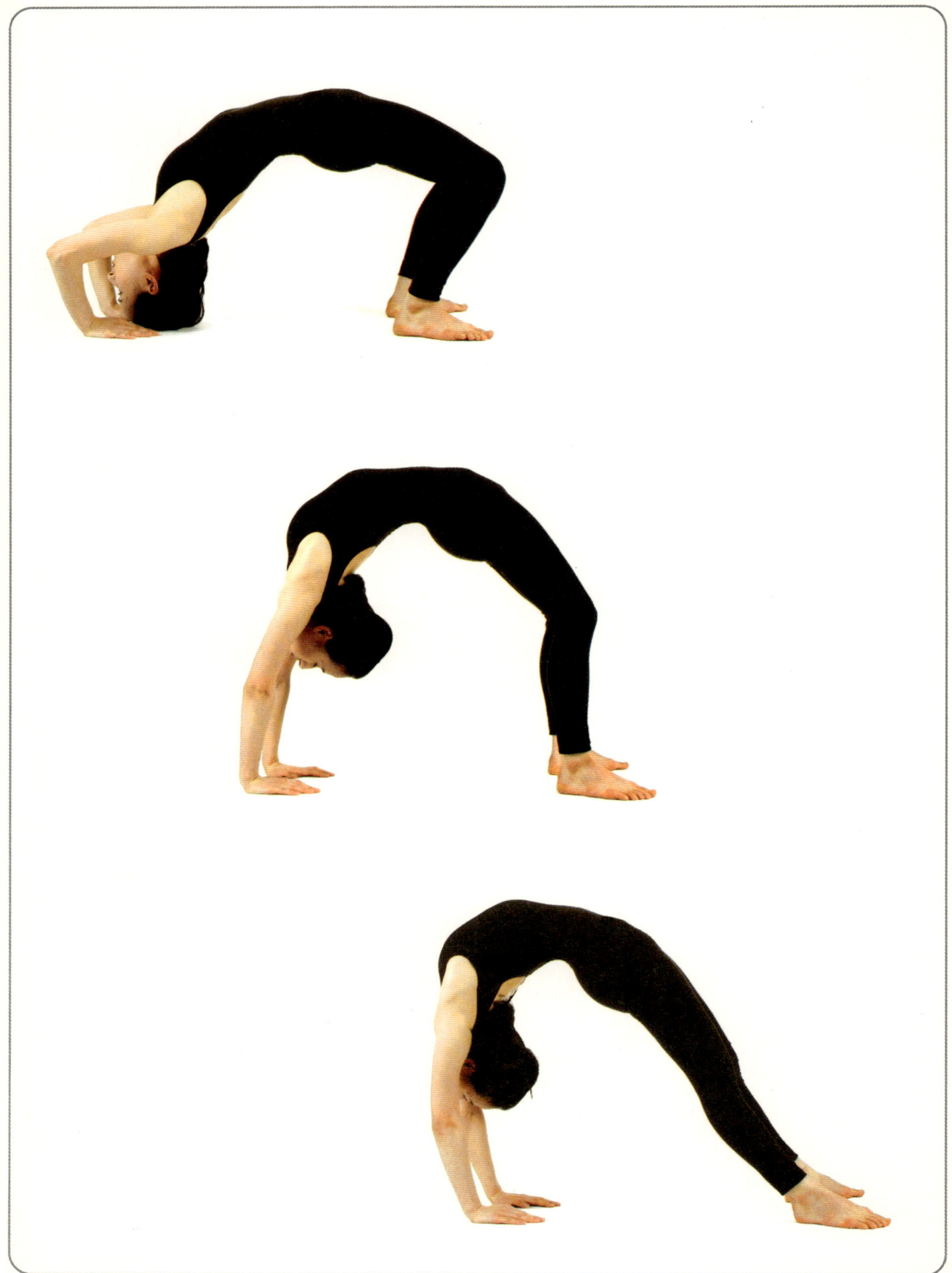

■ 다리를 어깨너비로 열고 선 채로 무릎을 구부리고 상체는 뒤로 젖히면서 두 손을 뒤쪽 바닥에 붙입니다.
팔꿈치가 구부러지지 않게 합니다.

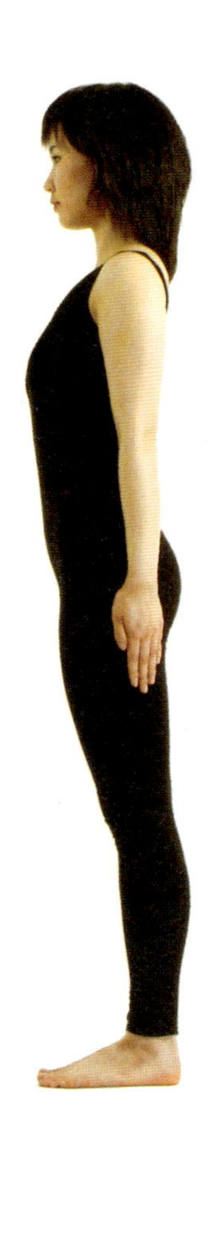

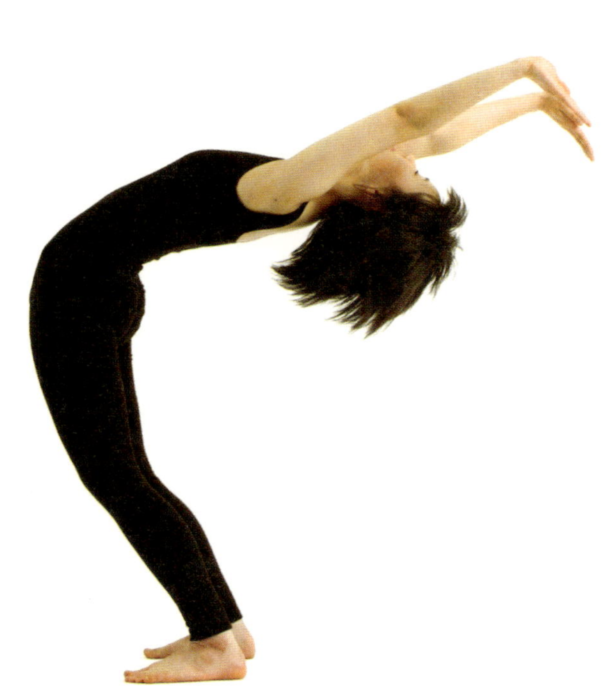

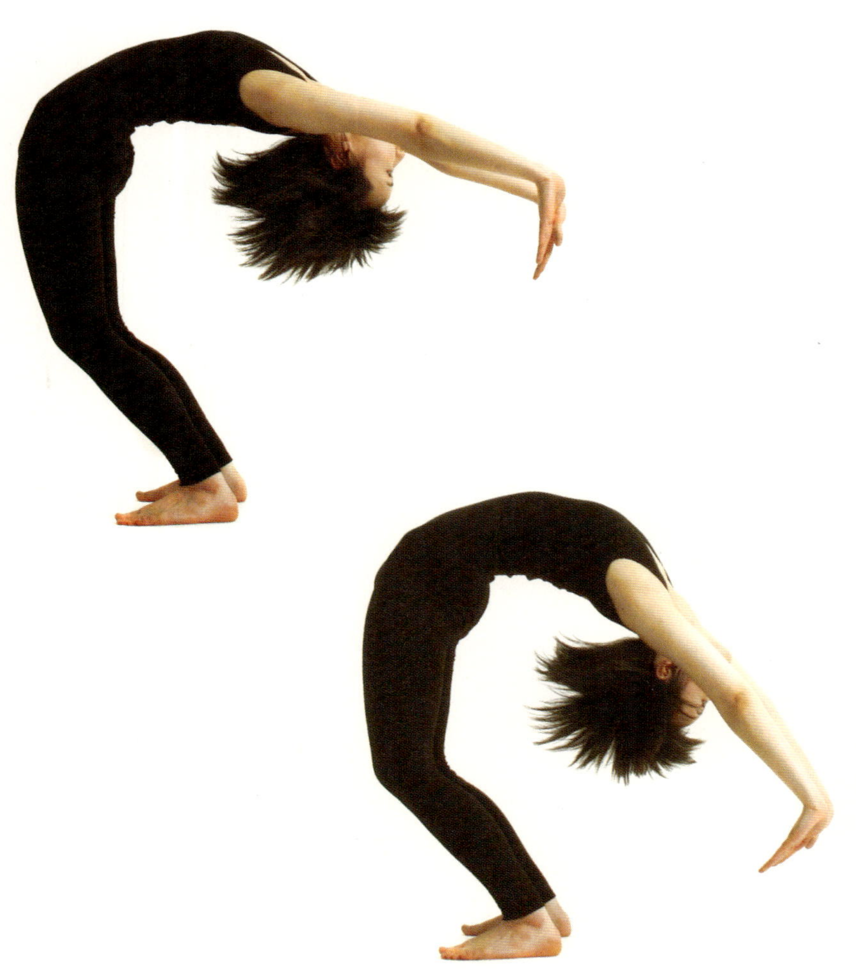

이 자세는 척주가 매우 유연한 숙련된 수련자에게만 육
체적 통제력을 얻기 위한 방법으로 적용할 수 있는 자세
입니다.

자세의 효과

'둥근 고리' 또는 '수레바퀴'를 뜻하는 이 자세는 근육과
관절을 유연하게 하고, 몸을 거꾸로 뒤집음으로써 신경
계를 비롯하여 소화 · 배설 · 호흡 · 순환 · 생식기관계 및
내분비계 등 신체 전반의 조정기능을 향상시켜 줍니다.
척주의 유연성이 극대화되기 때문에 '요가자세의 여왕'
으로도 불립니다. 감각기능과 공간인식 능력 및 균형감
을 향상시키고 몸에 대한 통제 능력을 고양시켜 줍니다.

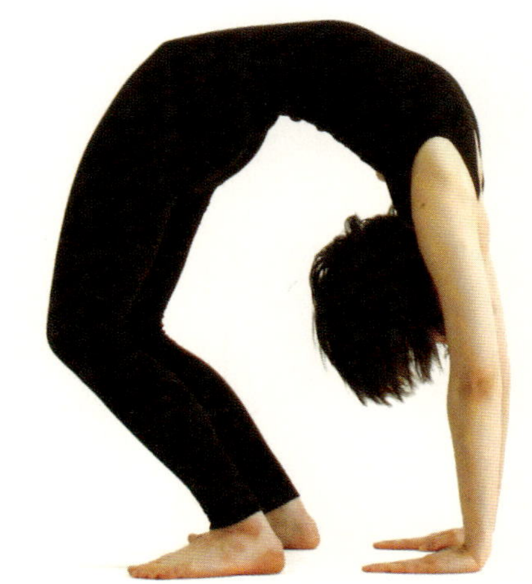

균형의 자세

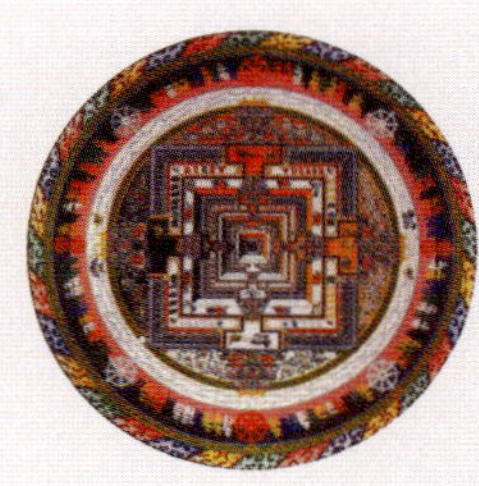

일상생활 속에서의 조급한 심리 상태는 끊임없이 몸을 위험한 상황으로 내모는 결과를 가져옵니다. 부주의한 몸놀림으로 인하여 넘어져 다치게 되는 것은 물론이고, 어딘가에 부딪치거나 넘어지지 않으려고 몸을 긴장하는 것 역시 바람직하지 않습니다. 따라서 몸의 균형감각을 살리기 위한 연습은 정신적으로나 육체적으로 매우 중요합니다.

균형능력을 높이는 자세의 지속적인 실행은 무의식적인 행동에서도 몸이 균형을 잃지 않도록 조정력을 키워줍니다. 이로써 불필요하게 소모되는 힘을 아낄 수 있게 되고, 결과적으로 다른 힘에 의지하지 않고도 자신의 의지대로 움직임의 범위를 확장해갈 수 있게 됩니다. 자연스럽게 균형을 유지할 수 있게 되면 몸놀림 역시 우아하고 유연해지는 것은 당연합니다.

균형을 위한 자세의 수행은 육체적인 안정과 동시에 정신적인 면에서 조화를 가져다줍니다. 그것은 안정감 있는 자세를 이루어가는 과정에서 감정적으로나 심리적으로 자연스럽게 집중과 균형을 이루게 되기 때문입니다. 이러한 균형을 찾는 자세의 실천은 특히 신경계를 안정시켜 근심과 압박감을 없애주는 효과도 있습니다.

균형을 찾기 위한 자세들은 꾸준히, 그리고 지속적으로 수행해야 합니다. 처음에는 자세들을 실행하는 것이 어려울 수 있지만, 우리 몸은 매우 빠른 적응력을 가지고 있어 조금씩 규칙적으로 반복하다보면 오래지 않아 익숙해질 것입니다.

균형을 위한 자세를 수행할 때는 무엇보다 집중을 통한 정신의 안정이 중요합니다. 한 지점에 시선을 고정시켜 의식을 집중하고 가능한 오랜 시간 동안 자세를 유지할 수 있도록 꾸준히 수련하시기 바랍니다.

- 연화좌Padmasana를 취하고, 양손을 허벅지와 장딴지 사이에 팔꿈치가 빠져나올 만큼 깊숙이 끼워 넣습니다.
- 꼬리뼈 부위로 몸의 중심을 잡은 상태에서 무릎을 위로 들어 올립니다.
- 팔은 접어서 손바닥으로 턱을 감싸거나 양쪽의 귀를 붙잡습니다.
- 눈을 감고 편안한 느낌으로 고정된 자세를 유지합니다.
- 역순으로 되돌아와 다리를 바꾸어 같은 방법으로 다시 한 번 실행합니다.
- 중심잡기가 어려운 초급 수련자는 등을 바닥에 대고 할 수 있습니다.

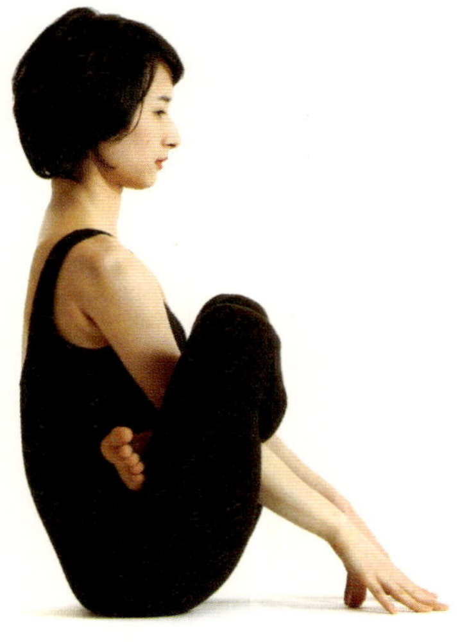
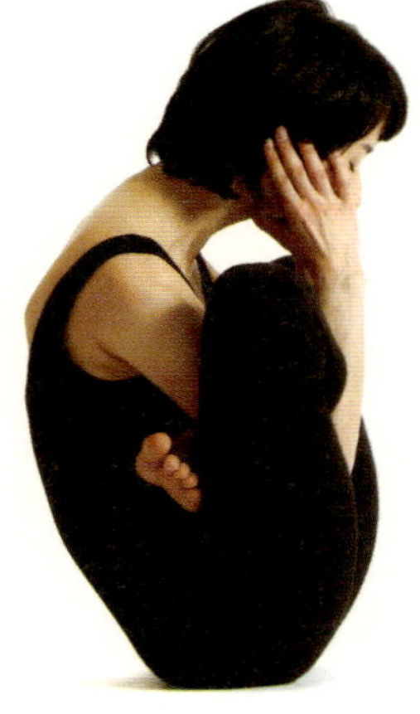
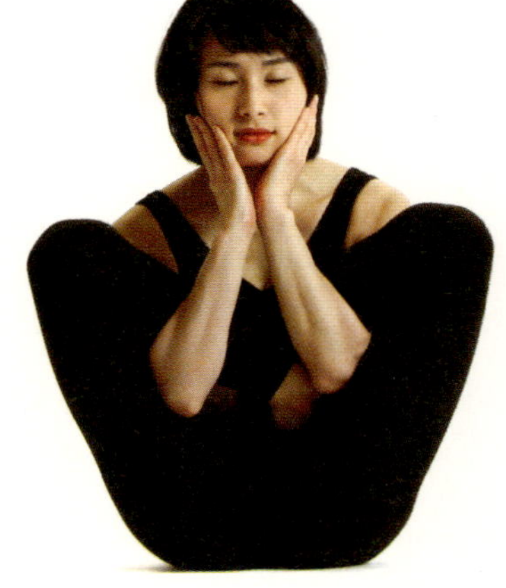

 **자세의 효과**

감정조절과 긴장 해소에 어려움이 있거나 신경계통에 문제가 있는 경우에 꾸준히 실행함으로써 고통이나 어려움에서 벗어날 수 있습니다. 식욕을 자극하여 소화기능을 높이고 복부 기관의 기능을 조율합니다. 몸의 균형감각을 높이고 집중력 향상에도 좋은 자세입니다.

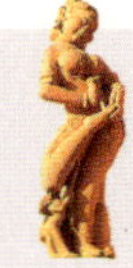 **참고**

수탉 자세Kukkutasana보다 진보된 형태로, 누운 자세에서 실행하는 경우에는 태아胎兒의 자세Garbhasana와 그 효과가 비슷합니다. (G.s 2/33)

- 발을 어깨너비로 열고 쭈그려 앉습니다.
- 발뒤꿈치를 들어 발끝으로 중심을 잡고, 무릎을 겨드랑이에 끼우듯 밀어 넣습니다.
- 상체의 무게중심을 앞으로 이동시키면서 발끝을 바닥에서 들어 올립니다.
- 팔로 몸 전체의 균형을 잡고, 고개를 들어 시선은 정면에 둔 채 고정된 자세를 유지합니다.
- 자연스런 호흡으로 충분히 멈추었다가 발끝을 바닥에 붙이며 되돌아옵니다.

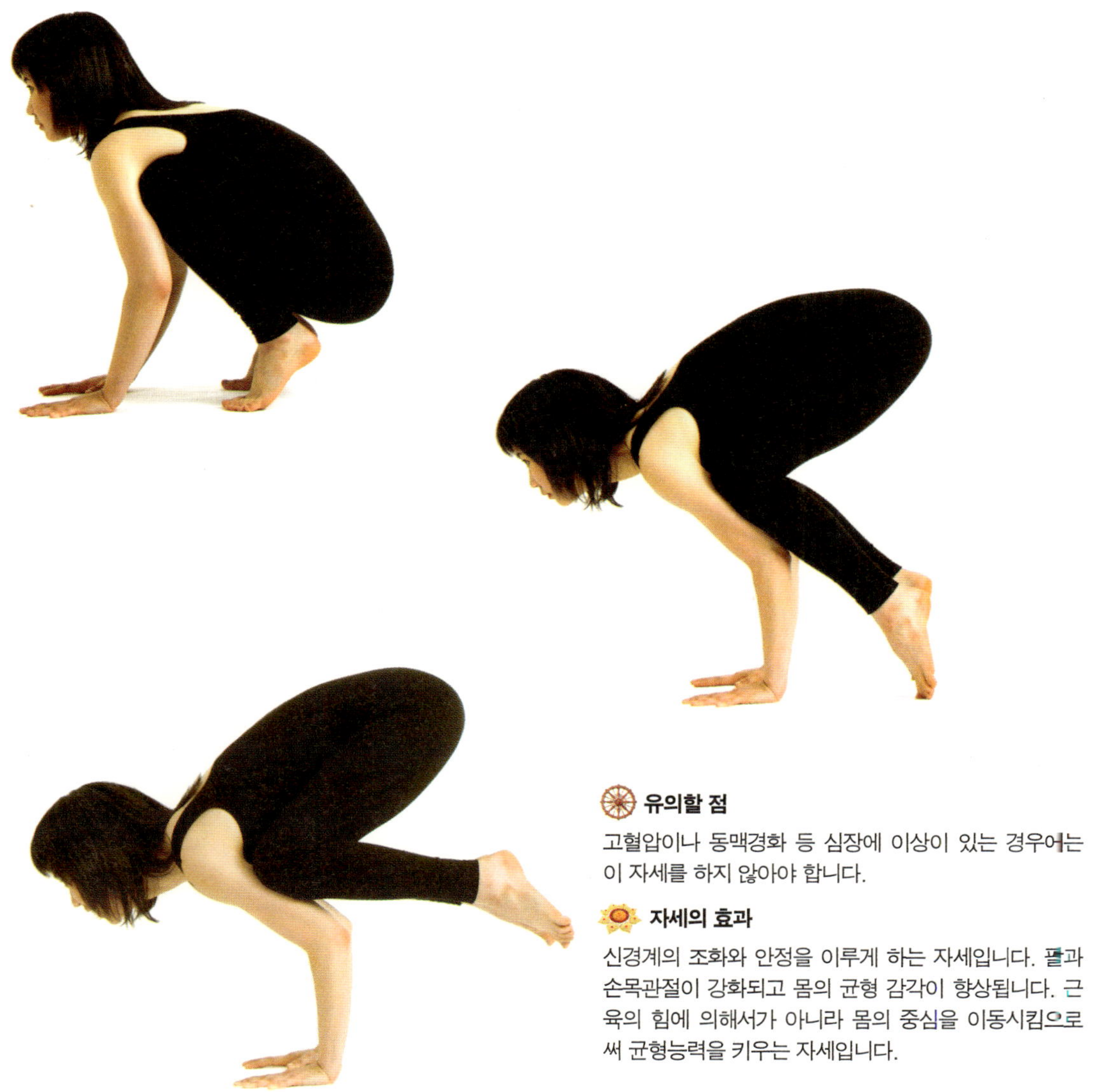

✸ 유의할 점

고혈압이나 동맥경화 등 심장에 이상이 있는 경우에는 이 자세를 하지 않아야 합니다.

☀ 자세의 효과

신경계의 조화와 안정을 이루게 하는 자세입니다. 팔과 손목관절이 강화되고 몸의 균형 감각이 향상됩니다. 근육의 힘에 의해서가 아니라 몸의 중심을 이동시킴으로써 균형능력을 키우는 자세입니다.

한 다리를 든 학의 집중자세 Eka-Pada-Baka-Dhyanasana

- 발을 어깨너비로 열고 쭈그려 앉습니다.
- 발뒤꿈치를 들어 발끝으로 중심을 잡고, 무릎을 겨드랑이에 끼우듯 밀어 넣습니다.
- 상체의 무게중심을 앞으로 이동하면서 발끝을 바닥에서 들어 올립니다.
- 균형을 유지하며, 천천히 오른쪽 다리를 뒤로 폅니다.
- 충분히 멈춘 후 되돌아와 발을 바꾸어 시작 자세부터 다시 진행합니다.

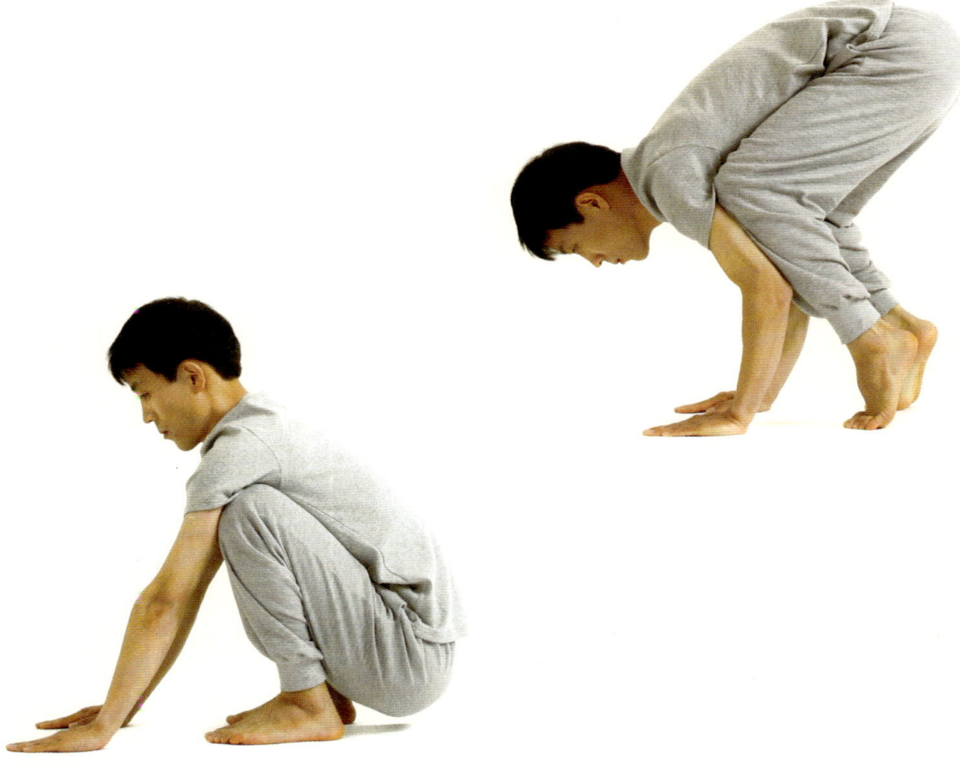

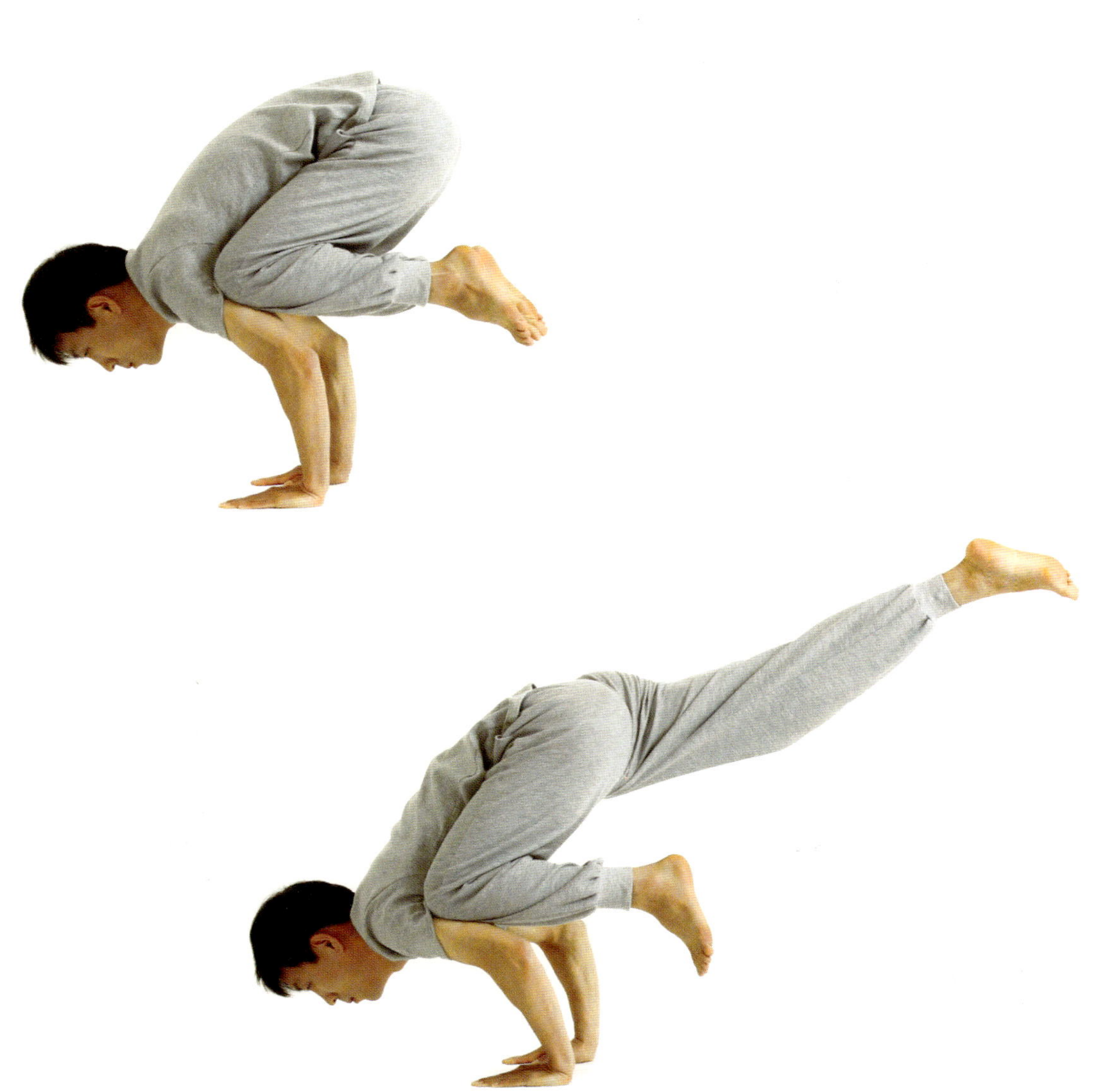

자세의 효과
집중력의 극대화와 균형감각의 향상에 매우 유익한 자세입니다.

두루미鶴 자세 Bakasana

- 발끝을 가지런히 모으고 똑바로 섭니다.
- 상체를 앞으로 숙여 두 손으로 오른 발가락을 붙잡고 팔꿈치를 폅니다.
- 왼쪽 다리를 천천히 위로 들어 올려 상체와 들어 올린 다리가 대각이 되게 하여 자세를 고정합니다.
- 천천히 진행의 반대순서로 되돌려 다리를 바꾸어 같은 방법으로 실행합니다.

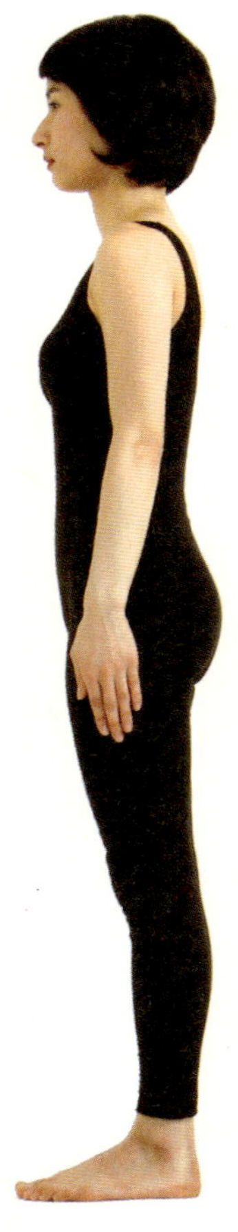

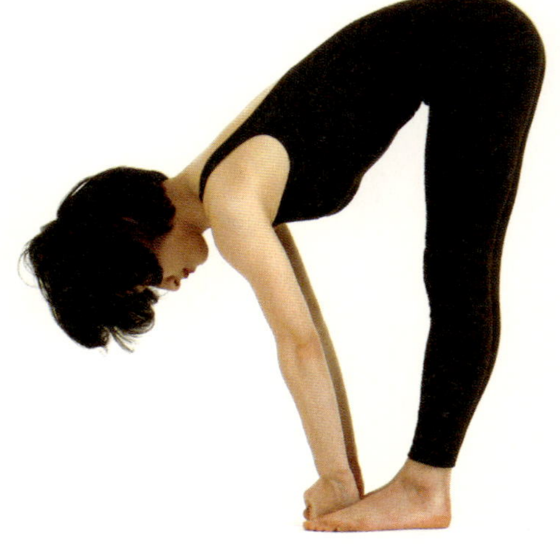

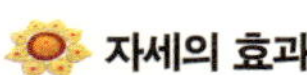 **자세의 효과**

엉덩이와 다리 근육을 강하게 하고 허리를 탄력 있게
하며, 두뇌로 이어지는 신경과 혈액순환을 순조롭게 합
니다.

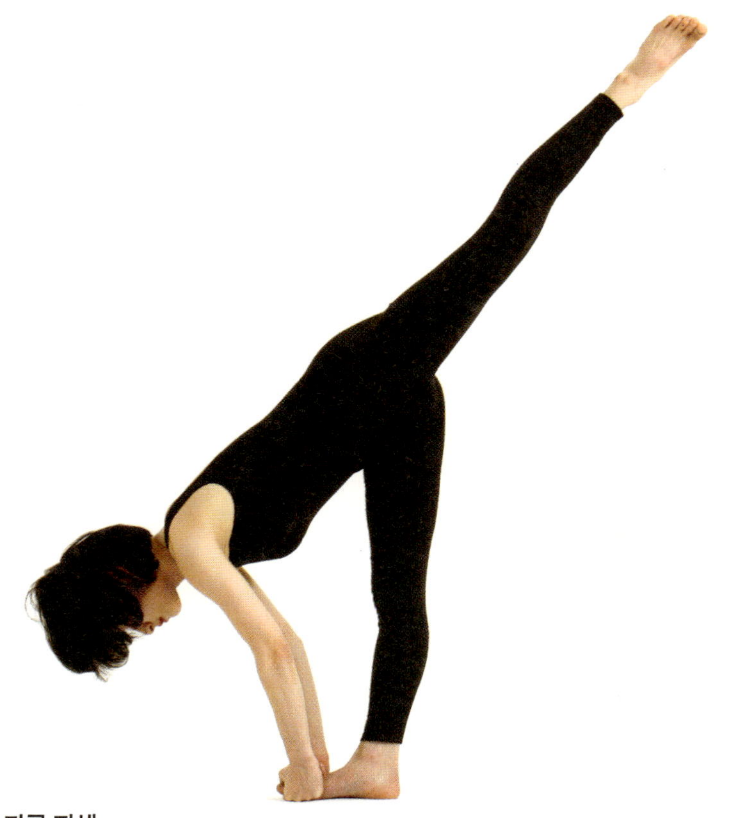

다른 자세

■ 연꽃의 자세Padmasana로 앉습니다.

■ 손가락을 펴서 무릎 가까이 바닥에 붙이고 상체의 무게중심을 앞으로 이동
하면서 무릎을 겨드랑이까지 끌어올립니다.

■ 손바닥으로 균형을 잡고 머리를 들어 앞을 바라보면서 자세를 고정합니다.

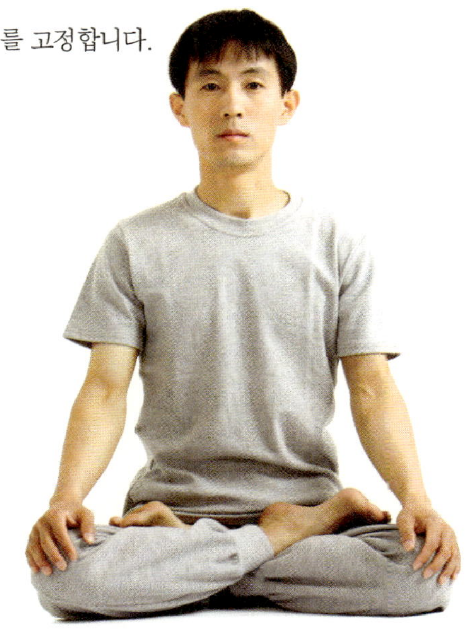

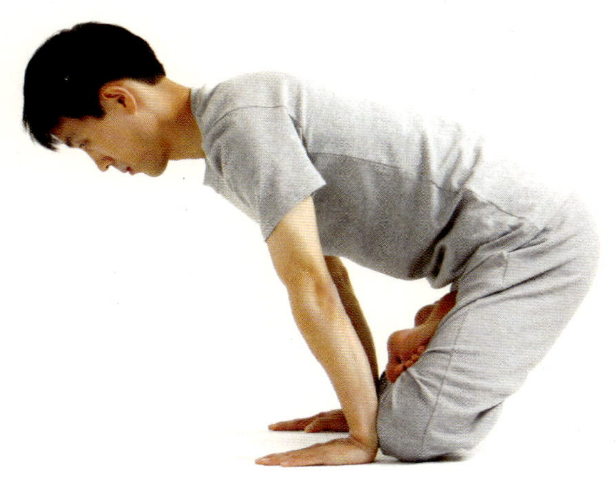

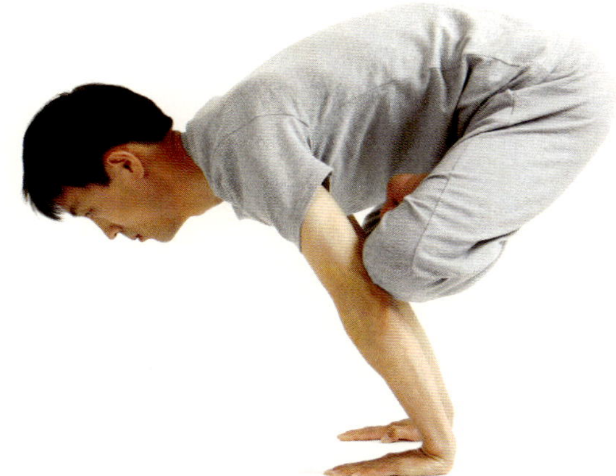

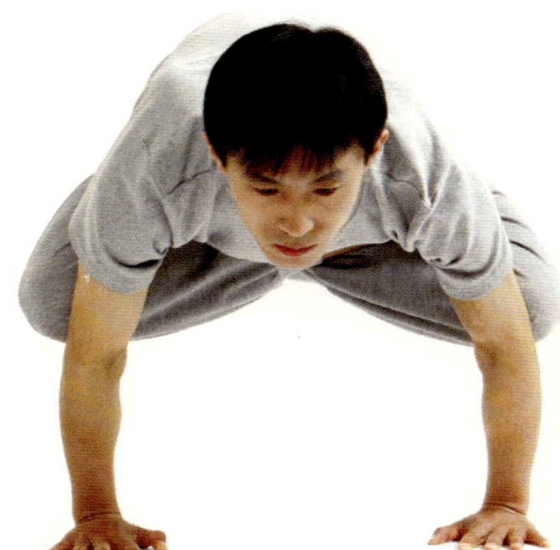

 **자세의 효과**

팔과 어깨의 근력을 높이고 복부 근육을 강화합니다. 집
중력과 균형 감각 향상에도 효과적입니다.

Dwi-Hasta-Bhujasana 양팔로 지지된 자세

- 발을 어깨너비로 열고 쭈그려 앉습니다.
- 양팔을 허벅지 안쪽으로 끼워 손으로 엉덩이 뒤쪽 바닥을 짚고 두 발을 천천히 들어 올립니다.
- 시선을 고정시키고 팔로 몸의 무게를 지탱하면서 균형을 유지합니다.

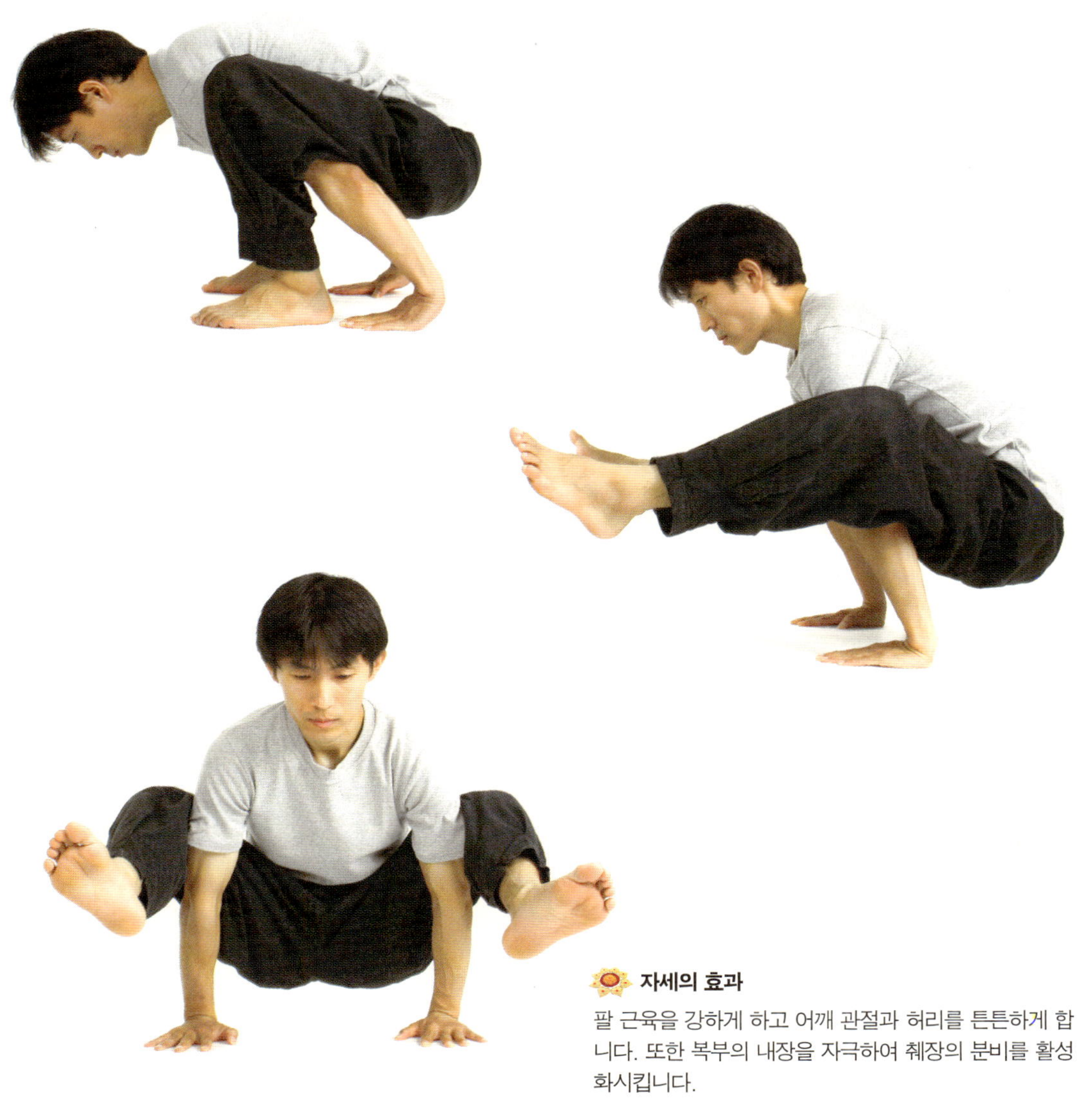

자세의 효과

팔 근육을 강하게 하고 어깨 관절과 허리를 튼튼하게 합니다. 또한 복부의 내장을 자극하여 췌장의 분비를 활성화시킵니다.

서서 실행하는 자세

　서서 실행하는 자세Asanas들은 척주 및 어깨와 다리 근육을 늘리고 강하게 합니다. 따라서 지속적인 긴장으로 인해 몸이 굳어 있거나 그에 따른 고통을 겪는 모든 사람들에게 유익한 자세입니다. 자세를 바르게 하고 균형 능력을 향상시키며 관절과 근육을 유연하게 합니다. 또한 몸을 바르게 하여 자세를 유지하는 동안 폐활량이 높아져서 호흡이 자연스럽게 이루어질 수 있습니다.

　모든 자세가 그러하지만 서서 하는 자세들은 특히 좌골신경통과 척주에 이상이 있는 경우에 반드시 의료전문가의 조언과 요가 지도자의 안내에 따라 자신에게 맞는 자세인지의 여부를 판단하고 실행해야 합니다.

- 다리를 약간 열고 서서 허벅지 위에 손을 대고 상체를 바르게 합니다.
- 천천히 허벅지 위의 손을 어깨 높이로 들어올리고, 시선은 정면의 한 점에 고정시킨 채 발뒤꿈치를 높이 들어 올립니다.
- 느릿하게 무릎을 구부리며 엉덩이를 발뒤꿈치 가까이 낮춥니다.
- 양팔의 팔꿈치를 펴서 무릎 위에 올려놓고 움직임을 멈춥니다.
- 견디는 시간을 충분히 가진 후, 반드시 진행했던 순서의 반대로 천천히 손을 다시 어깨높이로 들어 올리고 무릎을 펴면서 발뒤꿈치를 바닥에 내린 후 팔을 낮추어 돌아옵니다.

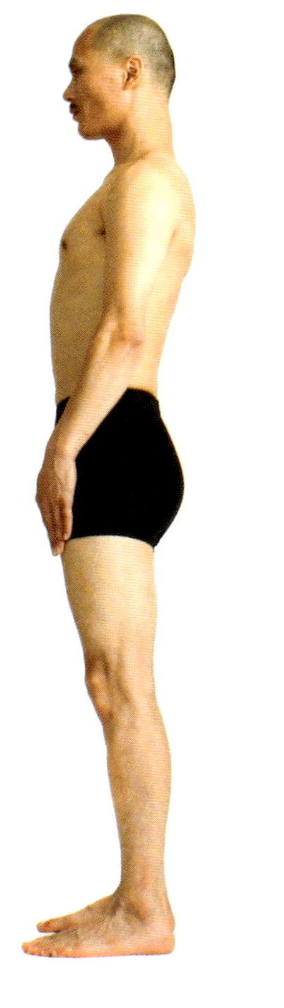
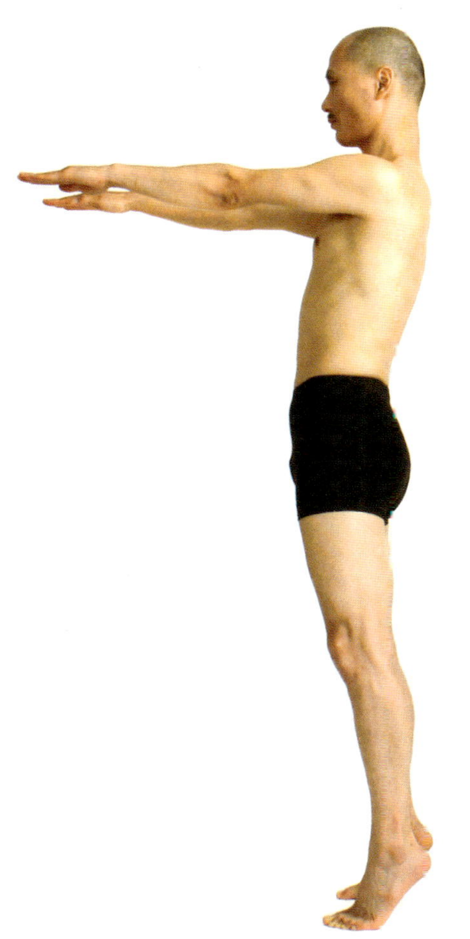

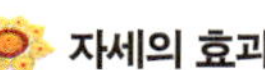 **자세의 효과**

좌골 신경통과 허리의 이상을 개선하고 하체 관절 및 근육을 강하게 하며, 집중력과 인내심을 향상시킵니다.

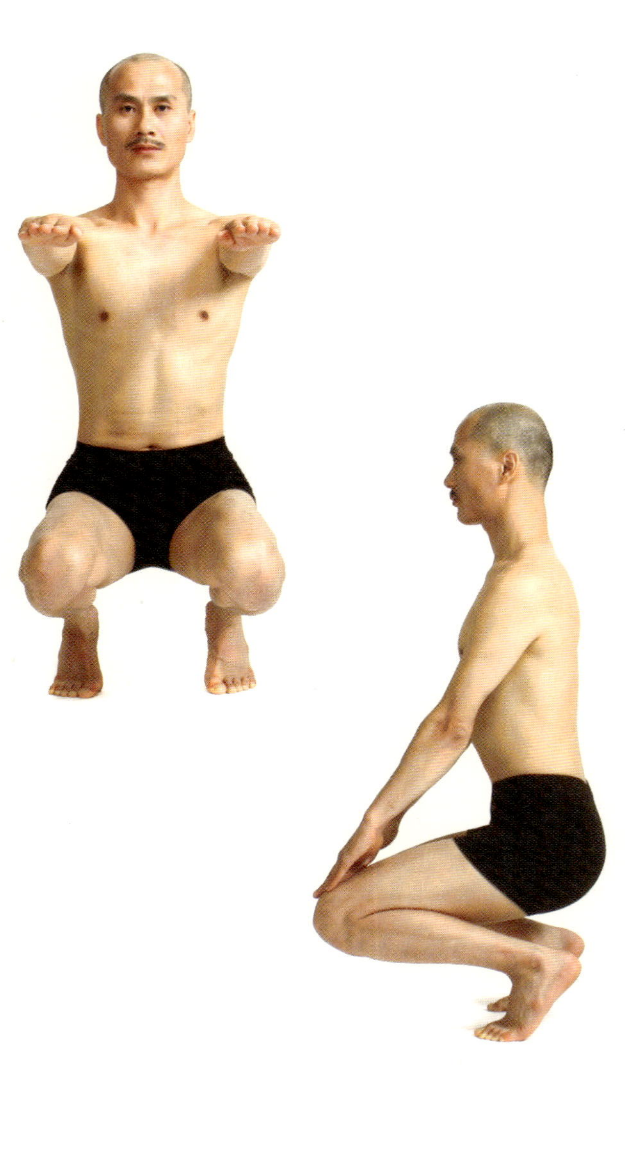

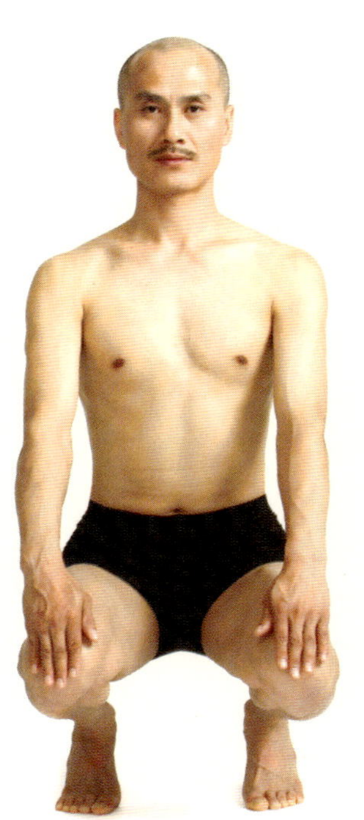

참고

요가 자세의 대부분은 몸의 유연성을 높여 관절과 근육의 긴장을 풀어주는 것을 목표로 하고 있으나, 드물게 신체를 지지하는 기본적인 토대로서 복부와 다리를 강화하기 위한 조각배의 자세Naukasana가 있습니다. 또는 발목 및 무릎의 관절과 다리와 허벅지를 강화하기 위하여 인내의 자세Utkatasana와 같은 육체 강화의 자세를 수행하기도 합니다. 하타-요가Hatha-yoga 경전에서는 욕망을 절제하기 위한 자기정화법의 하나인 대장정화Basti를 실행하기 위한 방법으로 인내와 절제의 자세인 이 우트카타사나Utkatasana를 소개하고 있습니다. (G.S 2/27)

- 양팔을 어깨 높이로 들어 올리고 똑바로 선 후, 정면을 바라보며 상체를 바닥과 평행이 되도록 낮춥니다.
- 느릿하게 상체를 오른쪽으로 돌려 오른손으로 왼쪽 발목 바깥쪽을 잡거나 발의 바깥쪽 바닥에 손바닥을 짚고, 왼팔은 수직으로 세워 손끝을 바라봅니다.
- 충분히 몸을 뒤로 젖혀 전신을 비튼 후, 다시 정면을 바라보며 천천히 팔을 어깨 높이로 들어 올리고 상체를 바로 세웁니다.
- 다시 앞을 바라보며 상체를 낮추고 같은 방법과 순서에 따라 왼쪽으로 진행하였다가 되돌아옵니다.

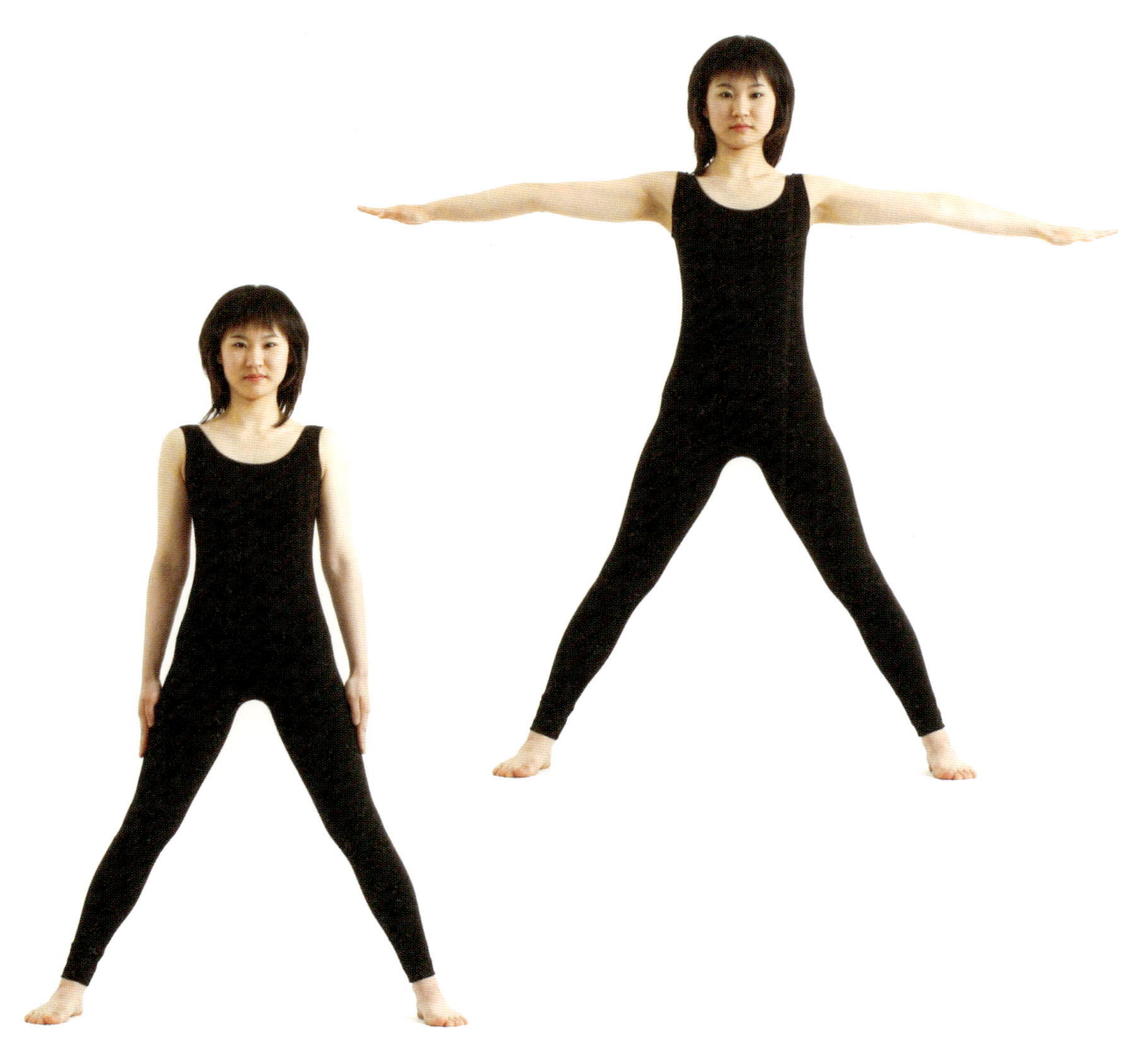

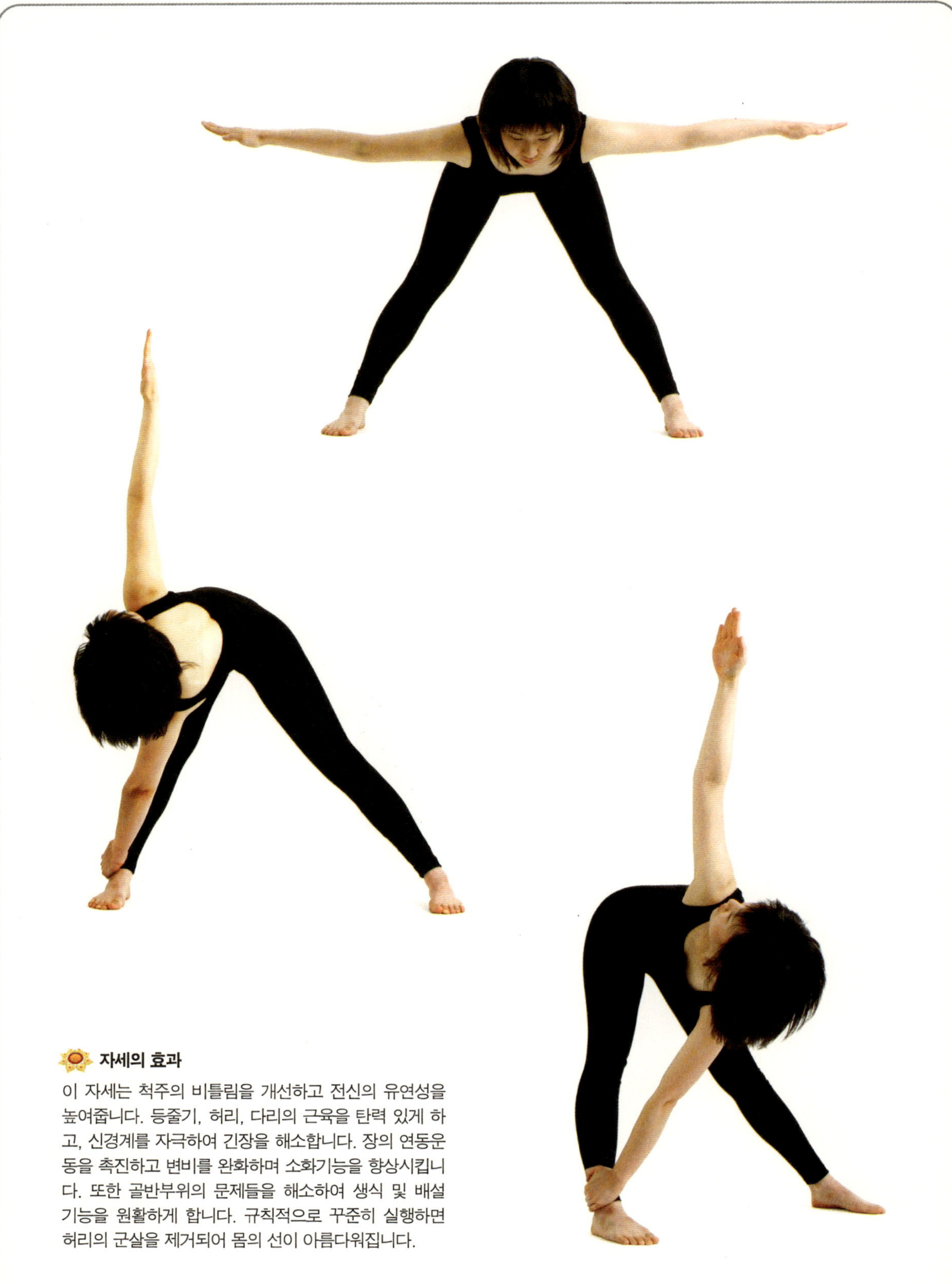

이 자세는 척주의 비틀림을 개선하고 전신의 유연성을
높여줍니다. 등줄기, 허리, 다리의 근육을 탄력 있게 하
고, 신경계를 자극하여 긴장을 해소합니다. 장의 연동운
동을 촉진하고 변비를 완화하며 소화기능을 향상시킵니
다. 또한 골반부위의 문제들을 해소하여 생식 및 배설
기능을 원활하게 합니다. 규칙적으로 꾸준히 실행하면
허리의 군살을 제거되어 몸의 선이 아름다워집니다.

- 다리를 어깨너비보다 조금 더 넓게 열고 섭니다.
- 등 뒤에서 손바닥을 마주 붙이고 양쪽의 발끝을 오른편으로 향하고 몸통도 발끝 방향으로 섭니다.
- 가슴을 앞으로 내밀며 양 어깨와 머리는 뒤로 넘기면서 상체를 뒤로 충분히 휘었다가 다시 느릿하게 세우고 연이어서 상체를 앞으로 기울여 오른쪽 다리에 이마를 붙입니다.
- 천천히 상체를 세우고 발끝의 방향을 모두 왼편으로 바꾸어 같은 방법으로 진행하고 되돌아옵니다.

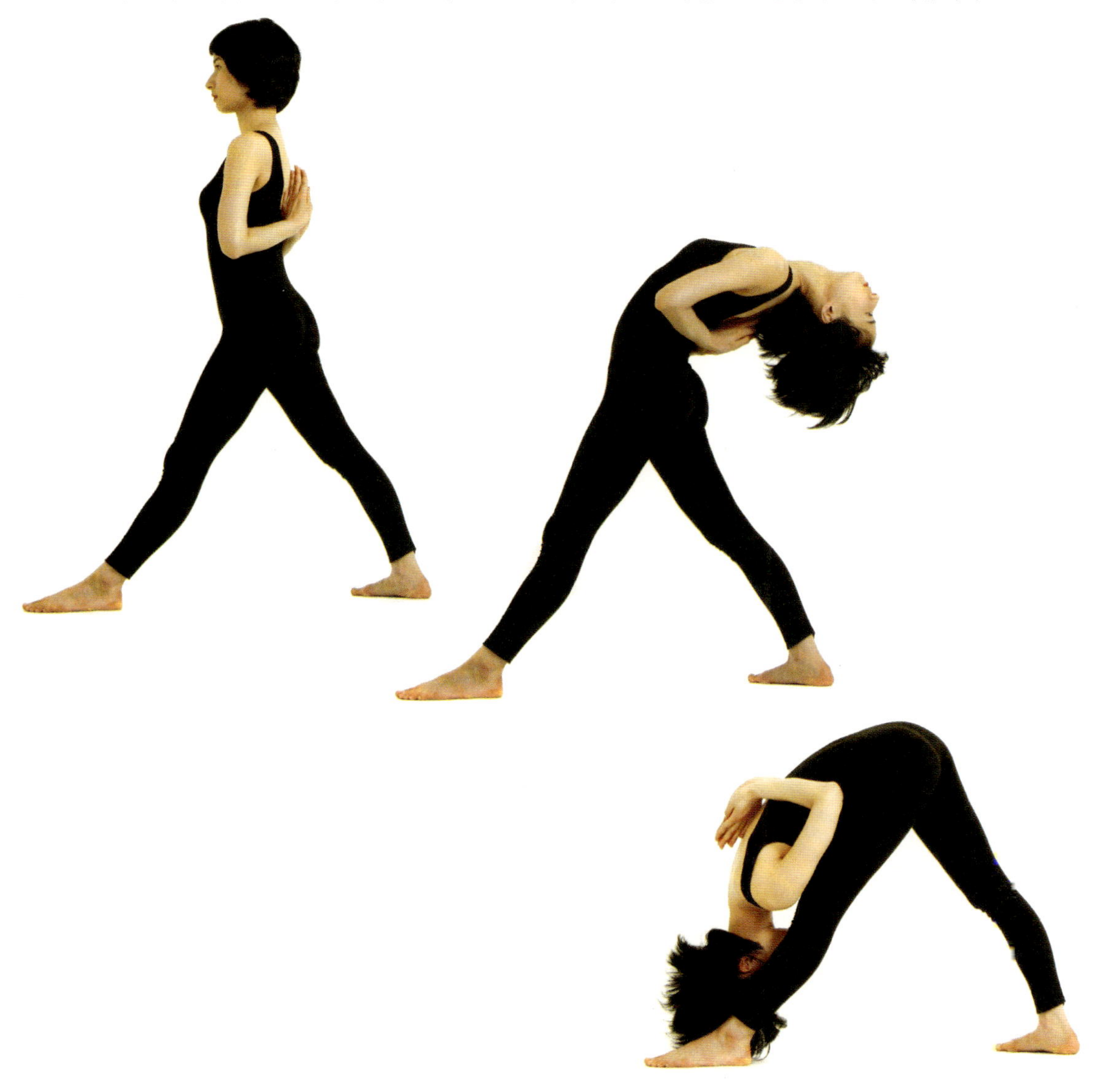

자세의 변화

■ 진행의 순서는 같지만 엉덩이 뒤에서 손을 맞잡고 양손가락을 깍지 낍니다.

■ 상체를 앞으로 숙여 다리에 이마를 붙일 때 팔을 펴서 머리 뒤쪽으로 밀어 넘깁니다.

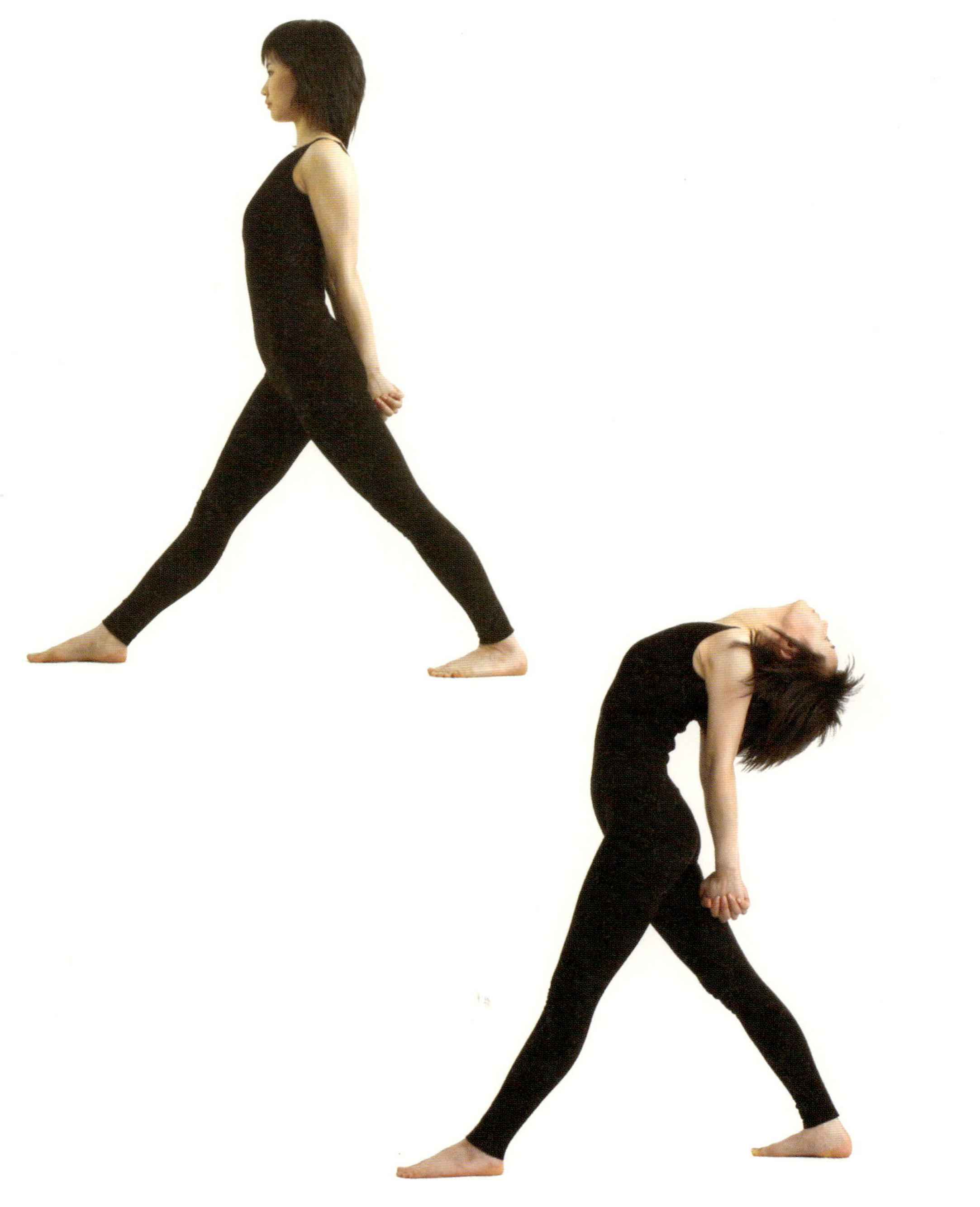

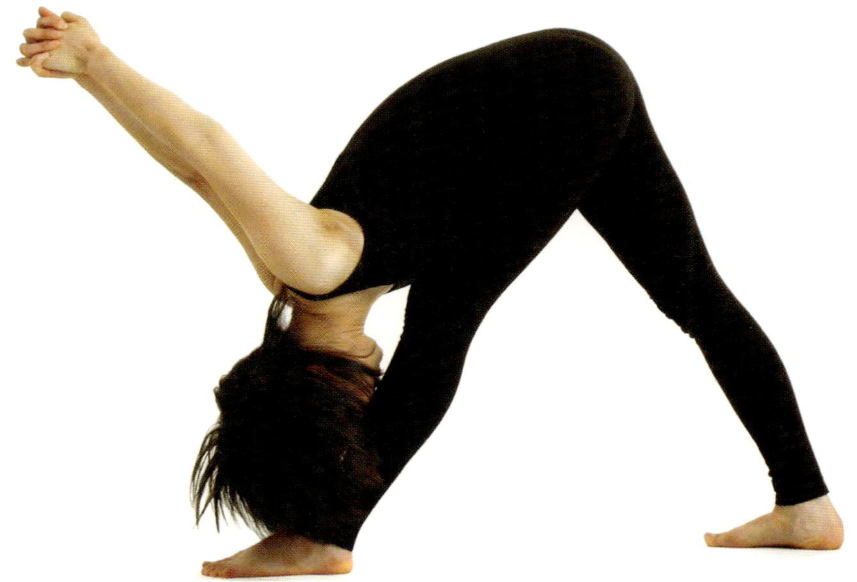

✺ 유의할 점

무릎이 구부러지지 않도록 유의하고 가능한 느릿하게
진행하며 중심을 잃지 않도록 합니다. 빈혈과 고혈압이
있는 경우에는 이 자세를 실행하지 않아야 합니다.

☀ 자세의 효과

어깨관절의 인대와 근육의 긴장을 풀어 상체를 유연하
게 하고 흉추의 비틀림을 교정하며 신경계를 안정시킵
니다. 균형감각을 향상시키고 전신에 원활한 혈액순환
이 되게 하며 허리와 다리를 튼튼하게 합니다.

발끝으로 선 자세 Pada-Angushthasana

- 무릎을 꿇고 발끝을 가지런히 모아 세우고 앉아 발뒤꿈치로 엉덩이를 받칩니다.
- 오른발을 왼쪽 무릎 위에 올립니다.
- 양손 끝으로 바닥을 짚고 천천히 왼쪽 무릎을 들어 올려 오른쪽 무릎이 바닥과 평행을 이루게 합니다.
- 왼발 끝으로만 몸의 균형을 잡고, 바닥에서 손끝을 떼어 가슴 앞에서 두 손을 모읍니다.
- 정지된 상태로 고정할 수 있는 만큼 멈추었다가 손을 풀어 바닥을 짚고 왼쪽 무릎을 낮춘 후 오른발을 제자리에 되돌립니다.
- 같은 방법으로 발을 바꾸어 실행합니다.

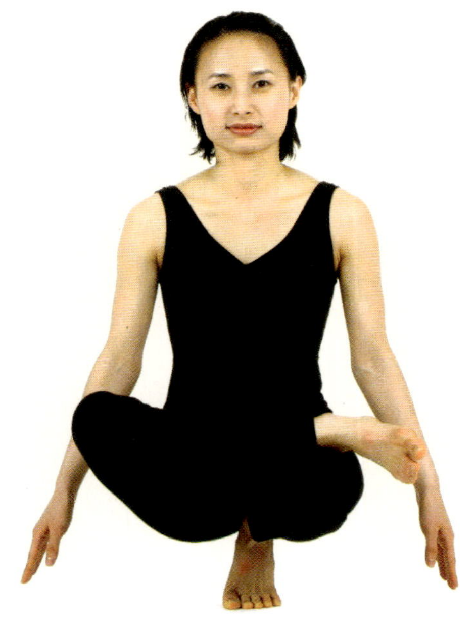

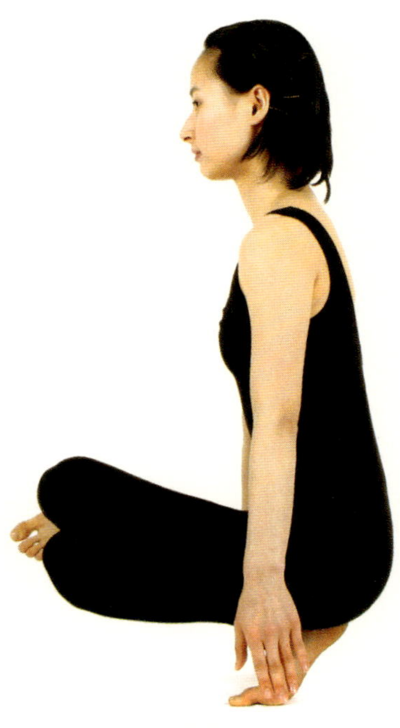

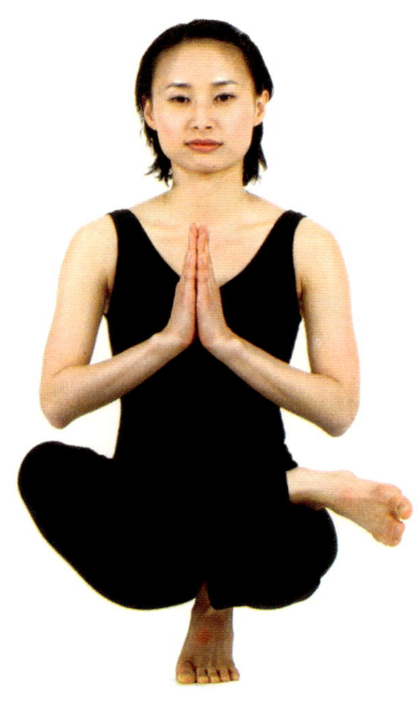

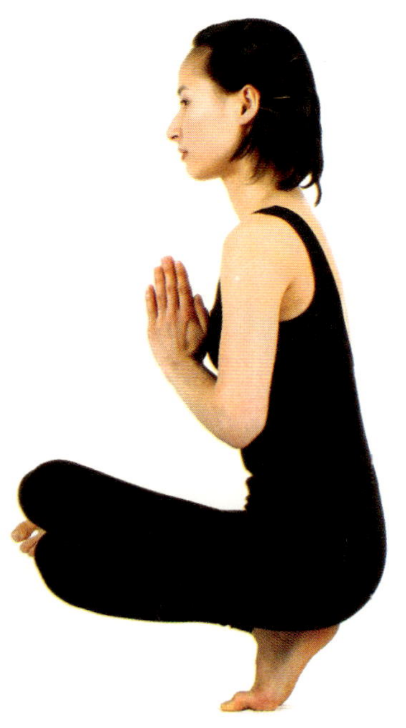

🌞 자세의 효과

성적인 욕망의 절제와 의지력을 키우고, 집중력이 고양
되며 발가락과 발목관절을 강하게 합니다.

무릎 사이에 얼굴을 끼우는 자세 Utthita-Janu-Shirshasana

- 다리를 어깨너비로 열고 서서 상체를 앞으로 숙이고 종아리 뒤쪽에서 한손으로 다른 손목을 붙잡아 다리 쪽으로 이마를 가까이 당깁니다.
- 느릿하게 손을 풀어 상체를 일으켜 바르게 세웁니다.

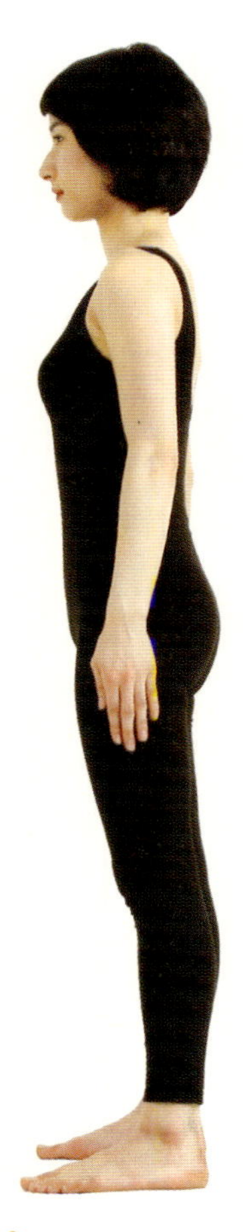

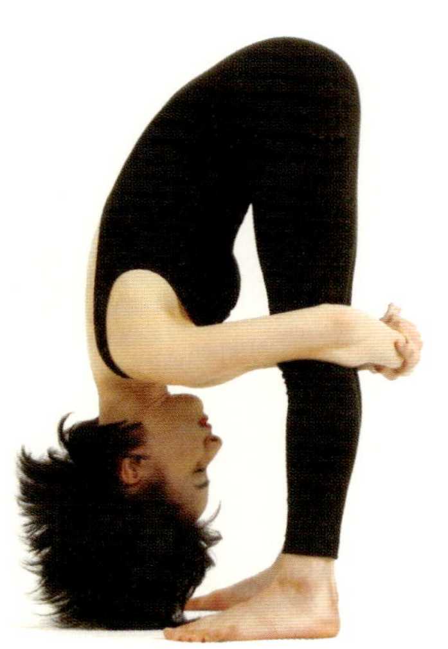

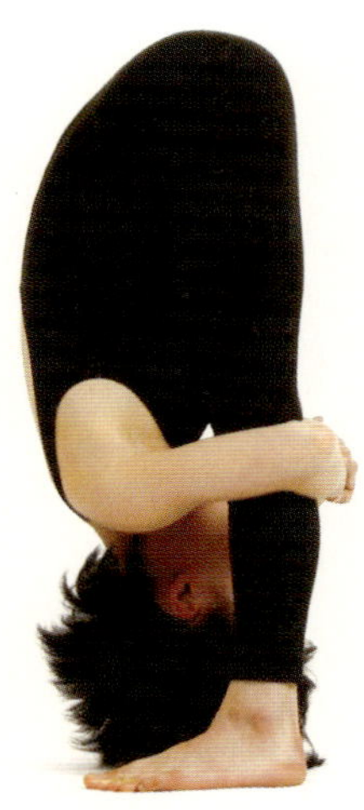

🌼 자세의 효과

뒤로 젖히는 자세인 뱀 자세Sarpasana나, 활 자세 Dhanurasana 이후에 실행합니다. 무릎과 고관절의 긴장을 풀고 척주신경을 자극하며 두뇌로의 혈액순환을 도와 머리를 맑게 해줍니다. 또한 췌장을 자극하는 효과가 있습니다.

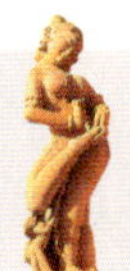

참고
자누Janu는 '무릎'을 뜻하며, 시르샤Shirsha는 '머리'를 의미합니다.

- 양 옆으로 비스듬히 팔을 벌리고, 다리도 같은 정도로 열고 섭니다.
- 양 발끝을 왼쪽으로 향하게 합니다.
- 엉덩이 뒤쪽에서 두 손을 깍지 낀 다음, 오른쪽 무릎을 구부리면서 상체를 앞으로 낮춥니다.
- 이마를 오른발의 엄지발가락 안쪽 옆 바닥에 붙이고, 깍지 낀 손을 머리 위쪽으로 넘깁니다.
- 느릿하게 되돌린 후 발의 방향을 바꾸어 실행합니다.

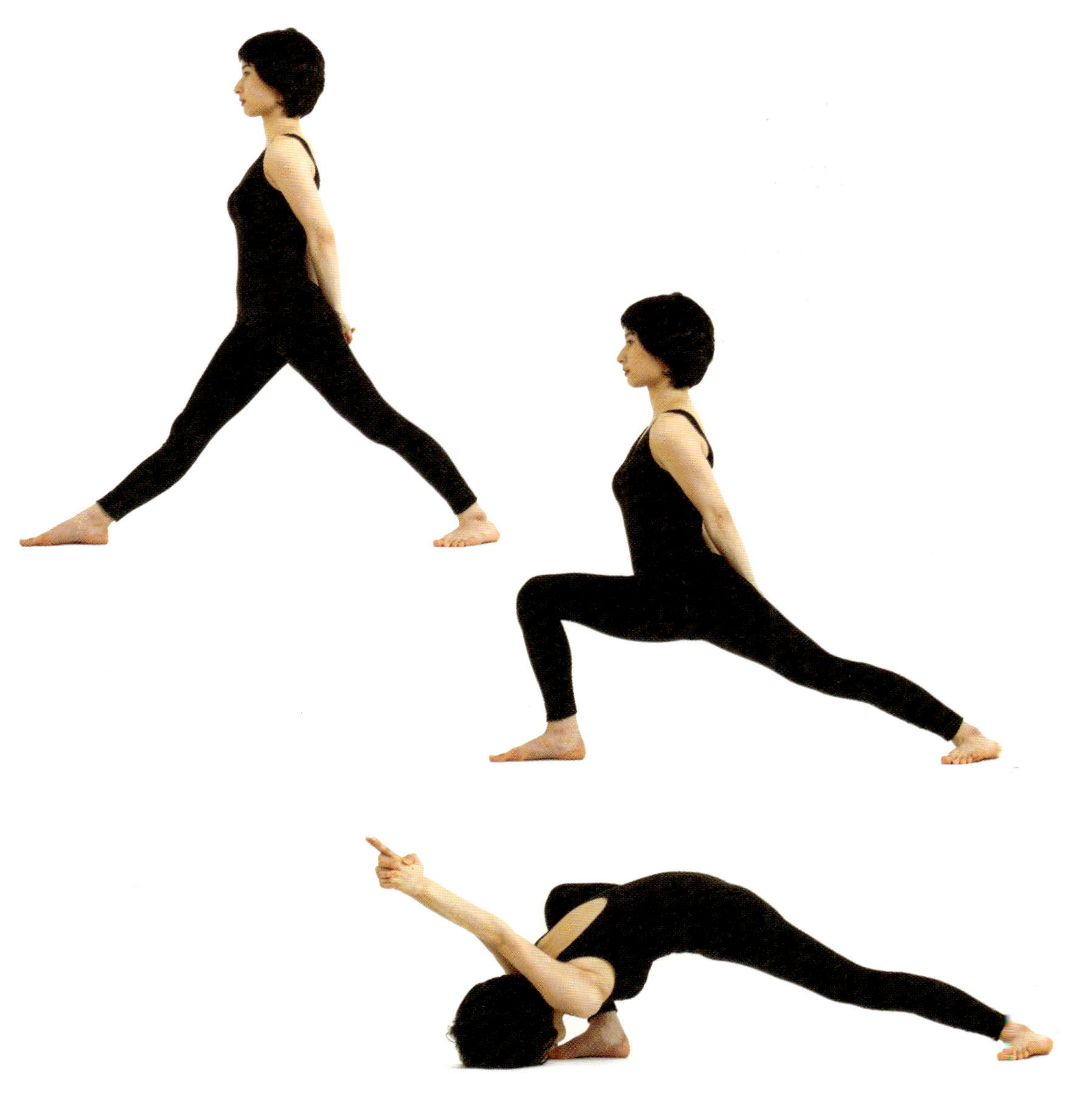

자세의 변화

■ 양 옆으로 비스듬히 팔을 벌리고, 다리도 같은 정도로 열고 섭니다.

■ 양 발끝을 오른쪽으로 향하게 합니다.

■ 허리 뒤쪽에서 팔을 교차하여 팔꿈치를 감싸고, 오른쪽 무릎을 구부리면서 상체를 앞으로 낮춥니다.

■ 이마를 오른발의 엄지발가락 안쪽 옆 바닥에 붙입니다.

■ 느릿하게 되돌린 후 팔과 발을 바꾸어 실행합니다.

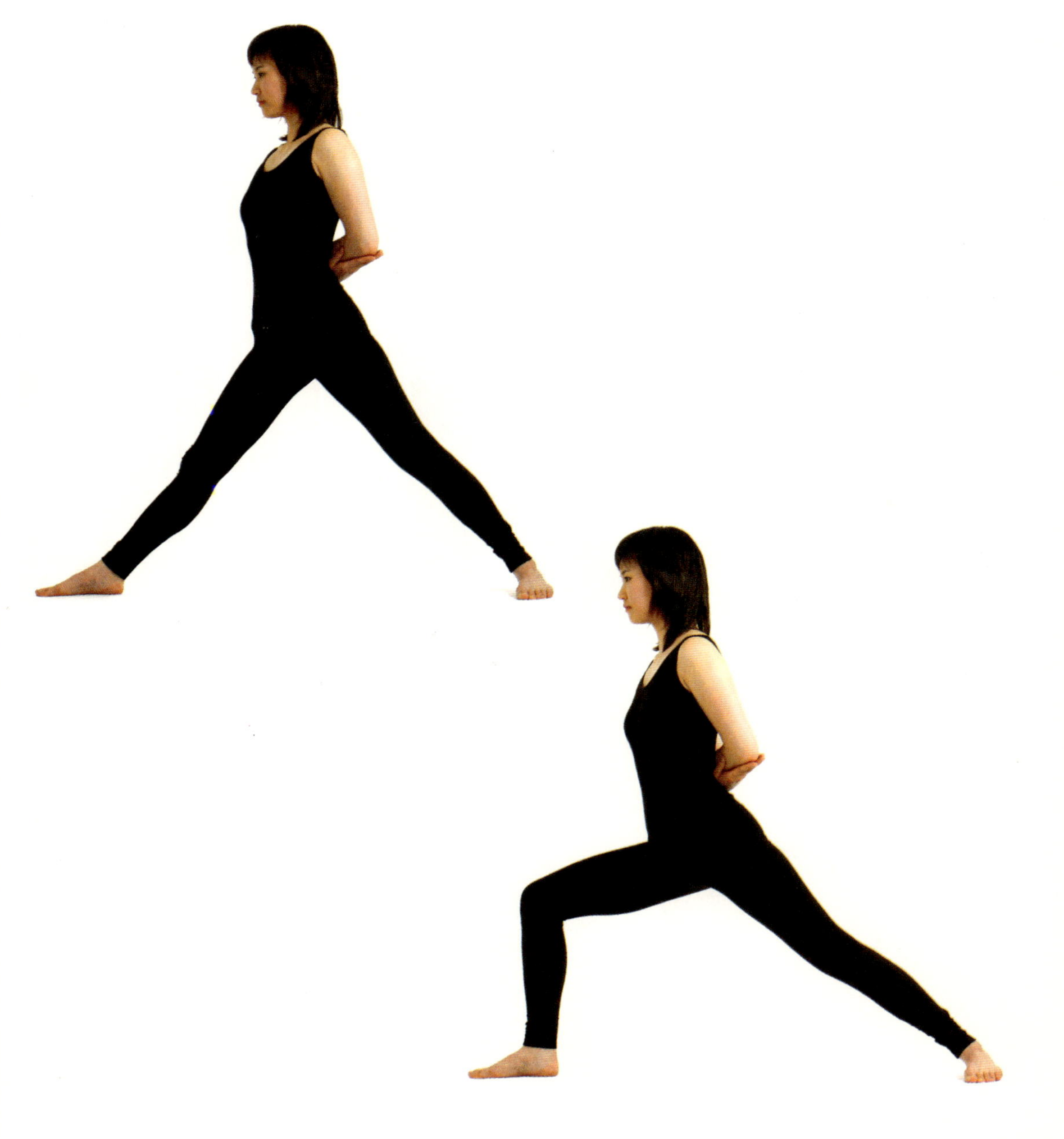

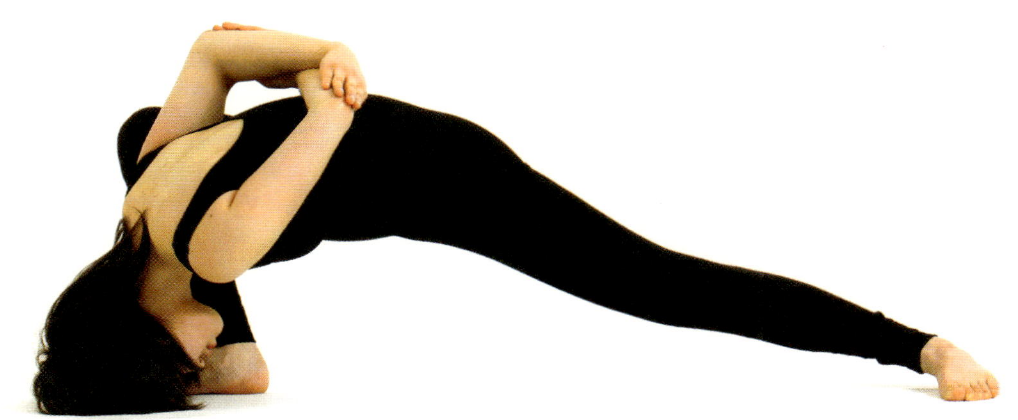

🕉 유의할 점

심장질환이나 고혈압, 좌골신경통 및 허리에 이상이 있는 경우에는 증상이 호전되기 전까지 이 자세를 실행하지 않아야 합니다.

☀ 자세의 효과

다리 근육은 튼튼해지고 인대의 수축력이 커지며 어깨의 경직을 이완시킵니다. 복부 비만의 해소와 신경기능의 전도율을 높이고 변비증을 개선합니다. 균형감각을 향상시킴으로써 자신감을 키우는 자세입니다.

어깨로 서는 자세 Sarvangasana

- 등을 바닥에 대고 누워 다리를 가지런히 모읍니다.
- 엉덩이 옆 바닥에 손바닥을 붙인 채 모은 다리를 느릿하게 머리 뒤쪽으로 넘기고, 등은 수직으로 세웁니다.
- 손바닥으로 등을 단단히 받치고 양 팔꿈치 및 목과 어깨로 균형을 이룬 상태에서 발끝을 위로 치켜 올립니다.
- 무리가 되지 않을 정도의 시간 동안 눈을 감고 자세를 고정합니다.
- 눈을 떠서 손을 바닥에 내려놓은 다음 팔 전체에 적당한 힘을 주어 척추마디를 차례로 하나씩 바닥에 내려두는 느낌으로 느릿하게 등을 굴려 처음 자세로 되돌아옵니다.
- 사바사나Savasana로 휴식합니다.

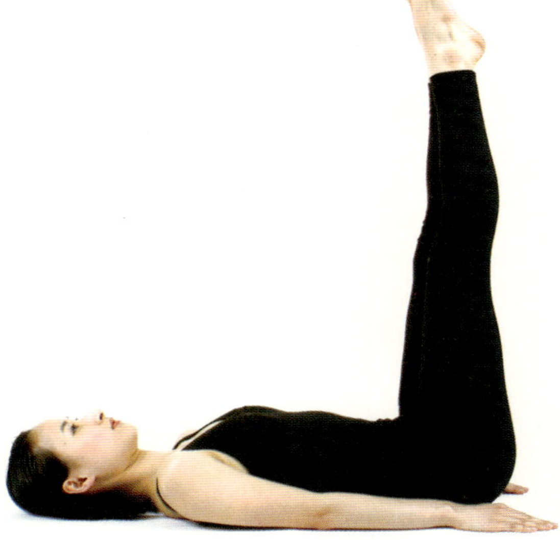

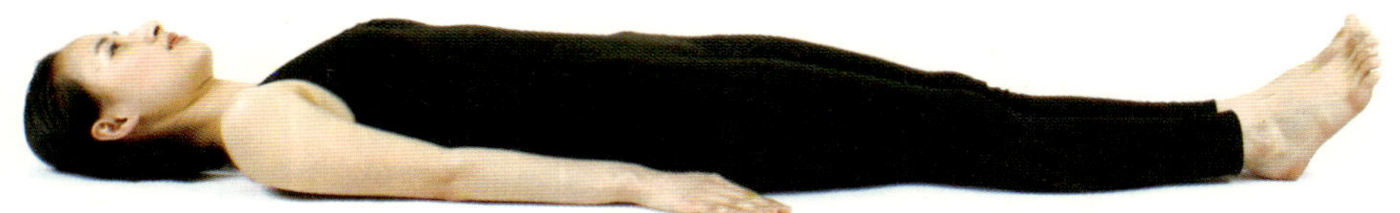

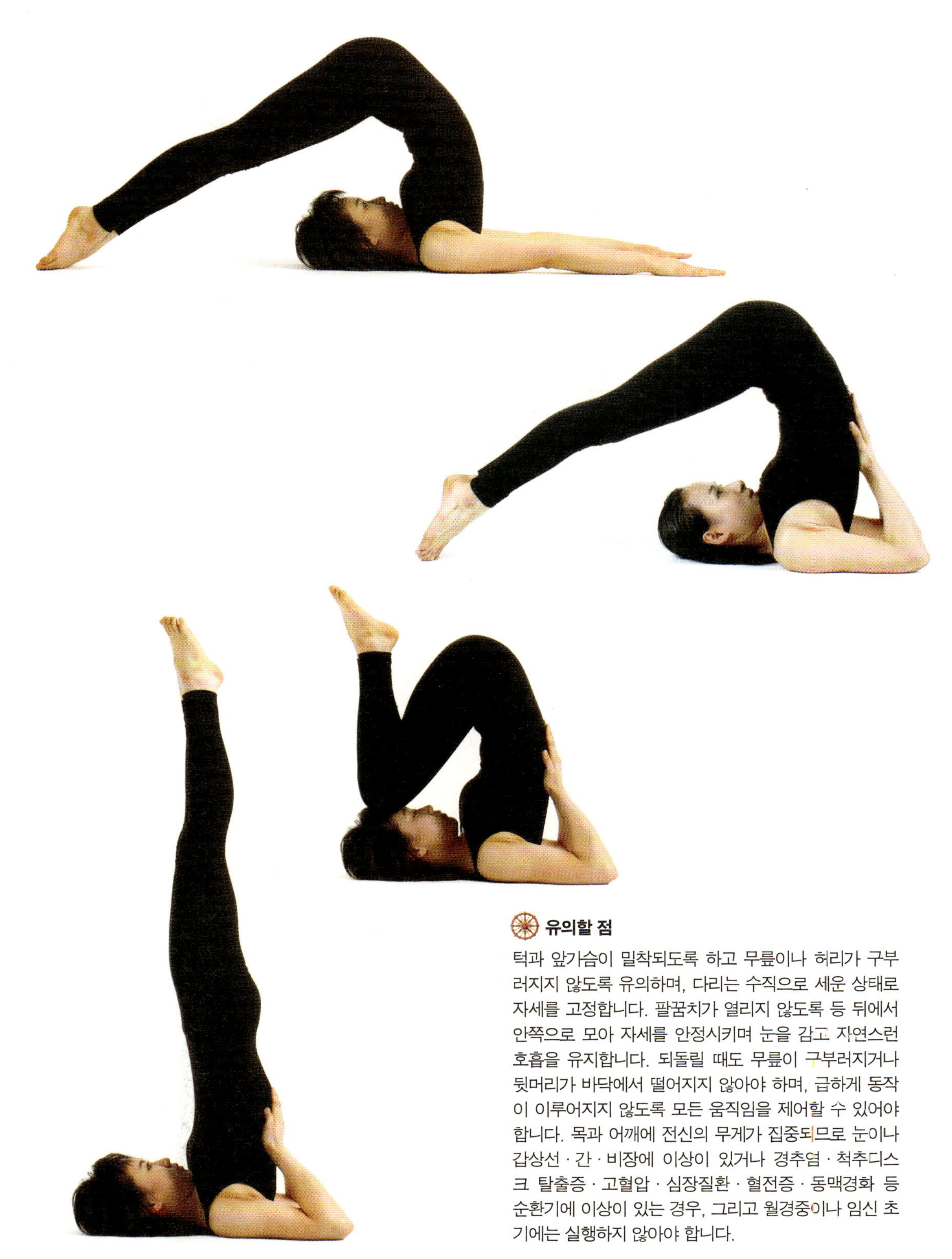

☸ 유의할 점

턱과 앞가슴이 밀착되도록 하고 무릎이나 허리가 구부러지지 않도록 유의하며, 다리는 수직으로 세운 상태로 자세를 고정합니다. 팔꿈치가 열리지 않도록 등 뒤에서 안쪽으로 모아 자세를 안정시키며 눈을 감고 자연스런 호흡을 유지합니다. 되돌릴 때도 무릎이 구부러지거나 뒷머리가 바닥에서 떨어지지 않아야 하며, 급하게 동작이 이루어지지 않도록 모든 움직임을 제어할 수 있어야 합니다. 목과 어깨에 전신의 무게가 집중되므로 눈이나 갑상선 · 간 · 비장에 이상이 있거나 경추염 · 척추디스크 탈출증 · 고혈압 · 심장질환 · 혈전증 · 동맥경화 등 순환기에 이상이 있는 경우, 그리고 월경중이나 임신 초기에는 실행하지 않아야 합니다.

자세의 변화, 1

- 완성된 자세에서 한쪽 다리는 그대로 둔 채 다른 한쪽 다리의 발끝을 바닥에 닿게 내립니다.
- 느릿하게 다시 세우고 바꾸어서 반복합니다.

자세의 변화, 2

- 완성된 자세에서 무릎이 구부러지지 않게 유의하면서 다리를 열어 발끝을 바닥에 닿을 때까지 내렸다가
  다시 들어 올려 발을 모읍니다.

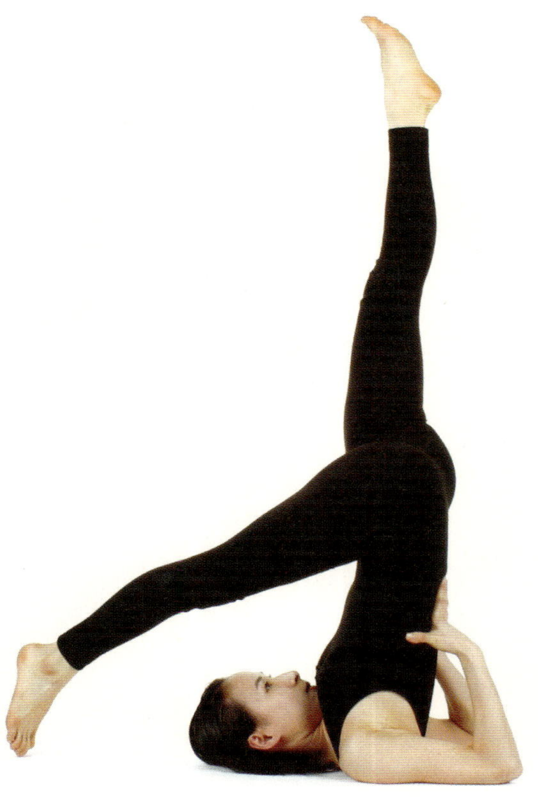

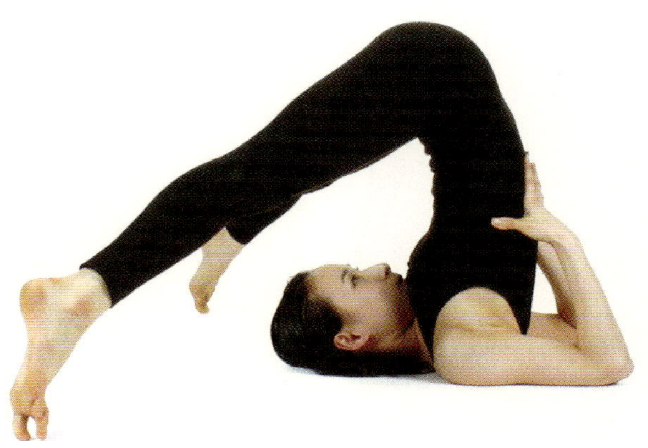

자세의 변화, 3

- 완성된 자세에서 오른쪽 다리를 구부려 발바닥을 왼쪽 무릎에 붙이고 느릿하게 다리를 낮추어 오른쪽 무릎이 이마에 닿게 합니다. 이때 왼쪽 다리는 곧게 펴야 합니다.
- 다시 위로 들어 올려 발을 바꾸어 실행합니다.

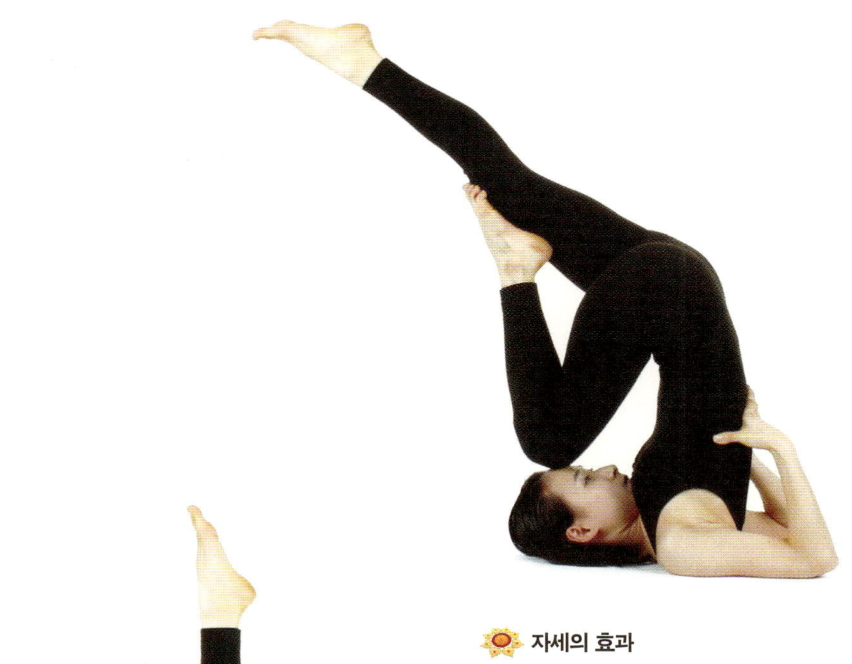

🌼 자세의 효과

턱으로 앞가슴을 누름으로써 갑상선을 자극하고, 순환계 및 소화와 생식기능, 내분비 기능을 균형 있게 합니다. 두뇌로 혈액이 충분히 흐르게 하고 깊은 호흡으로 긴장을 해소하여 정서적으로 안정되게 하는 데도 도움이 됩니다.

흉선을 자극하여 면역력을 향상시키고 부갑상선 분비기능을 원활하게 하여 뼈의 재생능력을 높이며 조기 석회화 및 골다공증 등을 예방합니다. 또한 깊은 호흡을 유도하여 호흡기의 강화와 긴장 해소, 복부의 기관들을 자극합니다. 중력자극으로 인한 항문근육의 압력을 경감시켜 탈장을 예방하고, 생식기관의 기능을 조율하며 하체 전반에 혈액이 원활하게 순환되게 합니다.

목 부위의 근육이 유연하게 되어 두뇌로 연결되는 신경들이 안정됩니다. 또한 눈, 코, 귀 및 편도선 등의 인후 부위 질병들을 감소시켜 생기를 회복합니다.

어깨로 서는 자세Sarvangasana는 천식, 당뇨병, 대장염, 갑상선질환, 무기력함, 정맥류, 탈수, 갱년기장애, 냉증, 월경불순 등을 개선하는 요가적 치료법입니다. 규칙적인 실행으로 기침, 감기, 독감을 예방하고, 우울증과 불면증세도 개선할 수 있습니다.

자세의 변화, 4

■ 완성된 자세에서 팔꿈치는 어깨너비로 유지한 채 등을 손으로 단단히 붙잡은 다음 두 다리
를 접어 내려 발바닥이 바닥에 닿게 하는 묶은 다리자세Setubandhasana로 변화시킵니다.

■ 손을 바닥에 내리고 엉덩이를 낮추며 다리를 펴서 내린 후 사바사나Savasana로 휴식
합니다.

■ 이 변형 자세는 전체적인 몸 전체의 균형을 필요로 하므로 허리와 등의 유연
성이 충분히 확보된 중급 이상의 수행자에게 가능합니다.

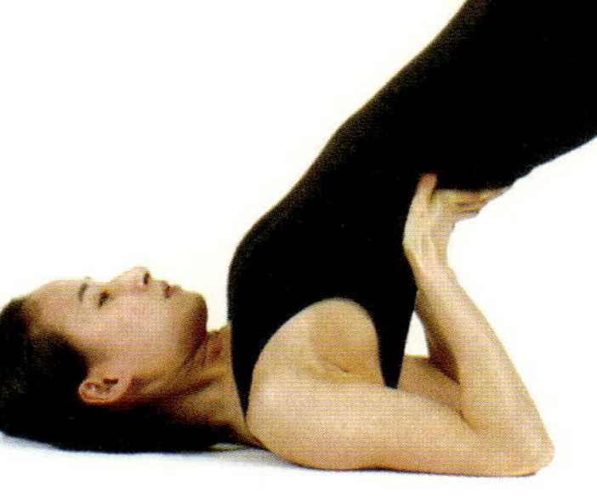

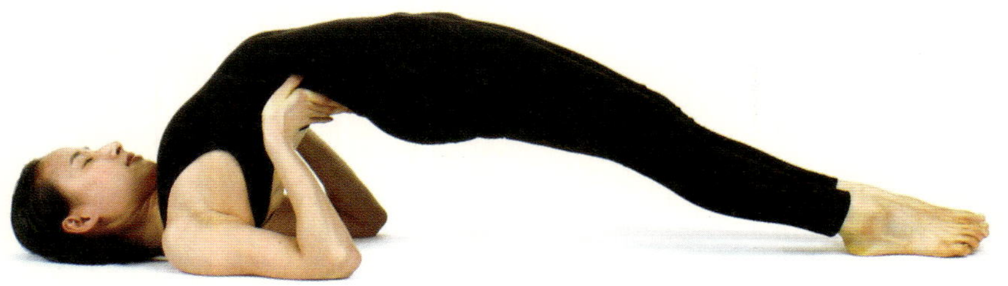

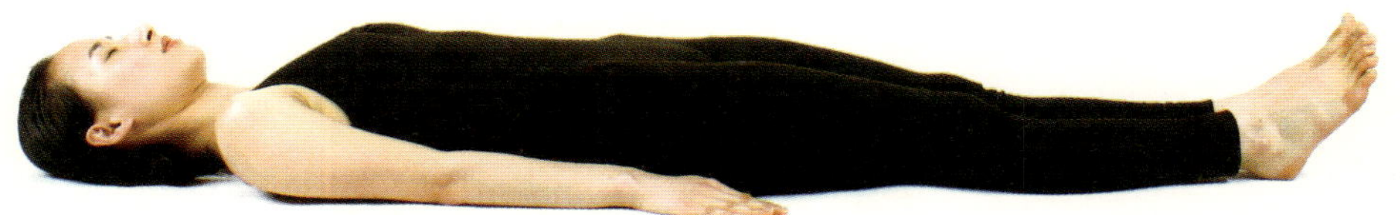

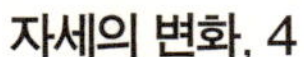
참고
사르바Sarva는 '전체'를, 앙가Anga는 '몸'을 뜻합니다. 따라서 사르방가Sarvanga란 '몸 전체를 거꾸로 세우는'
것을 의미합니다. 물고기 자세Matsyasana, 낙타자세Ushtrasana 이후, 몸 전체의 균형과 조화를 위한 반대의 자세
로 실행할 수 있으며, 쟁기자세Halasana나 무릎으로 귀를 막는 자세Karnapidasana로부터 연결하여 진행할 수 있습니다.

■ 등을 대고 누워 다리를 가지런히 모읍니다.

■ 엉덩이 옆 바닥에 손바닥을 붙인 채 모은 다리를 느릿하게 머리 뒤쪽으로 넘기고, 등을 수직으로 세웁니다.

■ 손바닥으로 등을 단단히 받치고 양 팔꿈치 및 목과 어깨로 균형을 잡은 상태에서 발끝을 위로 치켜 올립니다.

■ 턱과 앞가슴을 밀착시키고, 무릎이 구부러지지 않도록 유의하면서 다리를 수직으로 세우고 자세를 고정합니다.

■ 팔꿈치가 열리지 않도록 등 뒤에서 안쪽으로 모아 자세를 안정시킨 상태에서 다리를 하나씩 접어 연꽃자세를 만듭니다.

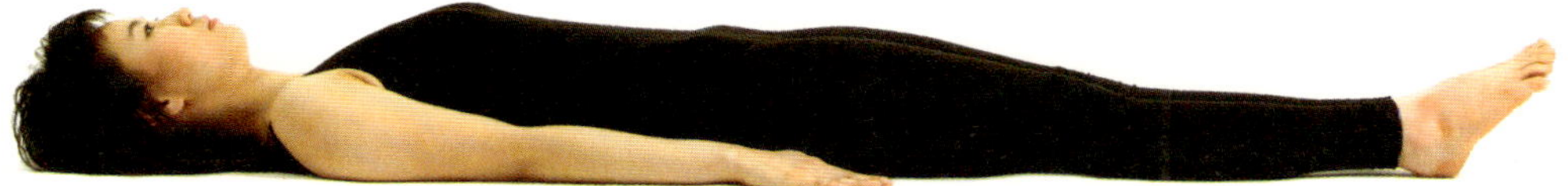

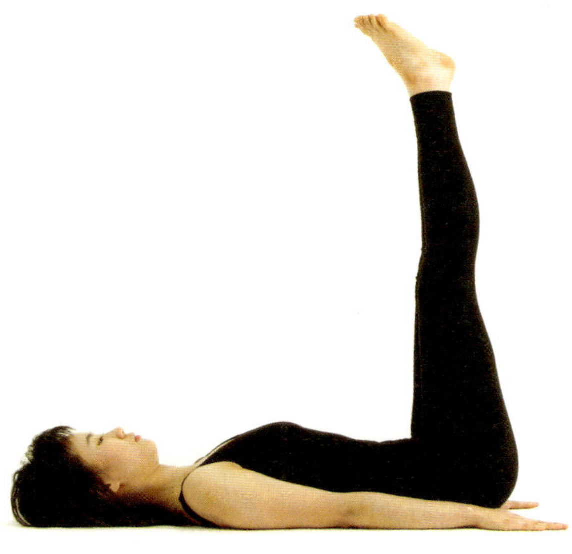

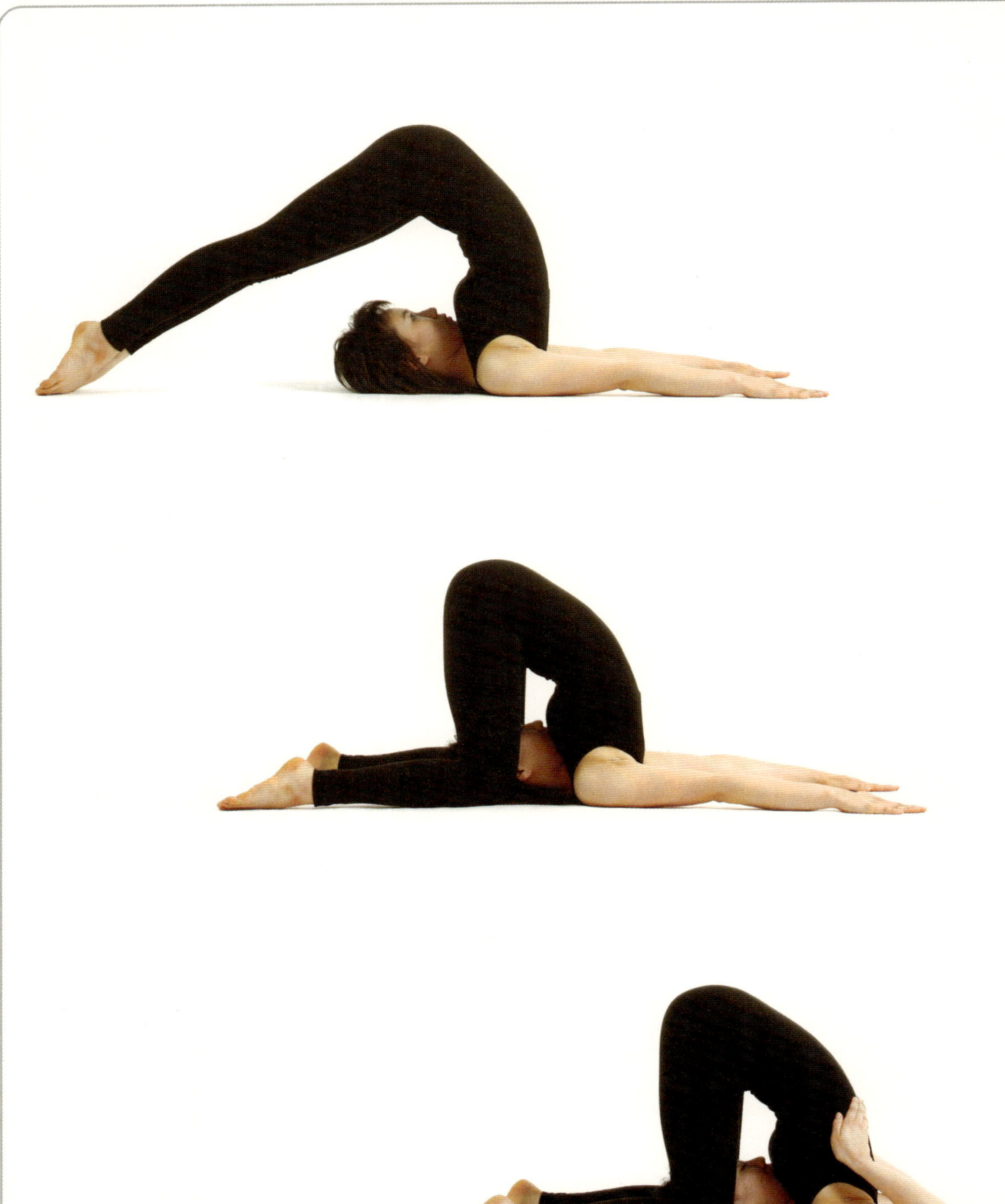

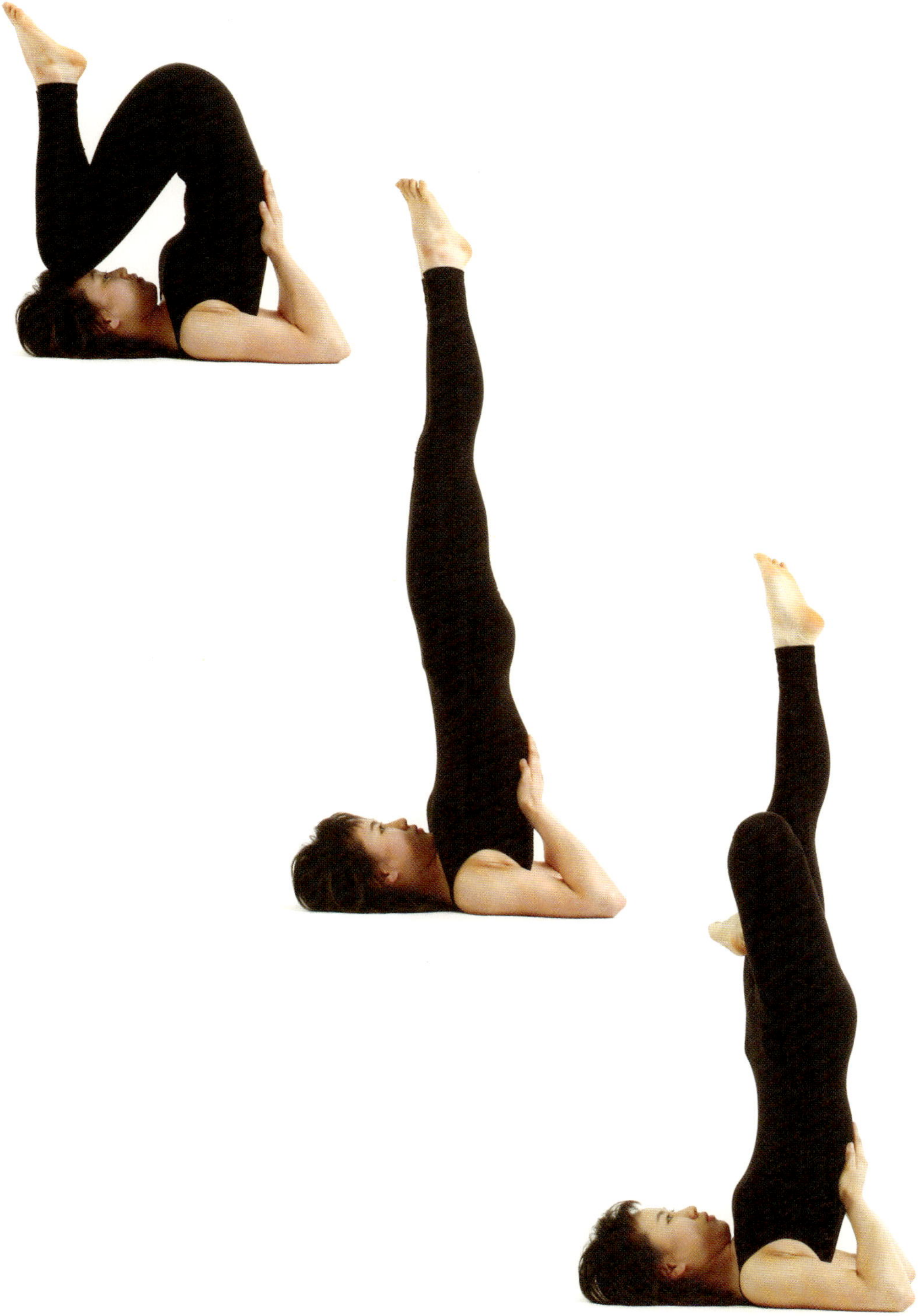

자세의 변화

- 한쪽 무릎을 이마에 붙였다가 다시 세우고, 번갈아 다른 무릎을 이마에 댈 수 있습니다.
- 다리를 풀어 위로 곧게 세웠다가 진행의 역순으로 되돌리고 사바사나Savasana로 휴식합니다.

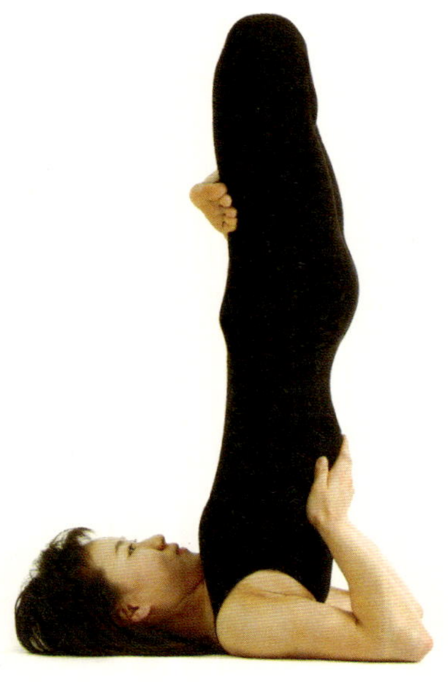

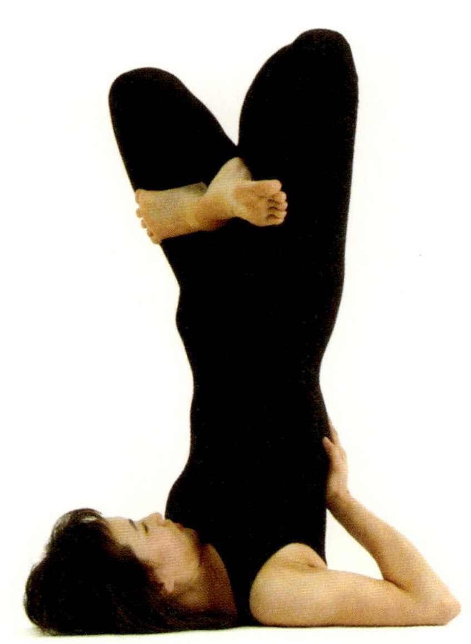

 **자세의 효과**

골반과 내장 기관을 자극하고 허리의 유연성을 키우며,
어깨로 서는 자세Sarvangasana의 모든 효과를 가집니다.

- 등을 대고 누워 다리를 가지런히 모읍니다.
- 엉덩이 옆 바닥에 손바닥을 붙인 채 모은 다리를 느릿하게 머리 뒤쪽으로 넘기고, 등은 수직으로 세웁니다.
- 발끝이 바닥에 닿으면 무릎이 구부러지지 않도록 팽팽하게 폅니다.
- 팔을 뒤로 편 채 무릎을 구부립니다.
- 무릎을 구부린 상태에서 발뒤꿈치를 손으로 끌어당기거나 오금을 손으로 잡아 귀 옆으로 끌어 내릴 수 있습니다.
- 등이 바닥과 수직이 되게 하고 귀 옆으로 내린 무릎은 바닥에 닿게 하며, 무릎으로 귀를 막아 심장의 고동 소리를 들을 수 있도록 의식을 집중합니다.

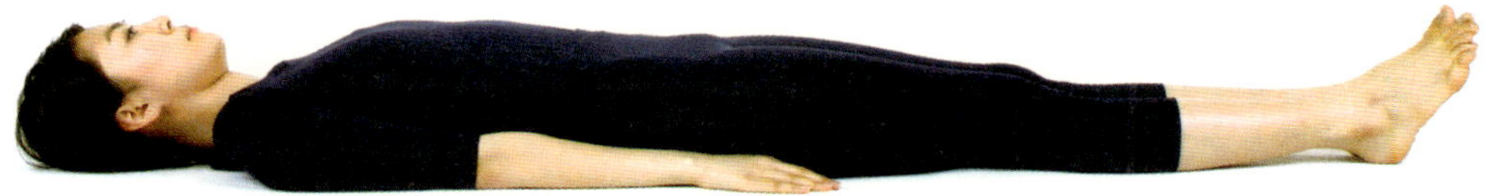

✸ 유의할 점

카르나Karna는 '귀'를, 피다Pida는 '압력'을 의미합니다. 무릎을 귀 옆에 가까이 붙여 떨어지지 않도록 압박하여 정지된 상태에서 눈을 감고 내면의 소리에 귀 기울입니다. 급하지 않고 가능한 느릿하게 진행하되, 목 부위에 고통이 있을 경우에는 천천히 처음의 자세로 되돌려 휴식합니다.

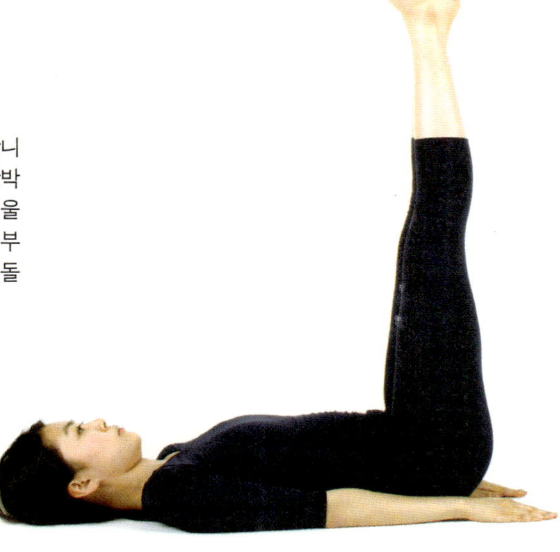

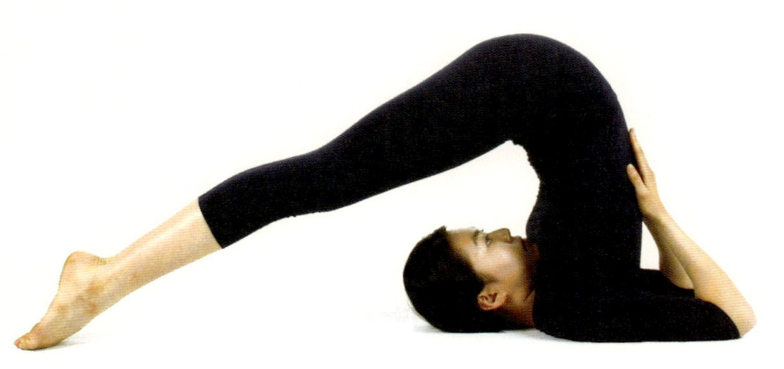

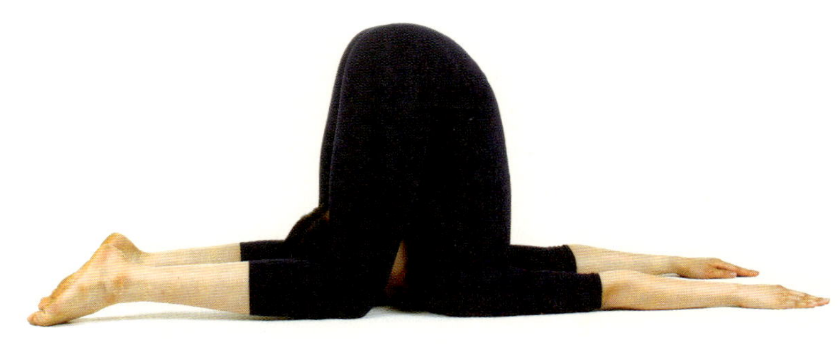

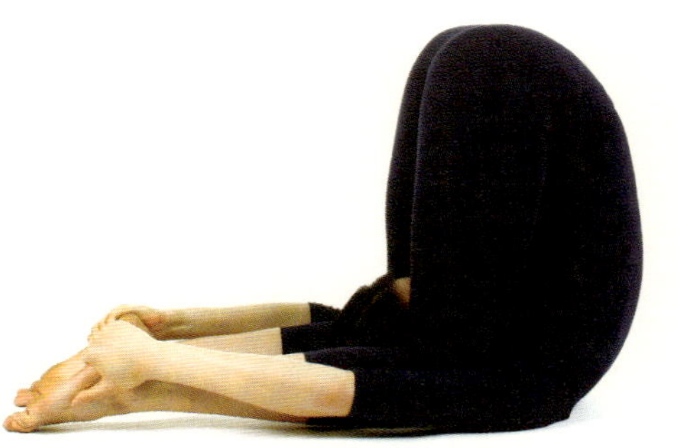

 자세의 효과

보통 쟁기자세Halasana에서 연결하여 진행시킬 수 있는
자세로, 쟁기자세Halasana와 어깨로 서는 자세
Sarvangasana의 효과를 모두 가집니다. 경우에 따라서
는 이 자세에 이어 어깨로 서는 자세Sarvangasana를 실
행할 수 있습니다.
목 부위의 경직을 풀고 집중력을 최대한 높이며, 내장의
가스를 배출합니다. 물고기 자세Matsyasana나 낙타자세
Ustrasana 전후에 실행할 수 있습니다.

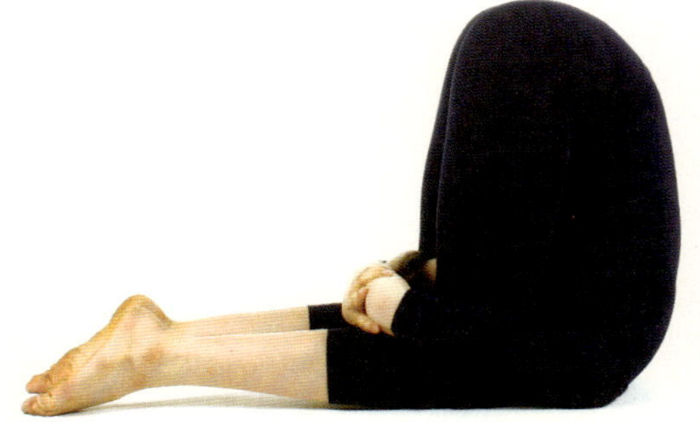

- 바닥에 적당한 두께의 깔개를 두고 금강좌金剛坐로 앉습니다.
- 양팔을 어깨너비로 벌려 손바닥과 팔꿈치를 바닥에 붙인 후 엉덩이를 들어 올립니다.
- 이마를 바닥에 붙이고 천천히 무릎을 펴서 엉덩이는 더 위로 올리면서 손바닥에 힘을 주어 다리를 수직으로 세웁니다.
- 바닥에서 이마를 들고 앞을 바라보며 느릿하게 발끝을 뒤쪽으로 넘겨 전체적인 균형을 잡습니다.

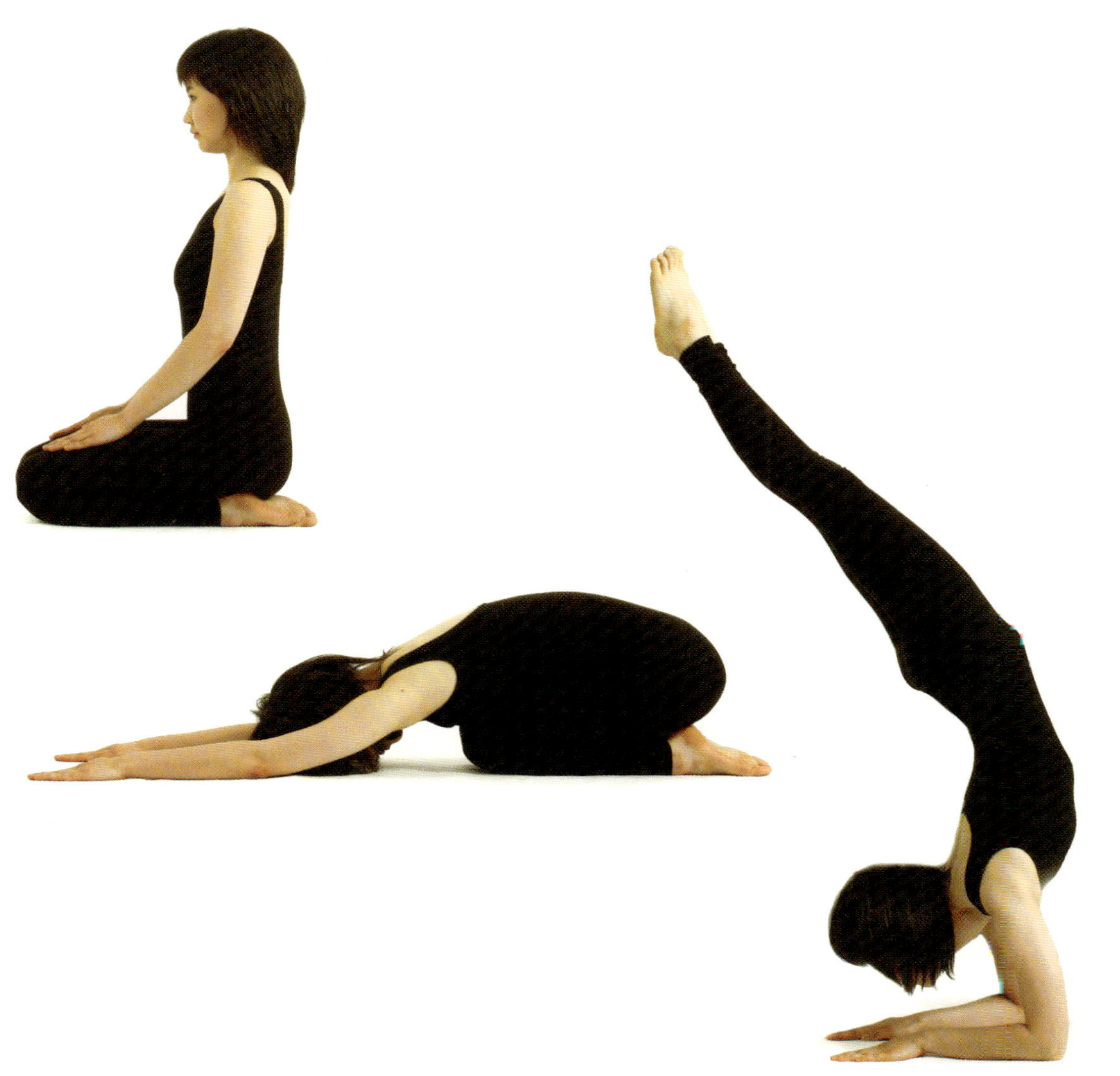

자세의 변화

- 거꾸로 세운 다리와 들어 올린 머리의 균형을 찾으면서 상체를 활처럼 휘게 하여 꼬리를 세운 전갈처럼 다리를 폅니다.
- 서서히 각도를 낮추어 무릎을 접어 내려 발바닥을 정수리에 붙입니다.
- 멈출 수 있는 만큼 자세를 유지하였다가 느릿하게 다리를 위쪽으로 세우고 무릎은 편 다음 이마를 바닥에 붙입니다.
- 등을 뒤로 밀어 둥그렇게 만들면서 발끝을 바닥에 내려놓습니다.
- 처음의 자세로 되돌려 정좌한 채 잠시 호흡을 고르며 몸의 느낌을 살핀 후 사바사나Savasana로 휴식합니다.

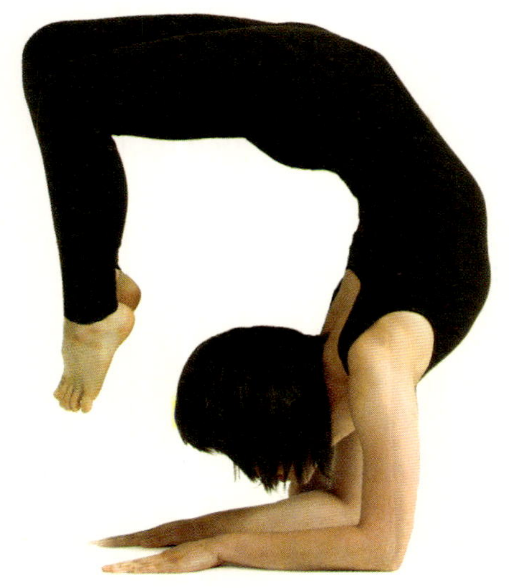

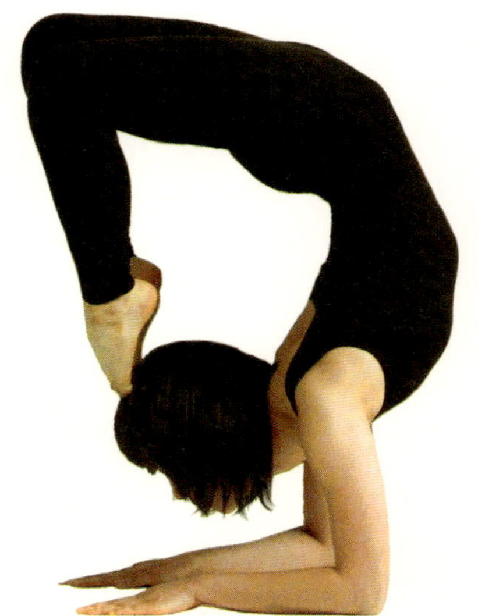

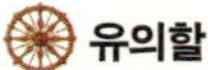 **유의할 점**

고혈압, 빈혈, 귀의 울림, 심장질환, 만성감기 및 허리 이상의 경우에는 이 자세를 실행하지 않아야 합니다.

자세의 효과

육체 내부의 생기를 높여 노화를 억제합니다. 몸을 거꾸로 하여 강하게 후굴시킴으로써 두뇌로 흐르는 혈액량을 증가시키고, 신경계와 내분비계의 무질서를 교정합니다. 또한 오랜 시간 동안 서 있음으로써 나타나는 하지 정맥류를 개선하고 생식기관들을 강화합니다. 팔을 단련시키고, 균형감각의 향상과 집중력 및 의지력이 고양됩니다.

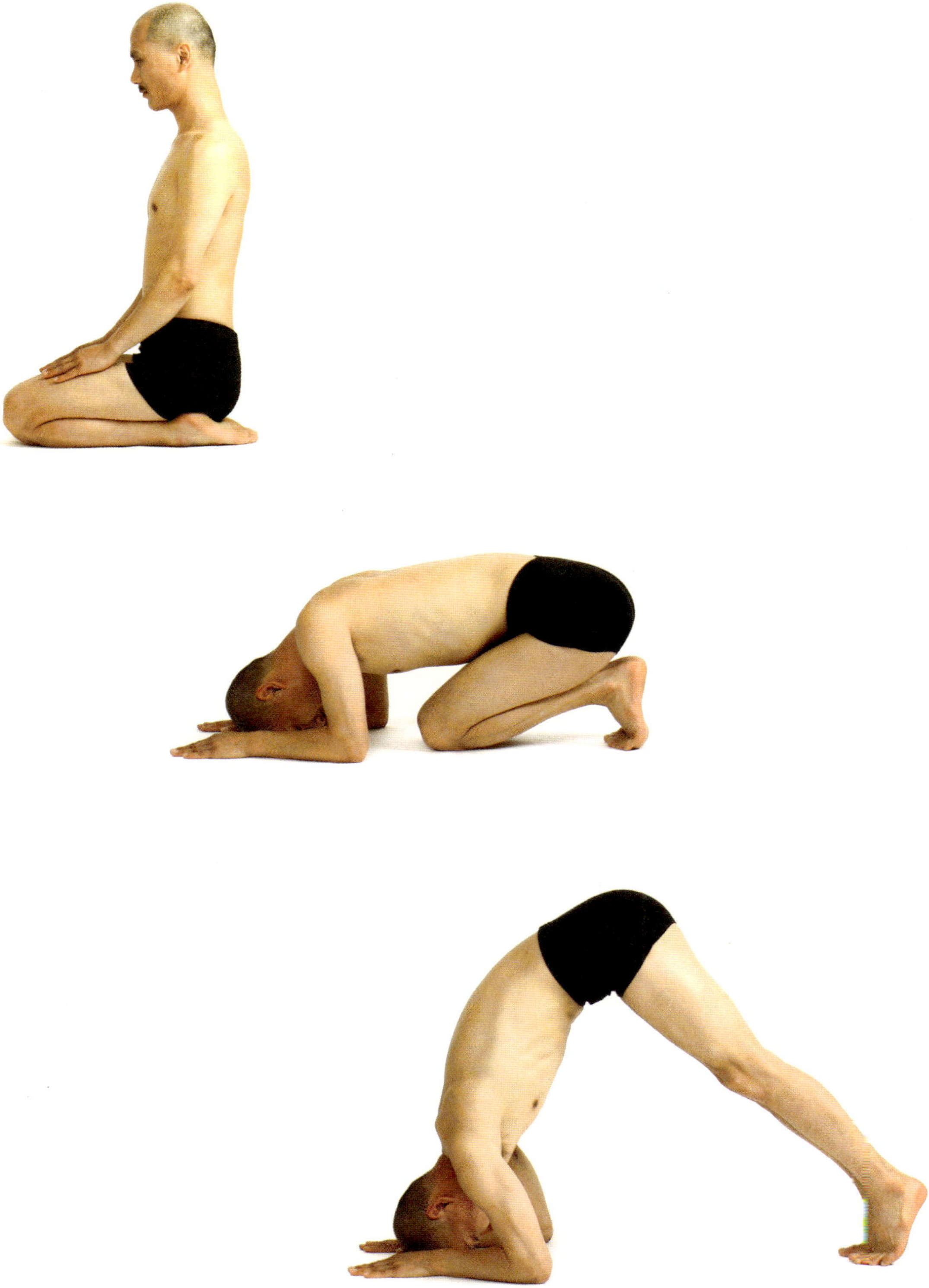

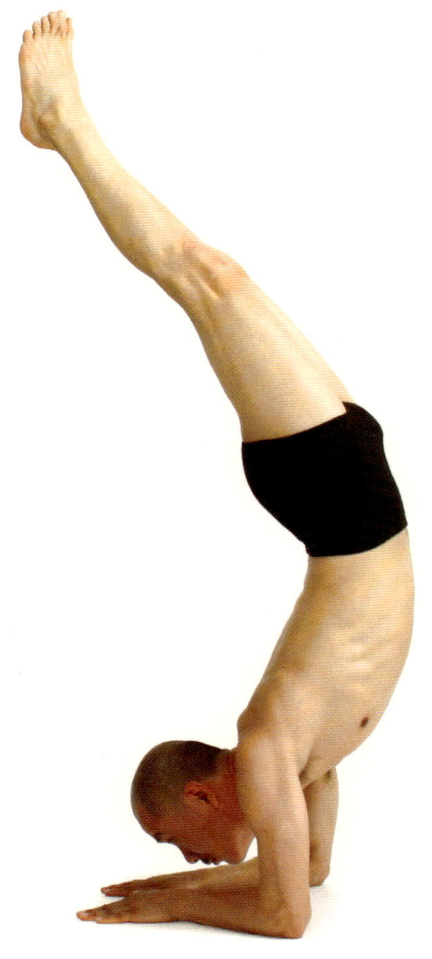

이 자세는 여러 가지 자세를 실행하여 몸이 유연해지고 집중력이 커진 몸 상태에서 마지막 자세로 선택하는 것이 좋습니다. 자세를 마친 후에는 등 펴기 자세Paschimottanasna와 바람빼기 자세Pavanmuktasana 등을 실행하여 자극된 부위의 긴장을 풀어주도록 합니다. 익숙해지기 전까지는 벽에 발을 대어 균형감을 익히도록 하고, 위험요소가 될 만한 물건들은 치워두어 집중에 방해가 되지 않도록 합니다.

긴 꼬리를 머리 쪽으로 넘겨 잔뜩 몸을 도사린 전갈의 형상을 취하는 이 자세는 요가수행자가 취해야 할 중요한 정신적인 의미를 내포하고 있습니다. 의식의 자리인 머리에는 자만, 미움, 성냄, 질투, 게으름, 참지 못하는 부정적인 요소들이 있습니다. 이 자세를 수행하는 이는 마치 전갈이 독침으로 찌르듯 자의식의 부정적인 요소를 파괴하고자 하는 의지를 가져야 합니다. 이로써 자만과 독선에서 벗어나 넓은 포용력과 겸손을 회복하고 평온함과 행복을 이끌어 인간 본연의 선한 심성을 발전시키고자 하는 것입니다.

- 금강좌Vajrasana로 앉아 눈을 감고 의식을 집중합니다.
- 눈을 뜨고 양 무릎을 어깨너비로 연 다음, 팔꿈치를 명치 부위에 밀착시키고 손끝을 안쪽으로 하여 무릎 사이 바닥에 손바닥을 붙입니다.
- 바닥과 팔꿈치가 수직을 이루도록 하고, 손바닥에 힘을 주어 바닥을 밀면서 무릎을 들어 올립니다.
- 고개를 들어 전방을 바라보며 균형을 찾고, 천천히 두 다리를 뒤로 곧게 펴서 몸 전체가 바닥과 평행을 이루도록 합니다.
- 의식을 집중하여 충분히 정지합니다.
- 무릎을 구부리며 처음의 위치로 되돌아와 사바사나Savasana로 휴식합니다.

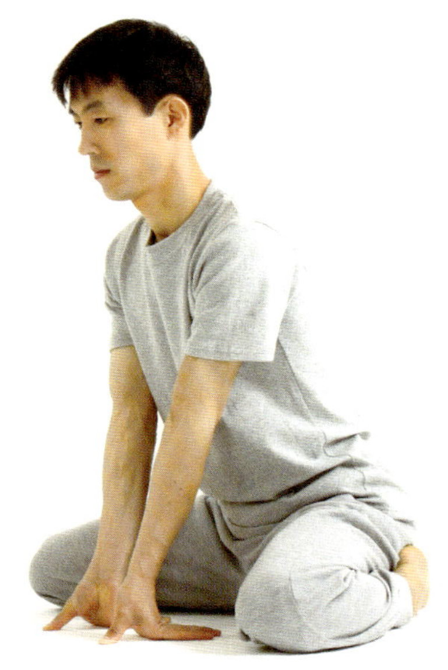

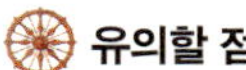 **유의할 점**

무릎이 구부러지거나 팔꿈치가 열리지 않게 유의하면서 느릿하게 자세를 진행합니다. 고혈압, 위장염, 십이지장 궤양, 췌장염, 심장의 이상, 탈장 등의 증세가 있는 경우나 임산부는 이 자세를 실행하지 않도록 합니다.
복부에 좋지 않은 느낌이 있을 때는 시도하지 않도록 하며, 자세의 진행 중에도 이러한 기미가 느껴지면 즉시 풀도록 합니다.

자세의 효과

장의 연동운동을 촉진하고 신진대사 기능에 필요한 물질의 분비를 자극하며, 혈액에 녹아있는 독소를 매우 빠르게 배출시키는 효과를 가집니다. 위장의 가스를 제거하고 신장과 간의 기능을 활성화시키며, 변비와 당뇨병을 개선하고 피부를 탄력 있게 합니다. 특히 내분비계의 분비를 도와 자율신경의 조절력이 향상되고, 집중력과 균형 감각이 높아지며, 근육을 강하게 단련시킵니다.

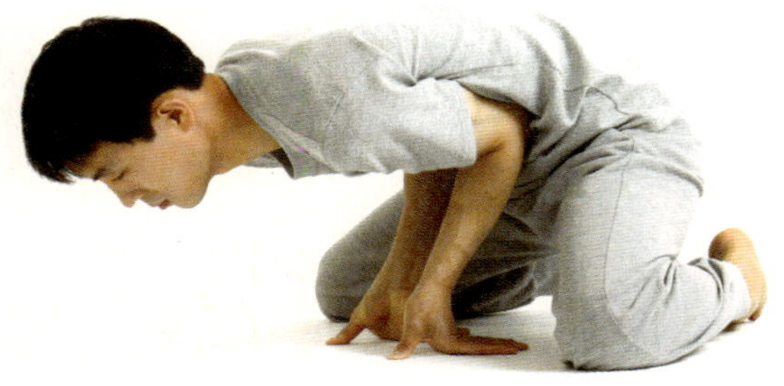

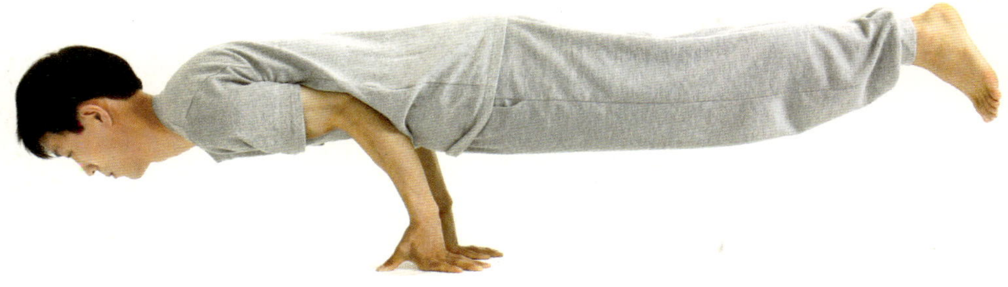

육체 정화의 과정에서는 요가 자세 못지않게 식이요법의 중요성도 강조됩니다. 소화시간이 길고 장에 가스를 발생시켜 혈액을 탁하게 하는 육류나 유제품 및 지방이 많이 함유된 식품을 절제하고, 대신 과일이나 야채, 탄수화물 등 분해가 쉬운 음식물의 섭취를 권합니다. 자세가 너무 어려운 경우에는 조금 더 쉬운 백조 자세Hamsasana의 실행을 권합니다. 반복 수련으로 익숙해지면 백조자세에서 다리를 위로 들어올려서 공작 자세Mayurasana로 전환할 수 있습니다. 이 공작 자세를 1개월 정도 꾸준히 실행하면 육체 내부의 정화와 더불어 균형 잡힌 강인한 몸을 만들 수 있습니다.

여성들은 상체의 구조가 이 자세를 하기에 어려움이 있고, 또한 복부에 가하는 압박이 커서 오히려 내분비계를 혼란하게 할 수도 있으므로 권하지 않습니다. 외관상으로만 공작의 형상을 취하는 것이 아니라 맹독을 지닌 뱀을 잡아먹고 소화시켜버리는 공작과 같이 수행자로 하여금 체내에 잔류하는 독소들을 빠르게 배출시키고 대사기능을 향상시키게 하는 고급과정의 요가 수행법입니다. (H.P 1/32~31, G.S 2/29~30)

- 연화좌Padmasana로 앉아 눈을 감고 의식을 집중합니다.
- 눈을 뜬 다음 팔꿈치를 명치 부위에 밀착시키고 손끝을 안쪽으로 향하게 하여 손바닥을 바닥에 붙입니다.
- 바닥과 팔꿈치를 수직으로 유지하고 고개를 들어 전방을 바라보며 균형을 찾은 다음, 천천히 무릎을 들어 올려 상체와 평행이 되게 합니다.
- 정지한 자세에서 의식을 충분히 집중합니다.
- 다시 무릎을 낮추고 처음의 위치로 되돌아와 사바사나Savasana로 휴식합니다.

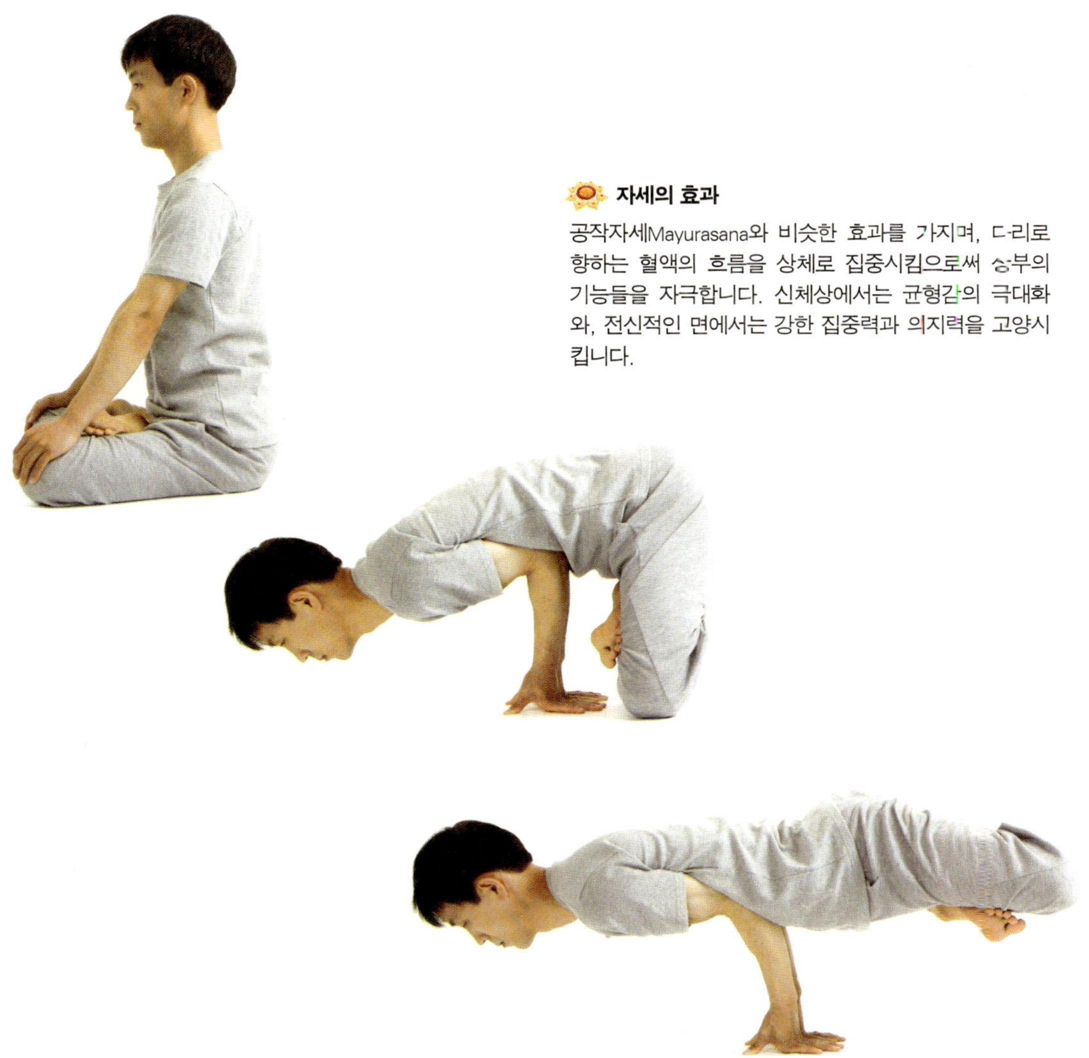

🌞 자세의 효과

공작자세Mayurasana와 비슷한 효과를 가지며, 다리로 향하는 혈액의 흐름을 상체로 집중시킴으로써 상부의 기능들을 자극합니다. 신체상에서는 균형감의 극대화와, 전신적인 면에서는 강한 집중력과 의지력을 고양시킵니다.

원숭이 장군將軍의 자세 Hanumanasana

- 앞뒤로 다리를 열어 앞에 있는 무릎을 구부리고 뒷다리는 펴서 발등이 바닥에 닿게 합니다.
- 양손으로 좌우 바닥을 짚어 손으로 몸의 무게를 지탱하면서 천천히 앞에 둔 다리를 길게 뻗어 무릎을 폅니다.
- 두 다리가 앞뒤로 완전히 펴져서 골반과 회음부위가 바닥에 닿으면, 가슴 앞에서 손바닥을 모읍니다.
- 눈을 감고 긴장된 상태에서 의식을 집중합니다.
- 정지한 자세로 충분히 집중을 이룬 다음, 손을 바닥에 붙이고 무릎을 구부리면서 천천히 처음의 위치로 되돌립니다.
- 같은 방법과 순서에 따라 발을 바꾸어 실행하고 사바사나Savasana로 휴식합니다.

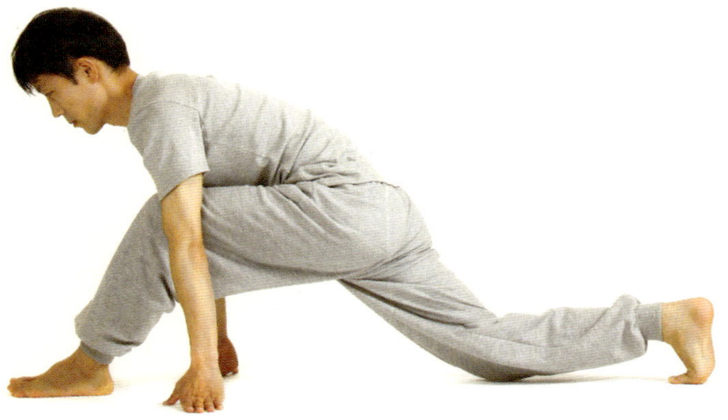

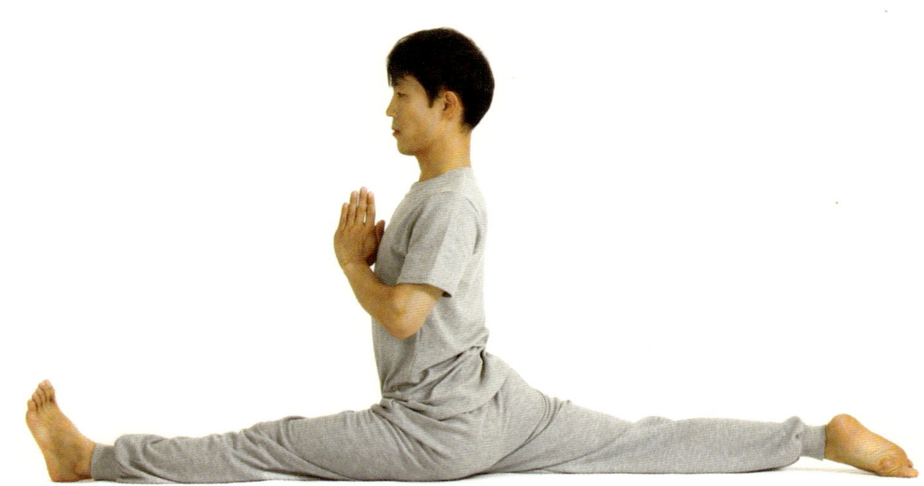

자세의 변화

■ 가슴 앞에 모은 손을 머리 위쪽으로 밀어 올립니다.

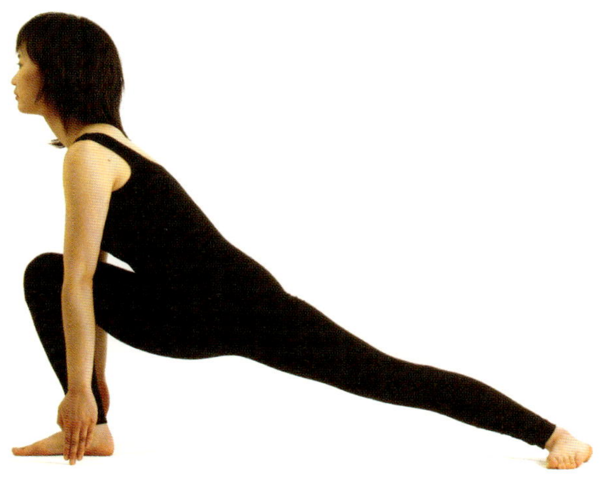

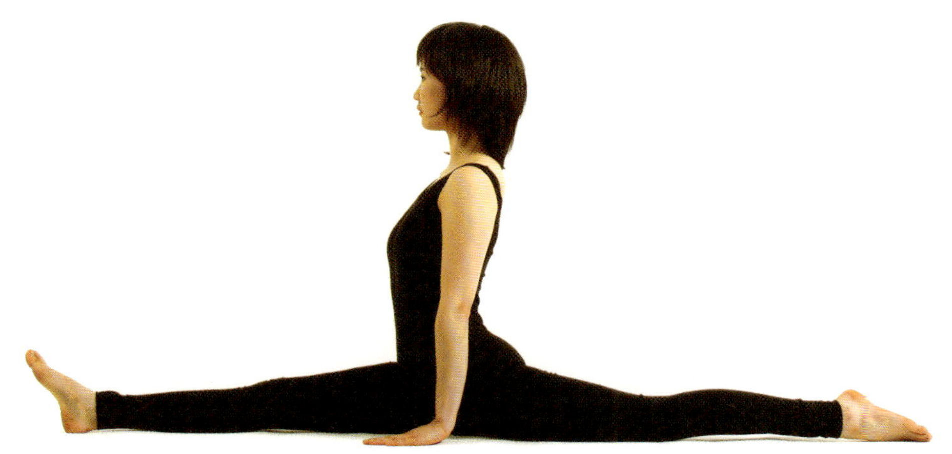

✹ 유의할 점

고관절의 탈구, 좌골 신경통, 척추이상, 탈장 등의 증세가 있는 경우에는 이 자세를 실행하지 않아야 합니다. 처음부터 자세를 정확하게 실행하기는 어려우므로 양손으로 몸의 무게를 지탱하고 능력이 미치는 한도 내에서 다리를 열 수 있도록 노력합니다.

✹ 자세의 효과

하체의 긴장과 울혈을 해소하고 다리와 엉덩이의 선을 아름답고 탄력 있게 합니다. 복부 기관들을 자극하여 생식기능을 조율하며, 출산을 준비하는 임산부의 경우 골반 개폐력을 높입니다.

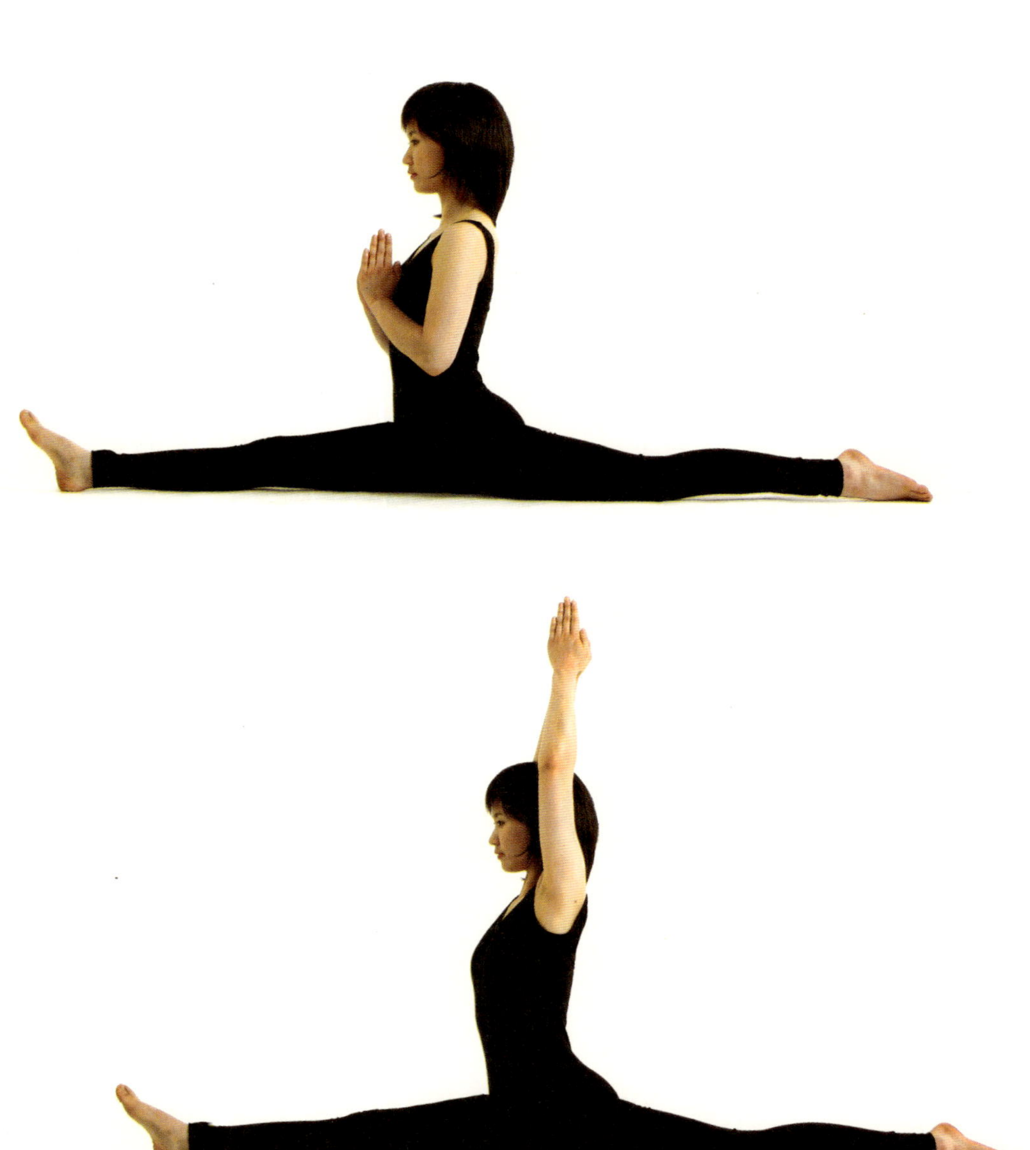

참고

이 자세는 인도의 대서사시 '라마야나Ramayana' 중에서 신神의 화신인 라마Rama를 도와 악의 힘을 물리친다는 내용에서 유래합니다. 그 싸움에서 활약하며 힘과 용맹, 그리고 지혜를 두루 갖춘 원숭이 군대의 우두머리 하누만Hanuman의 역동성을 상징합니다.

- 다리를 곧게 펴고 앉습니다.
- 상체를 바르게 세우고 엉덩이 옆 바닥에 양손을 붙입니다.
- 팔꿈치가 구부러지지 않게 곧게 펴고 손바닥에 의식을 집중하여 다리를 위로 들어 올립니다.
- 다리를 수평으로 유지한 상태에서 전신의 무게를 손바닥에 집중시키고 균형을 유지합니다.
- 충분히 자세를 유지한 후, 천천히 다리를 바닥에 낮추어 휴식의 자세로 긴장을 풀어줍니다.

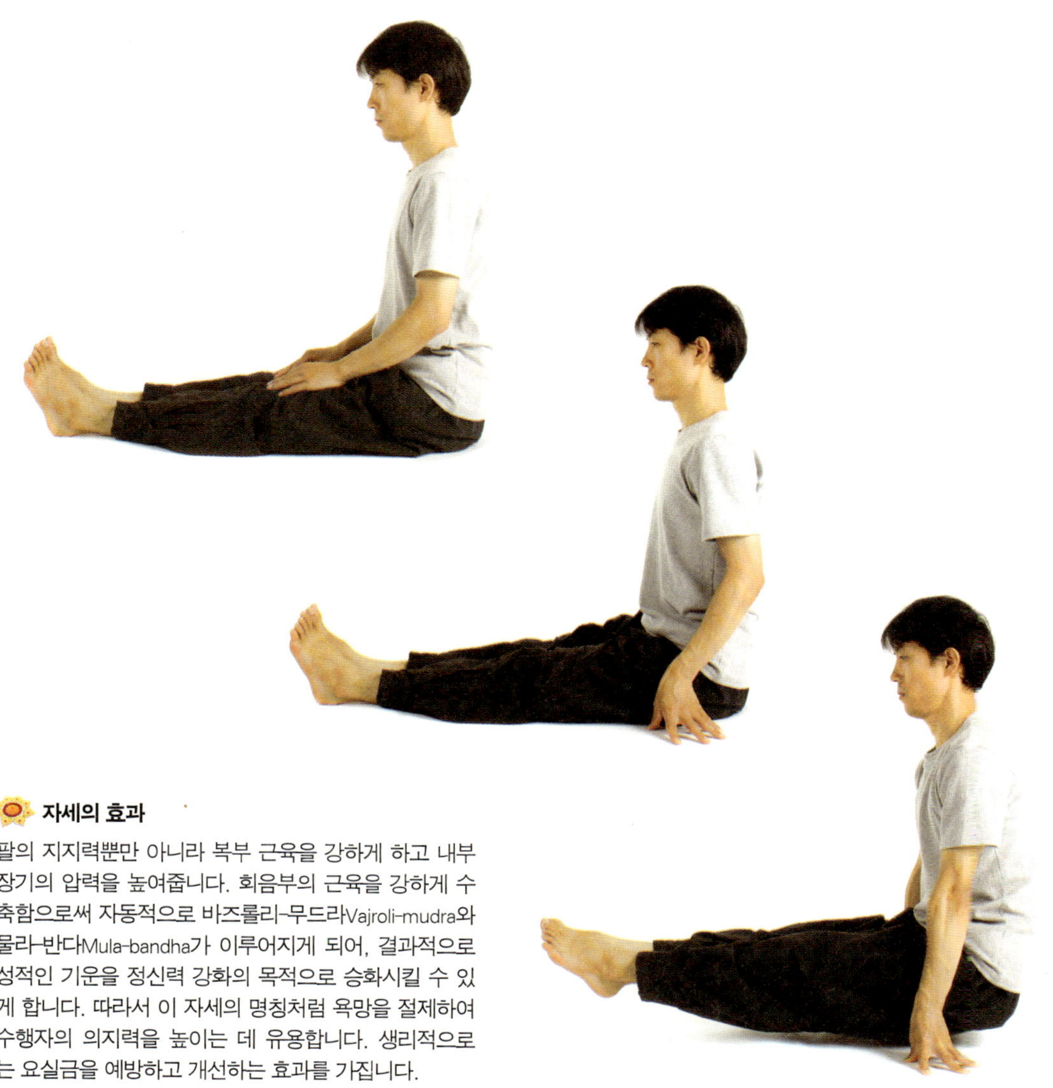

🌼 자세의 효과

팔의 지지력뿐만 아니라 복부 근육을 강하게 하고 내부 장기의 압력을 높여줍니다. 회음부의 근육을 강하게 수축함으로써 자동적으로 바즈롤리-무드라Vajroli-mudra와 물라-반다Mula-bandha가 이루어지게 되어, 결과적으로 성적인 기운을 정신력 강화의 목적으로 승화시킬 수 있게 합니다. 따라서 이 자세의 명칭처럼 욕망을 절제하여 수행자의 의지력을 높이는 데 유용합니다. 생리적으로는 요실금을 예방하고 개선하는 효과를 가집니다.

- 발바닥을 마주 붙이고 앉습니다.
- 손으로 발끝을 붙잡아 발뒤꿈치가 배꼽 부위에 오도록 끌어올린 다음, 양손을 엉덩이 뒤로 짚어 발바닥이 수직이 될 때까지 몸 전체를 앞으로 밀어줍니다.
- 무릎은 바닥에서 떨어지지 않게 하고, 양손은 교차시켜 발뒤꿈치 위에 두거나 양 무릎 위에서 지혜의 결인 Jnana-mudra을 취합니다.
- 시선은 코끝을 바라보거나 눈을 감고 항문 괄약근을 조이고 풀기를 반복하며 집중합니다.

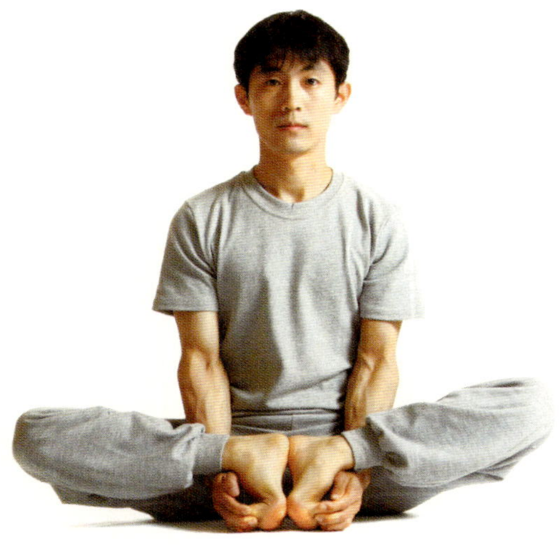
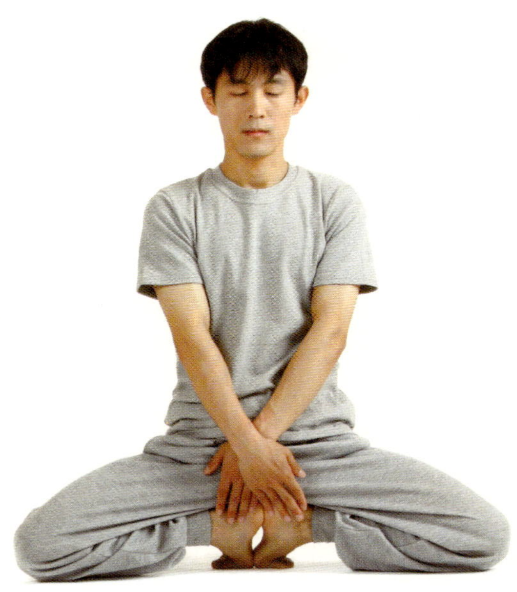

🌸 자세의 효과

균형감각과 집중력을 극대화시키며 아래에서 위로 향하여 흐르는 기운Apana을 명상을 위한 원기로 유도하는 자세입니다.

다른 방법

- 연화좌Padmasana에서 두 손으로 바닥을 짚고 느릿하게 엉덩이를 바닥에서 들어 올립니다.
- 상체를 바르게 세워 무릎으로 균형을 잡으며 양손을 가슴 앞에서 합장합니다.

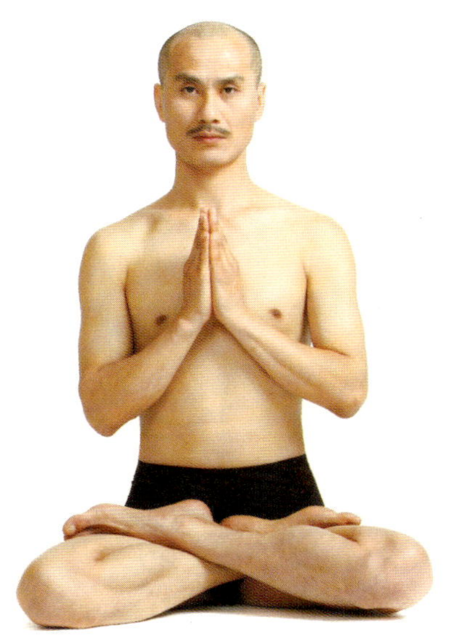

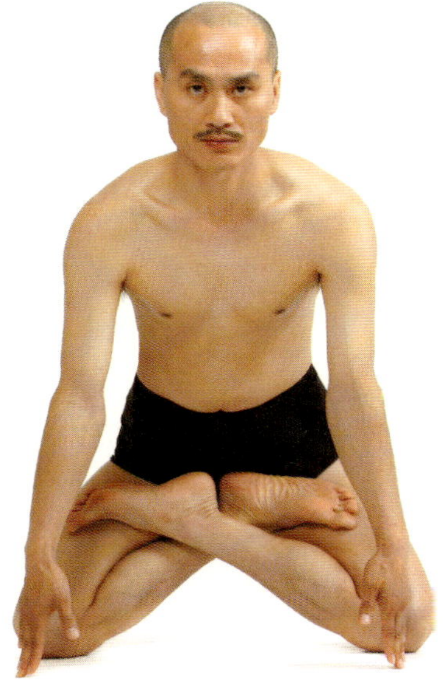

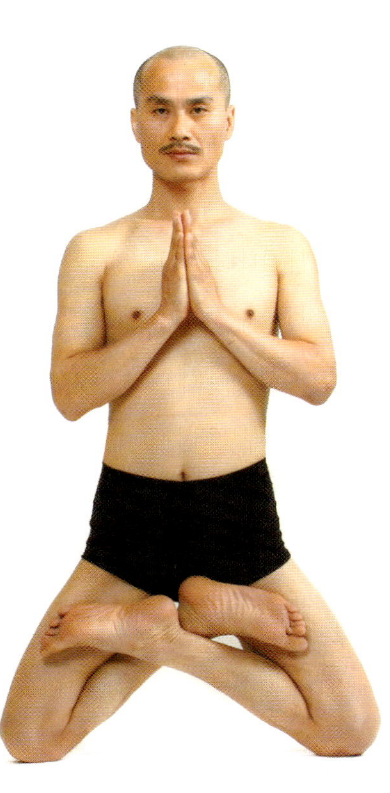

참고

지속적인 실행으로 무릎과 발목의 관절을 유연하게 할 수 있으나, 처음부터 무리하게 시도하지는 않도록 합니다. 여러 자세들의 수행을 통하여 전체적으로 관절이 유연해져야 가능한 자세입니다. 편안한 상태로 완성 자세를 취할 수 있게 되면 그대로 명상에 몰입할 수 있습니다. 하타-요가를 전파한 위대한 요기Yogi 고락나트 Gorakhnath에게 헌정獻로된 자세입니다.

현인賢人 가샤파 자세 Kashyapasana

- 다리를 곧게 펴고 앉습니다.
- 왼쪽 다리를 접어 오른쪽 허벅지 위에 깊숙이 올립니다.
- 왼손을 뒤로 돌려 왼발 끝을 단단히 붙잡고, 오른손은 왼쪽 엉덩이 옆으로 멀리 바닥에 둡니다.
- 의식을 집중하여 오른쪽 팔꿈치를 똑바로 펴주면서 엉덩이와 상체를 들어 올립니다.
- 몸을 옆으로 세운 상태에서 오른팔과 오른발 끝으로 균형을 잡습니다.
- 느릿하게 팔꿈치를 구부리면서 엉덩이를 낮추어 처음 자세로 되돌아옵니다.
- 같은 방법과 순서에 따라 손과 발을 바꾸어 실행합니다.

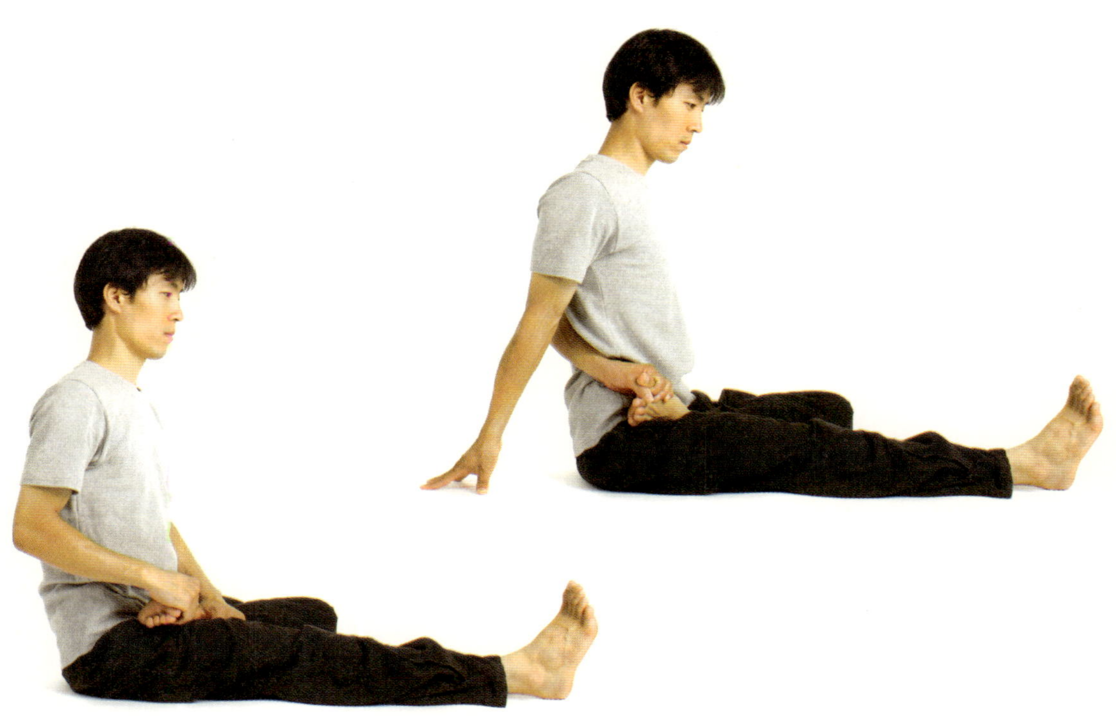

☀ 자세의 효과

복부에 강한 압력을 주어 소화기관들을 자극함으로써 내부 장기의 질병을 치료하고 예방합니다. 복부의 마니푸라-차크라Manipura-cakra와 사마나Samana(소화기능을 담당하는 기운)를 활성화시키고, 균형감과 집중력을 향상시킵니다.

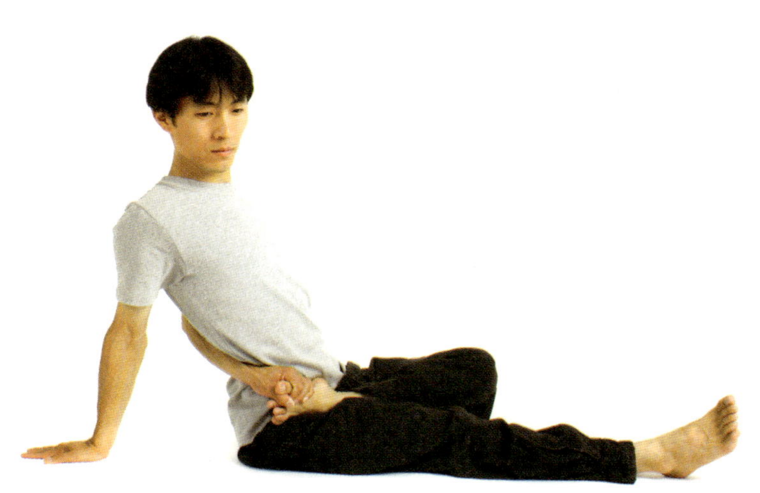

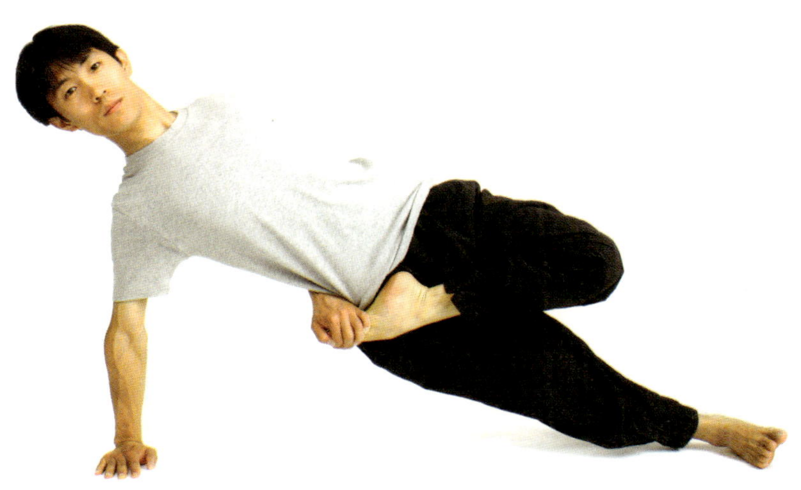

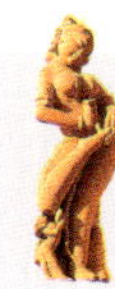
참고
인도 신화에서는 창조의 신 브라흐마Brahma의 아들인 현자 마리차Maricha의 아들로, 인류의 조상이자 살아 있는
만물의 주인인 프라자파티Prajapati의 또 다른 이름인 가샤파Kashyapa에게 봉헌된 자세입니다.

현인賢人 비스와미트라 자세 Vishwamitrasana

- 두 다리를 최대한 옆으로 넓게 열고 섭니다.
- 오른손을 안쪽의 허벅지 아래로 내려 바닥에 붙이고, 왼손은 수직으로 세우며 고개를 들어 손끝을 바라봅니다.
- 오른쪽 다리를 위로 들어 올려 허벅지를 겨드랑이에 붙이고 오른손과 왼발 끝으로 균형을 유지합니다.
- 천천히 왼손을 낮추어 정면을 바라보며 오른쪽 다리를 내리고 상체를 일으켜 세웁니다.
- 처음의 자세로 되돌리고 방향을 바꾸어 반복하여 실행합니다.

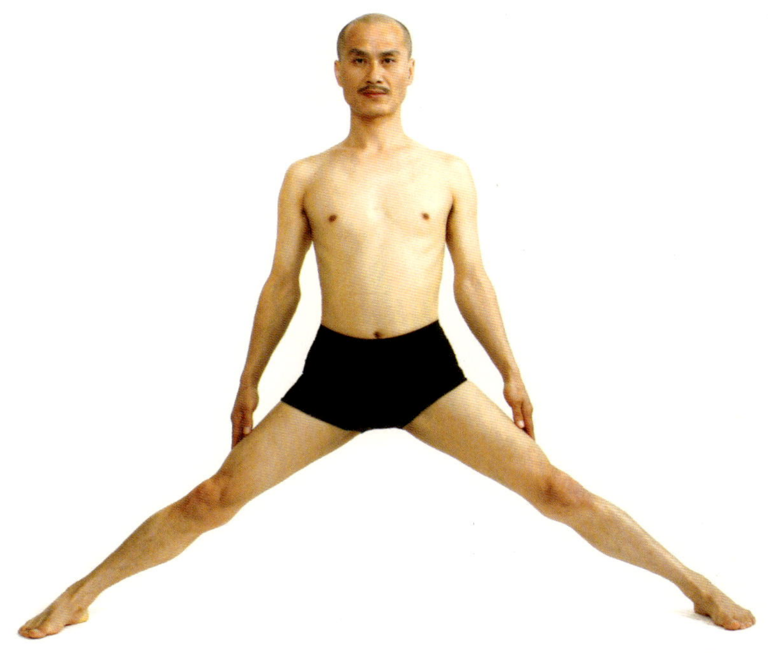

참고

비스와미트라Vishwamitra는 전사계급인 크샤트리아Kshatriya로 태어난 칸야쿠브자Kanyakubja 왕국의 교만한 왕이었습니다. 어느 날 사냥 길에 당대의 가장 위대한 현자賢者인 바쉬스타Vashishtha의 암자에 이르러 그에게 세상에서 가장 고귀한 것이 무엇이냐고 묻습니다. 현자는 자신에게는 신성한 암소 카마데누Kamadhenu가 있어 그로 인해 소중한 기쁨을 얻고 있다고 말합니다. 비스와미트라 왕은 자신이 가진 수많은 보배들을 이 암소와 바꾸자고 제의합니다. 그러나 현자는 이 암소는 기쁨의 근원이지 교환할 대상이 아니라 하여 거절하였고, 이에 분노한 왕은 강제로 암소를 차지하려 합니다. 싸움이 벌어졌지만 왕은 현자의 초자연적인 능력에 무력하게 무너졌습니다. 비록 패배를 하긴 했지만 그는 현자에게서 물질이 아닌 마음으로 보는 가치의 소중함을 배우게 되었고 그와 같은 능력을 얻고자 그에게 귀의하였습니다. 이후 왕은 혹독한 금욕적 요가수행으로 깨달음을 얻게 되어 마침내 수행자들에게 추앙받는 위대한 현자Maharshi가 되었습니다. 이 자세는 세상의 모든 욕망을 끊고 가장 어려운 수행의 길을 걸었던 한 위대한 성자聖者 비스와기트라에게 봉헌된 자세입니다.

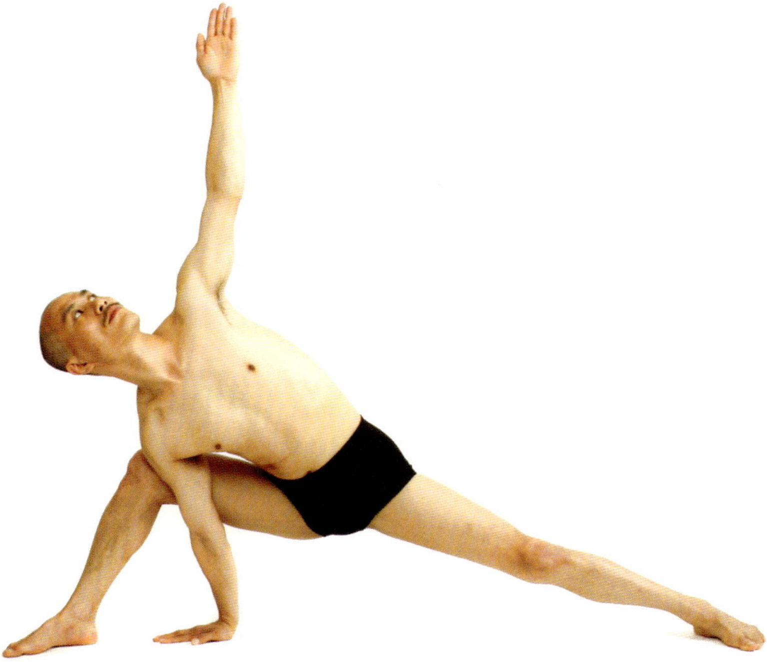

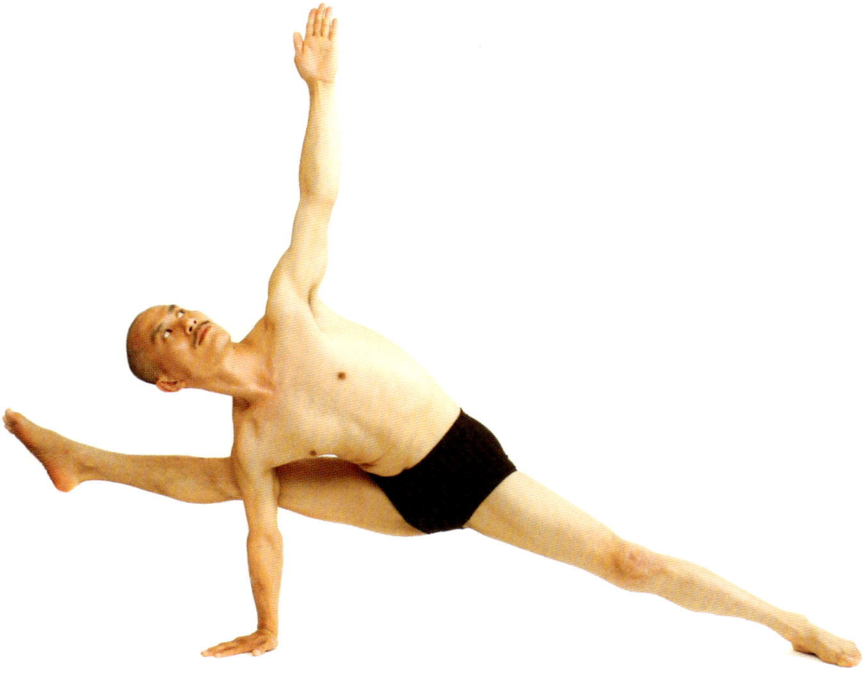

🏵 **자세의 효과**

전신을 신장伸張시켜 근육을 늘리고 팔과 다리를 강하게
하며, 집중력과 균형감각을 향상시킵니다. 좌골신경과
내장기관을 자극하여 정상적으로 조율하는 효과가 있습
니다.

8자 꼬기 자세 Astavakrasana

- 두 다리를 왼쪽으로 펴고 앉아 왼팔은 두 허벅지 사이에, 오른팔은 어깨너비로 열어 손을 바닥에 붙입니다.
- 새끼 꼬듯 오른쪽 발목을 왼쪽 발목에 걸어 고정시킵니다.
- 팔꿈치를 구부려 상체를 앞으로 숙이면서 두 다리를 바닥에서 높이 들어 올린 상태로 정지합니다.
- 무릎은 구부러지지 않게 쭉 뻗고, 구부린 왼쪽 팔꿈치로 다리의 무게를 지탱하며 균형을 잡습니다.
- 충분한 시간 동안 자세를 고정한 후 천천히 다리를 바닥에 내려 풀어 놓습니다.
- 숨을 고른 후 다리를 반대쪽으로 펴고 앉아 팔을 바꾸어 같은 방법과 순서에 따라 다시 한 번 실행합니다.
- 전신을 강하게 긴장시키므로 자세의 실행 후 사바사나Savasana로 충분히 휴식합니다.

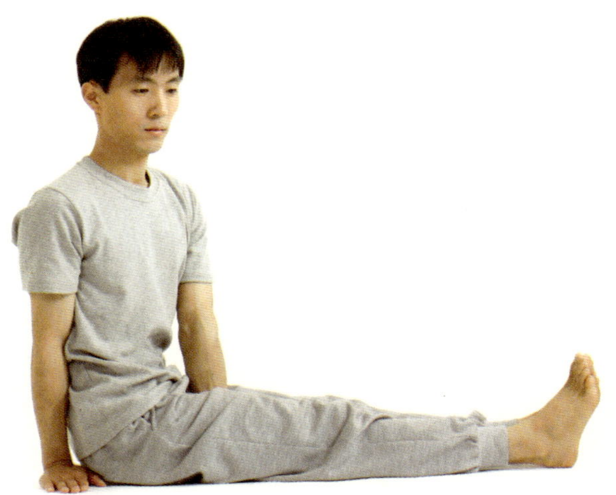

☀ 자세의 효과

손목 및 팔과 다리의 근육을 강화하고, 복부 근육을 강하게 자극함으로써 마니푸라-차크라Manipura-cakra를 활성화시킵니다. 신체의 균형감각을 향상시키고, 신체 전반을 제어하는 신경계의 기능이 조정됨으로써 심신의 조화로움을 이끌어내는 자세입니다.

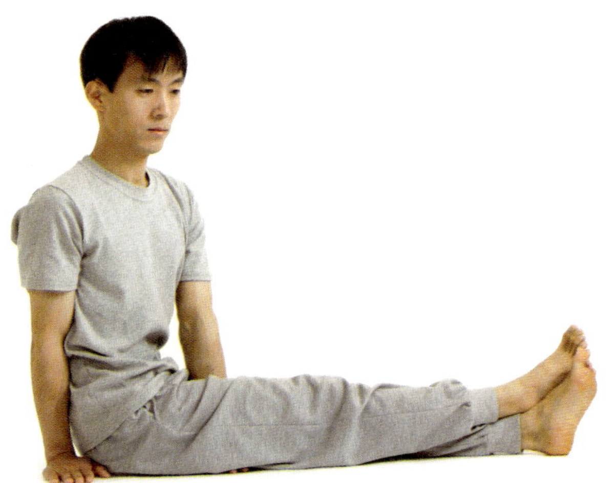

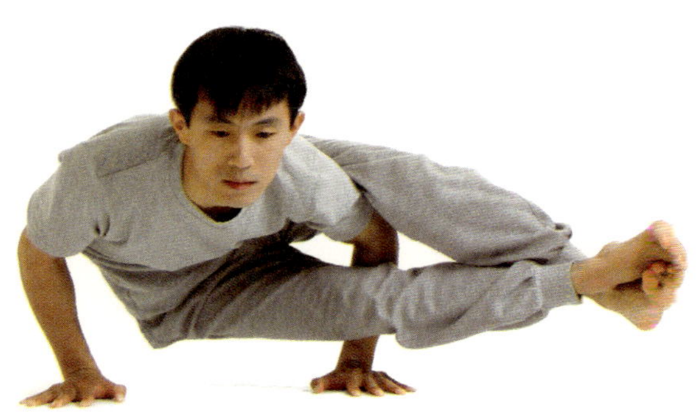

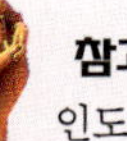
참고

인도 고전신화의 전승에 의하면, '아스타바크라Astavakra' 는 미틸라 Mithila라는 왕국의 왕 자나카Janaka의 정신
적인 스승Guru으로 묘사되는 현인입니다.

이 자세의 유래는 그가 아직 태어나지 않았을 때, 제사장Brahman이었던 그의 아버지 카골라Kagola가 제식서Vedas의 몇
구절을 잘못 읊는 것을 듣고 아스타바크라는 태중에서 웃었다고 합니다. 이에 분노한 그의 아버지가 저주를 내리게 되
어 그는 8자로 꼬인 몸을 갖고 태어나게 되었고, 이것이 그대로 이름이 된 것입니다.

아스타바크라Astavakra는 '8자로 꼬인' 또는 '비틀린' 이라는 뜻을 가지고 있습니다.

불사조不死鳥 자세 | Garudasana

- 발끝을 가지런히 모으고 똑바로 섭니다.
- 왼발을 한걸음 뒤로 빼고 오른쪽 무릎은 약간 구부립니다.
- 구부린 무릎 위에 왼쪽 다리를 얹어, 새끼 꼬듯 왼발 발등을 오른쪽 발목의 뒤쪽이나 종아리에 걸어둡니다.
- 가슴 앞에서 팔꿈치를 접어 다리와 마찬가지로 겹친 다음, 독수리의 부리처럼 얼굴 앞에서 손바닥을 마주 붙입니다.
- 고정된 자세로 의식을 집중합니다.
- 느릿하게 손을 먼저 풀어 내리고 다리를 푼 다음 바로 섭니다. 다리와 손을 바꾸어 같은 방법으로 반복합니다.

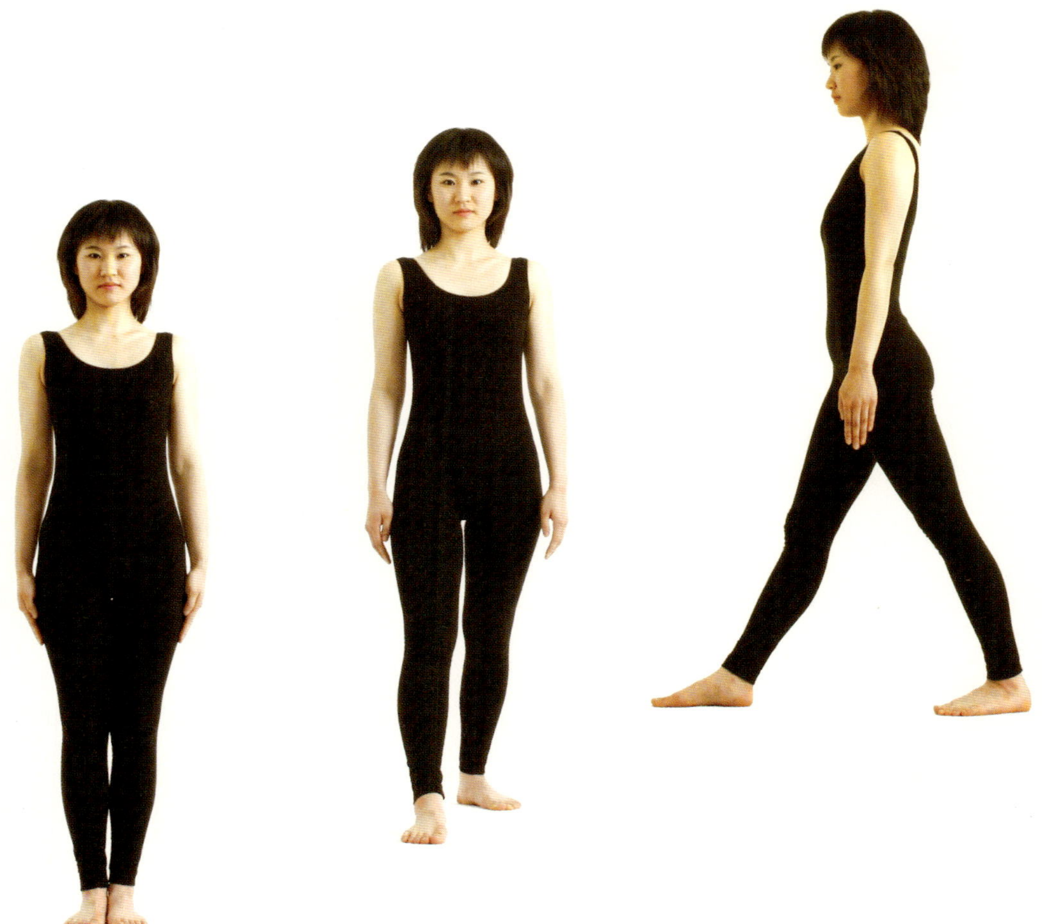

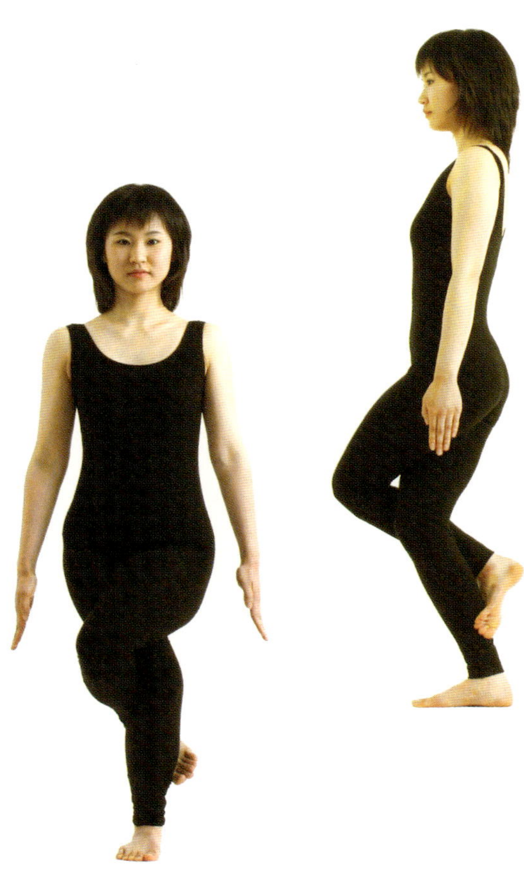
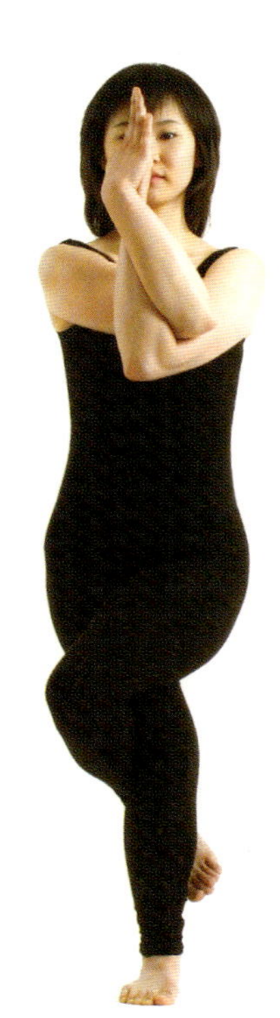
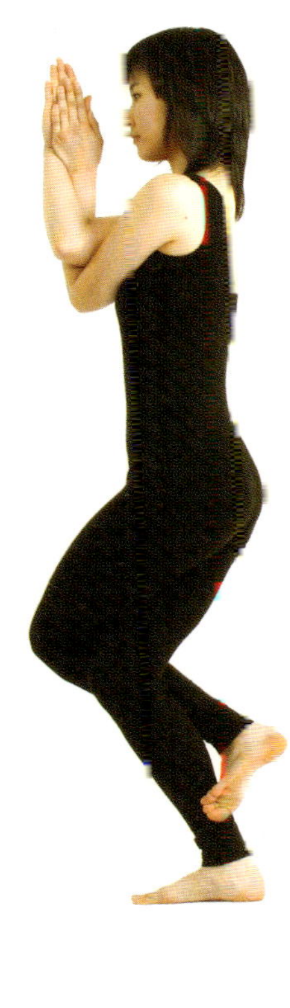

☀ **자세의 효과**

다리의 근육을 강하게 하고 관절들을 유연하게 하며, 특히 하체부위의 혈액순환과 신경 조율에 매우 좋은 자세입니다. 좌골 신경통과 류머티즘, 생식기 이상을 개선합니다.

참고

다른 자료들에는 '독수리의 자세' 라 칭하기도 하지만, 가루다Garuda는 본래 인도 신화에서 유지의 신 비수누 Vishnu를 태워 나르는 반인반수의 인면조人面鳥입니다. 독수리의 부리에 황금빛으로 빛나는 사람의 얼굴과 몸통을 가졌으며 붉은 색의 날개를 가진 이 새는 스스로 몸을 태워 재 속에서 다시 태어나는 불사조로, 따로 독립된 신으로 묘사되기도 합니다. 이 자세는 요가 수행자가 스스로 손과 팔을 강하게 결박하였다가 풀어줌으로써 불사조처럼 새로이 거듭나는 것을 상징합니다. (G.S 2/37)

- 발끝을 가지런히 모으고 똑바로 섭니다.
- 왼쪽 다리를 뒤로 접어 왼손으로 발목을 붙잡고, 오른팔은 어깨높이로 들어 올립니다.
- 상체를 똑바로 세운 상태에서 왼쪽 다리를 뒤에서 끌어올리고 오른손은 약 15도 정도 더 높이 들어 올립니다.
- 왼쪽 다리를 펴면서 가슴을 앞으로 더 내밀어 상체가 활처럼 휘게 합니다.
- 시선을 고정하고 자세를 멈춘 상태에서 의식을 집중합니다.
- 느릿하게 오른팔을 어깨높이로 낮추고 왼쪽 무릎을 내린 다음, 오른팔을 아래쪽으로 낮추면서 왼쪽 발목도 풀어 내립니다.
- 발을 바꾸어 같은 방법으로 실행합니다.

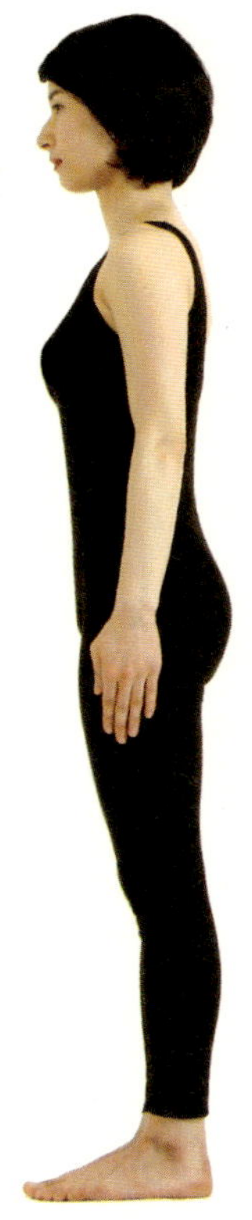
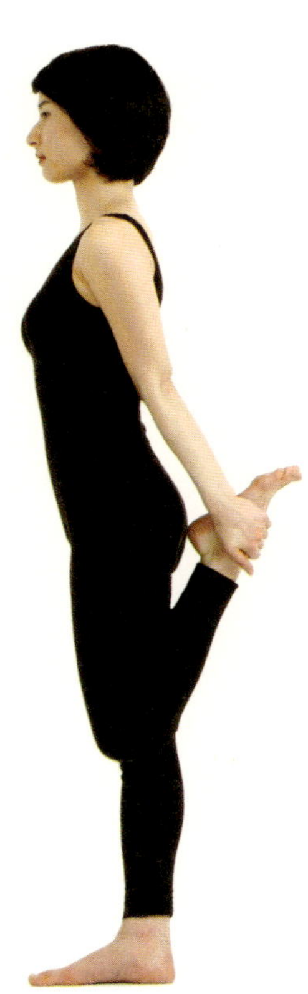

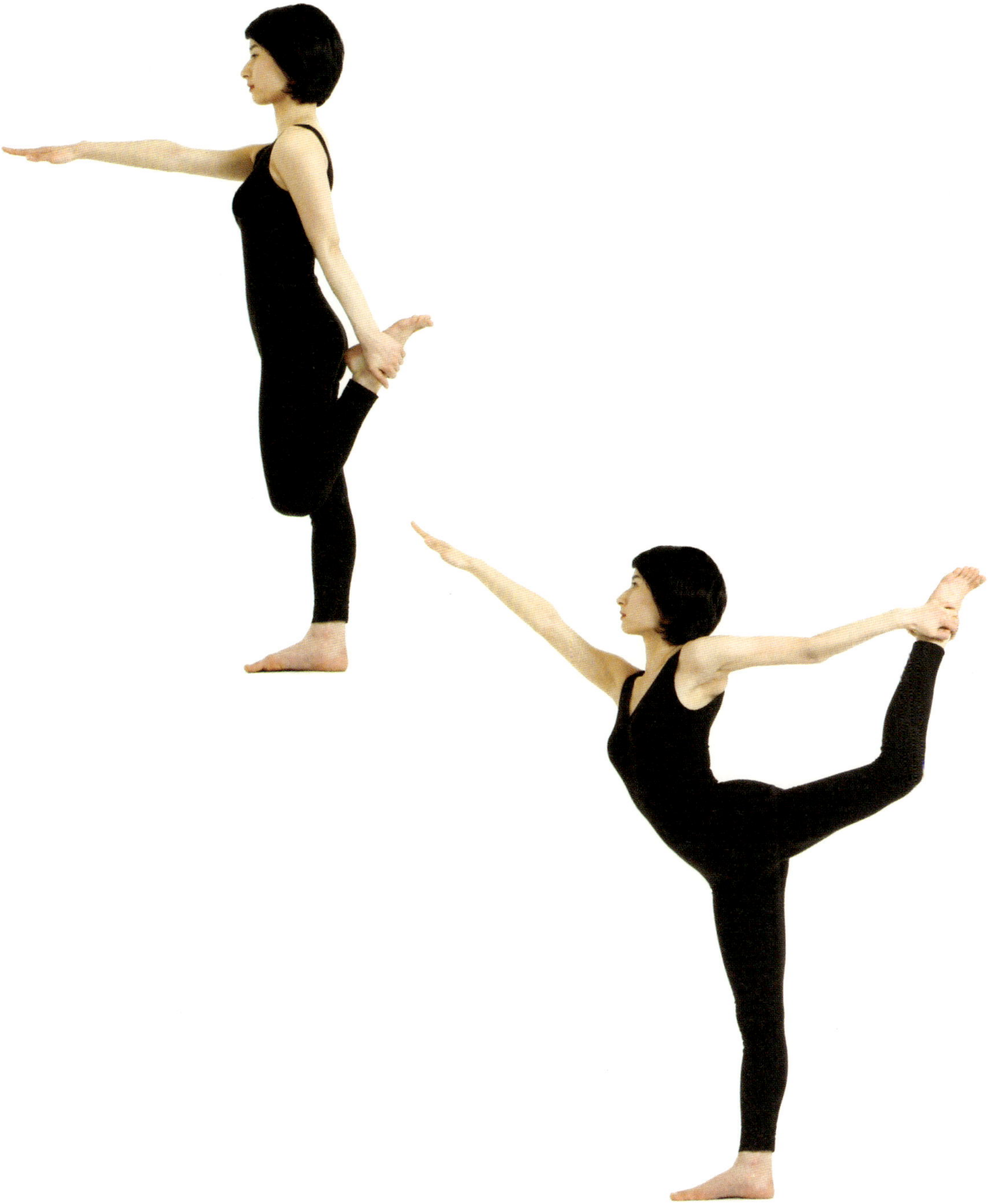

자세의 변화, 1

- 발끝을 가지런히 모으고 똑바로 섭니다.
- 오른쪽 다리를 뒤로 접어 오른손으로 엄지발가락을 붙잡고 왼팔은 어깨높이로 들어 올립니다.
- 상체를 똑바로 세운 상태에서 오른손으로 붙잡은 엄지발가락을 머리 뒤쪽에서 위로 들어 올리며, 팔꿈치를 팽팽하게 합니다.
- 가슴을 앞으로 내밀어 상체가 활처럼 휘게 합니다.

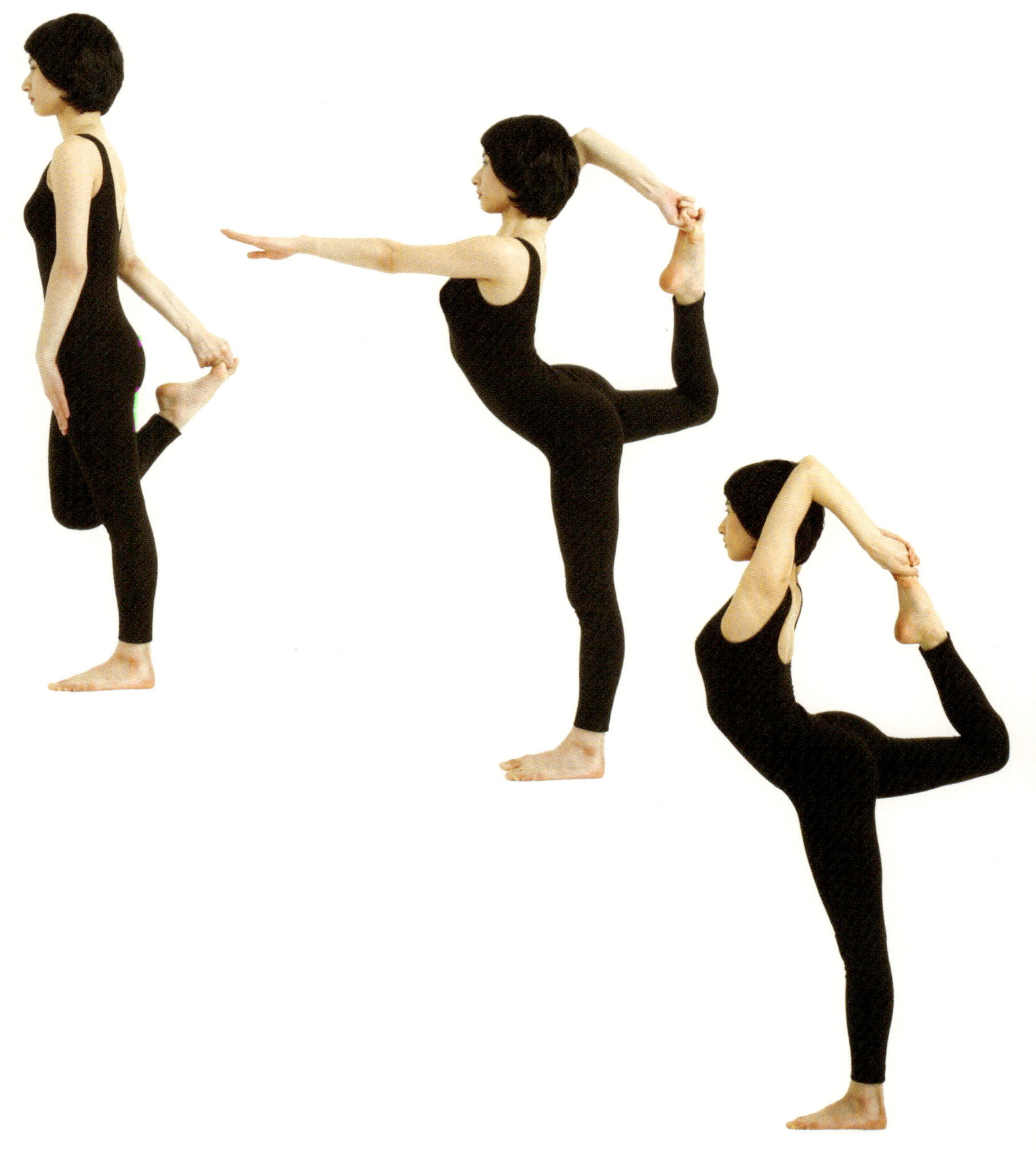

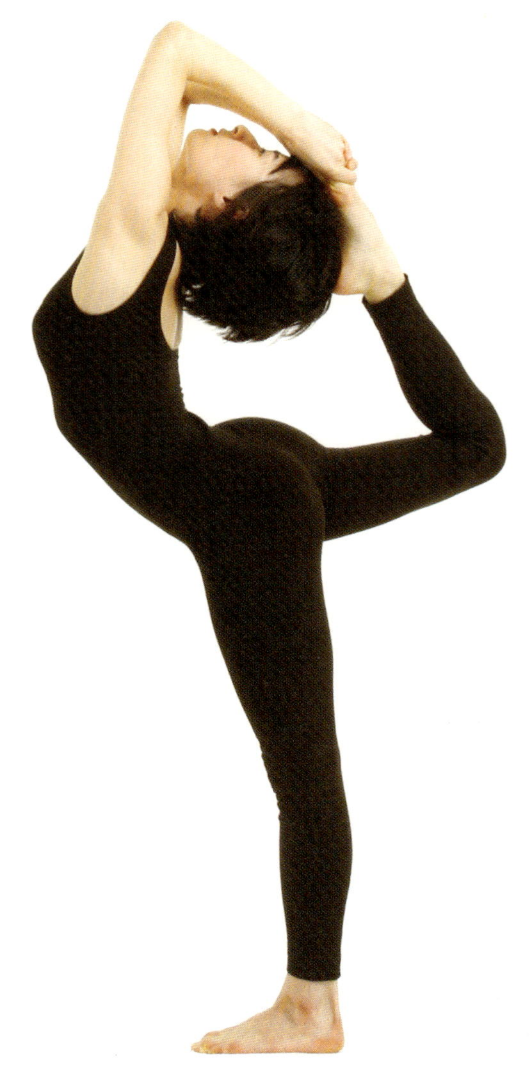

✷ 유의할 점

척주가 유연한 고급과정의 수행자들이 시도할 수 있는
자세입니다. 두 손으로 발끝을 잡거나 뒤쪽에서 세워 올
린 발바닥에 뒷머리를 붙일 수도 있으나 몸이 충분히 유
연하지 못한 경우에는 섣불리 실행하지 않아야 합니다.

자세의 변화, 2

- 발끝을 가지런히 모으고 똑바로 섭니다.
- 오른쪽 다리를 접어 오른손으로 발바닥 안쪽이나 발가락을 단단히 붙잡고, 왼손은 옆으로 뻗어 어깨높이로 들어 올립니다.
- 몸의 중심을 잡고 천천히 오른쪽 다리를 오른쪽으로 몸과 나란하게 폅니다.
- 임의의 한 점에 시선을 고정시키거나, 균형감각을 높이기 위하여 눈을 감습니다.
- 고정된 자세에서 멈추었다가 천천히 오른쪽 다리를 접어 내리고 팔을 낮춘 다음 다리를 풀어줍니다.
- 같은 방법으로 발을 바꾸어 실행합니다.
- 고관절이 유연하고 균형능력이 높은 수행자는 들어 올린 다리의 각도를 더 높이거나 수직으로 세울 수 있습니다.

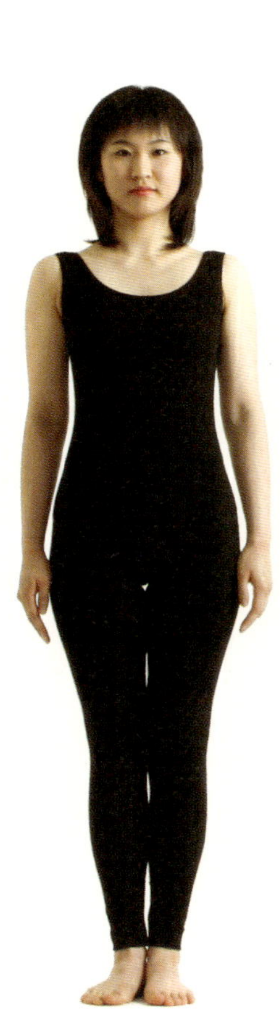

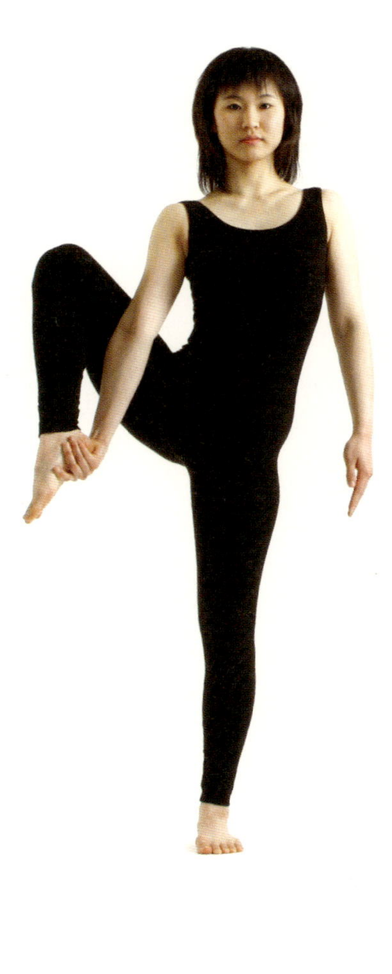

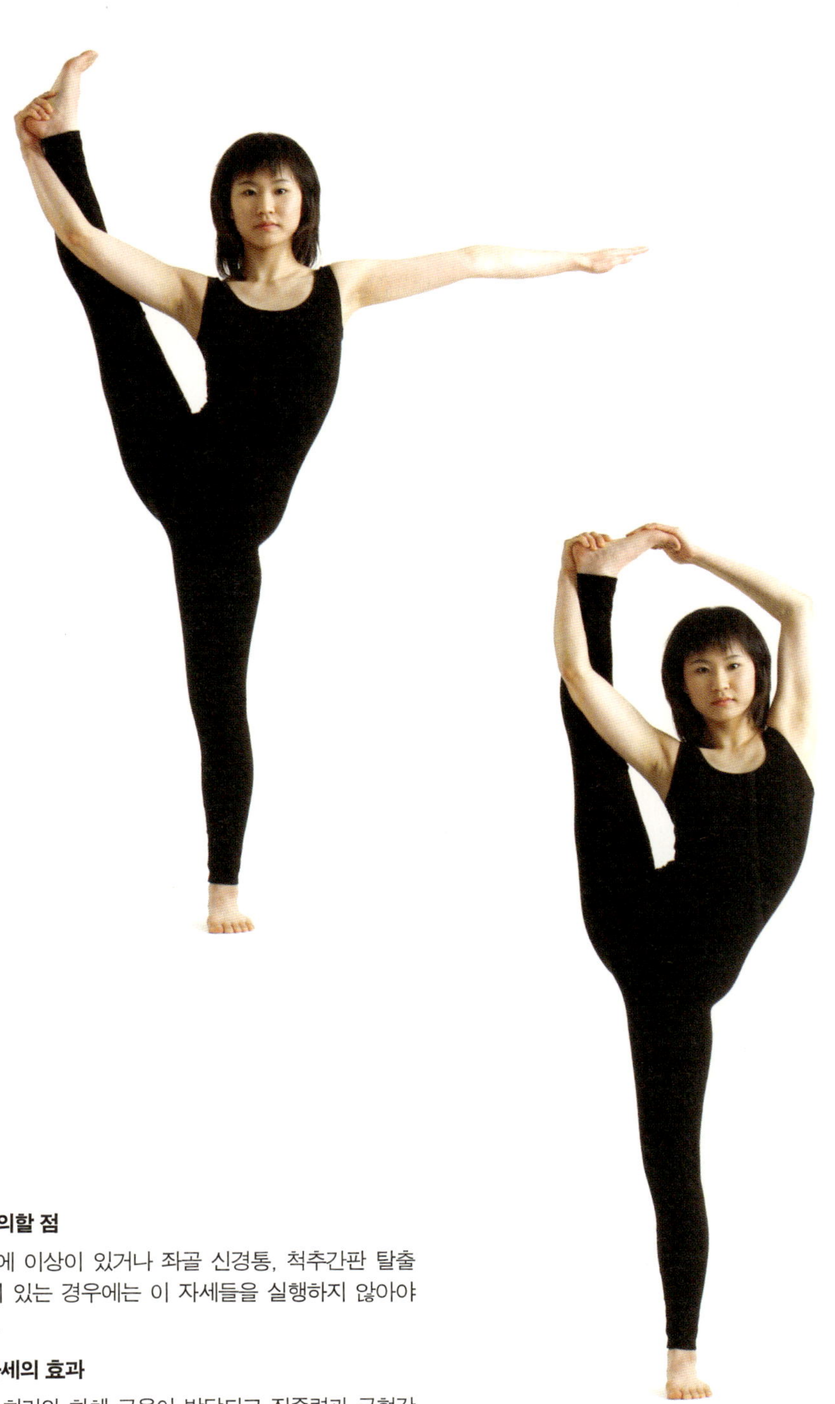

⊛ 유의할 점

고관절에 이상이 있거나 좌골 신경통, 척추간판 탈출
증 등이 있는 경우에는 이 자세들을 실행하지 않아야
합니다.

☀ 자세의 효과

유연한 허리와 하체 근육이 발달되고 집중력과 균형감
각을 향상시키며, 자세 실행 이후의 휴식에서는 신경계
가 안정됩니다.

천마天馬 자세 Vatayanasana

- 발끝을 가지런히 모으고 똑바로 선 다음, 오른쪽 다리를 구부려 발목을 왼쪽 허벅지 위에 깊숙이 올려둡니다.
- 상체를 앞으로 숙여 손끝을 바닥에 붙인 채 천천히 왼쪽 다리를 구부리면서 오른쪽 무릎을 왼발 뒤꿈치 가까이 내립니다.
- 가슴 앞에서 두 손을 모은 다음 눈을 감고 자세를 고정시킵니다.
- 손을 내려 바닥을 짚어 왼쪽 무릎을 일으키고 오른쪽 무릎을 들어 올린 다음 천천히 다리를 풀어 내립니다.
- 같은 방법으로 다리를 바꾸어서 실행합니다.

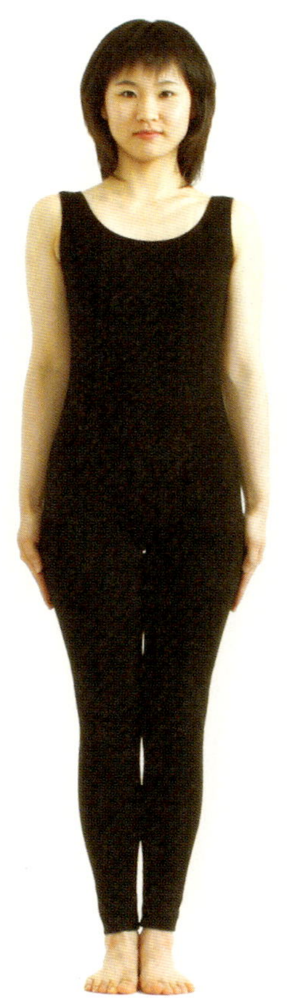

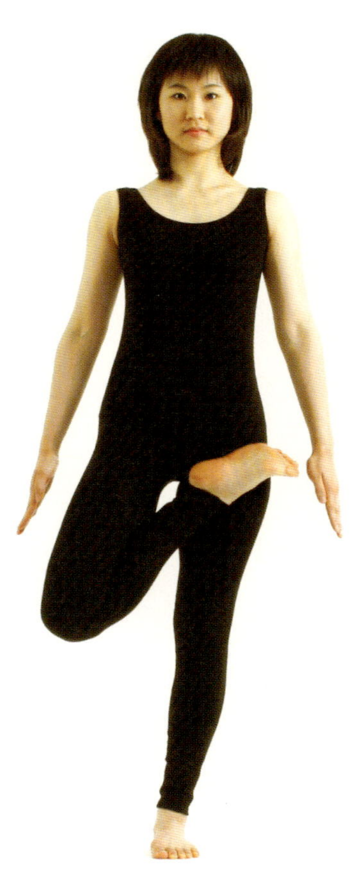

"

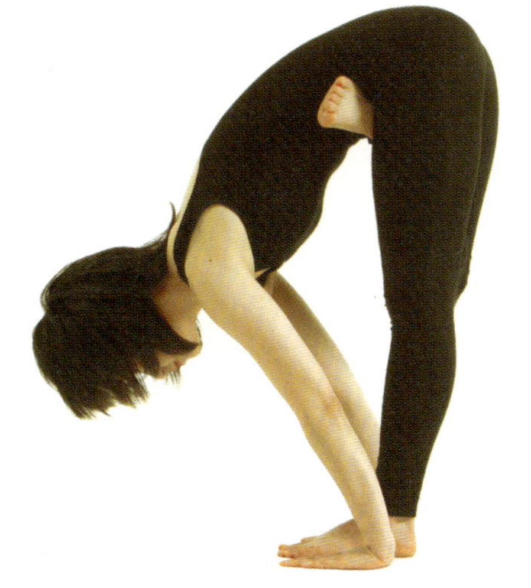

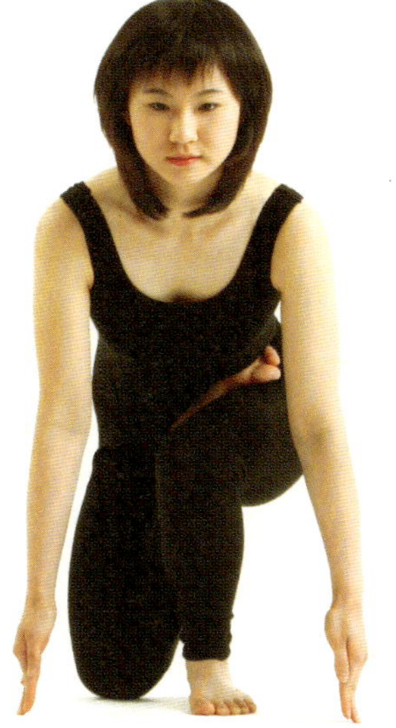

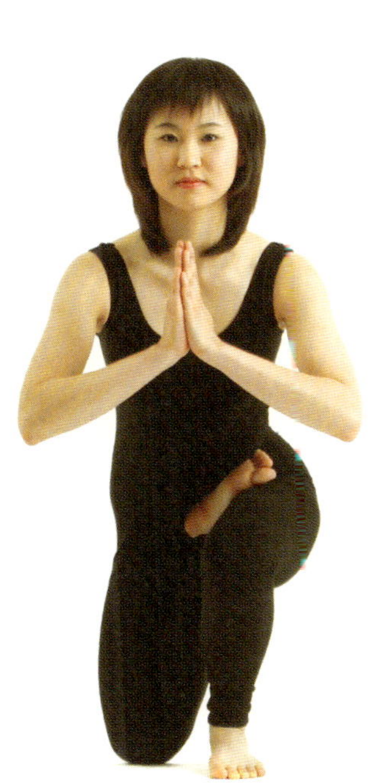

자세의 변화

- 발끝을 가지런히 모으고 똑바로 서서 오른쪽 다리를 구부려 발목을 왼쪽 허벅지 위에 깊숙이 올려둡니다.
- 선 채로 양손을 조금 열고 천천히 왼쪽 다리를 구부리며 오른쪽 무릎을 왼발의 뒤꿈치 가까이 붙입니다.
- 새끼 꼬듯 팔꿈치를 교차하여 얼굴 앞에 둔 다음, 시선을 고정하고 멈춥니다.

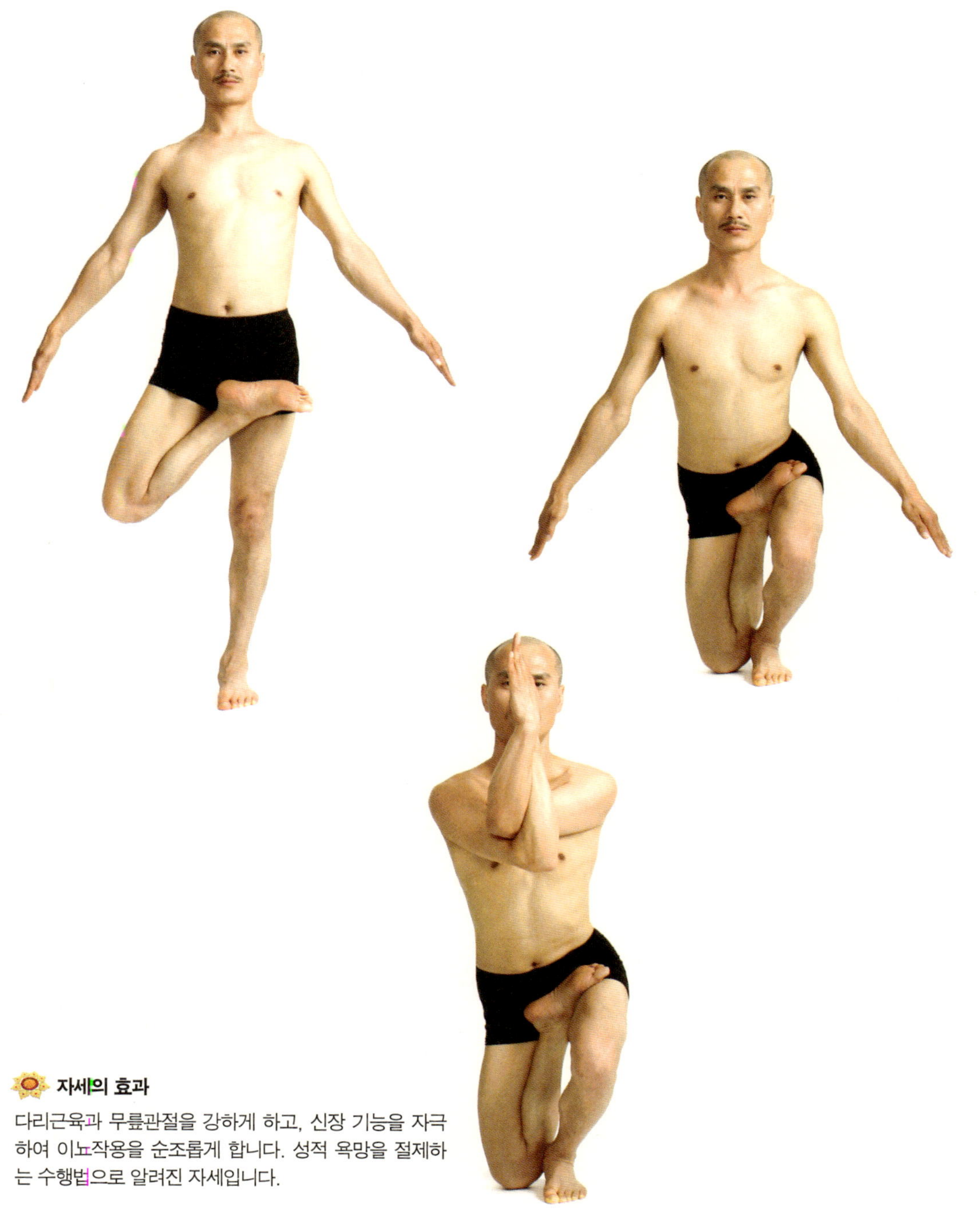

자세의 효과

다리근육과 무릎관절을 강하게 하고, 신장 기능을 자극하여 이뇨작용을 순조롭게 합니다. 성적 욕망을 절제하는 수행법으로 알려진 자세입니다.

- 바르게 서서 오른쪽 다리 위로 왼쪽 다리를 교차시킨 다음, 서서히 다리를 접고 양손을 바닥에 붙이려면서 앉습니다.
- 무릎이 바닥에 닿으면 몸의 균형을 잡으면서 양손을 바닥에서 떼어 무릎 위에 얹습니다.
- 정면을 응시하며 정지된 자세를 유지합니다.
- 천천히 역순으로 되돌아와 같은 순서와 방법에 따라 다리를 바꾸어 실행합니다. (G.S 2/28)

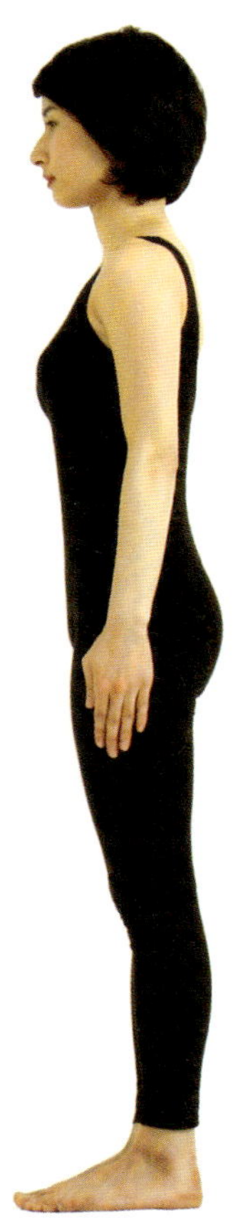
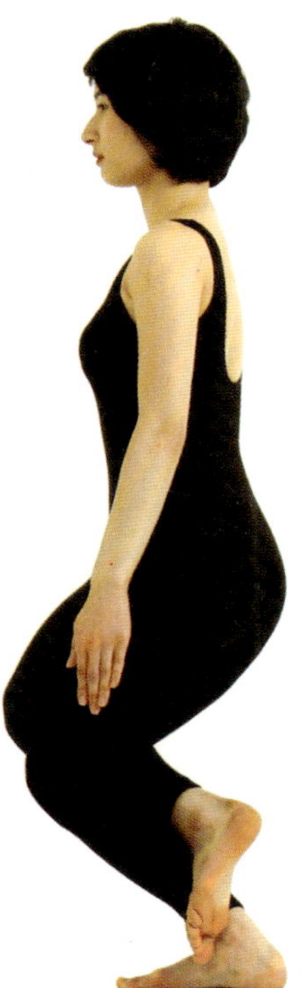

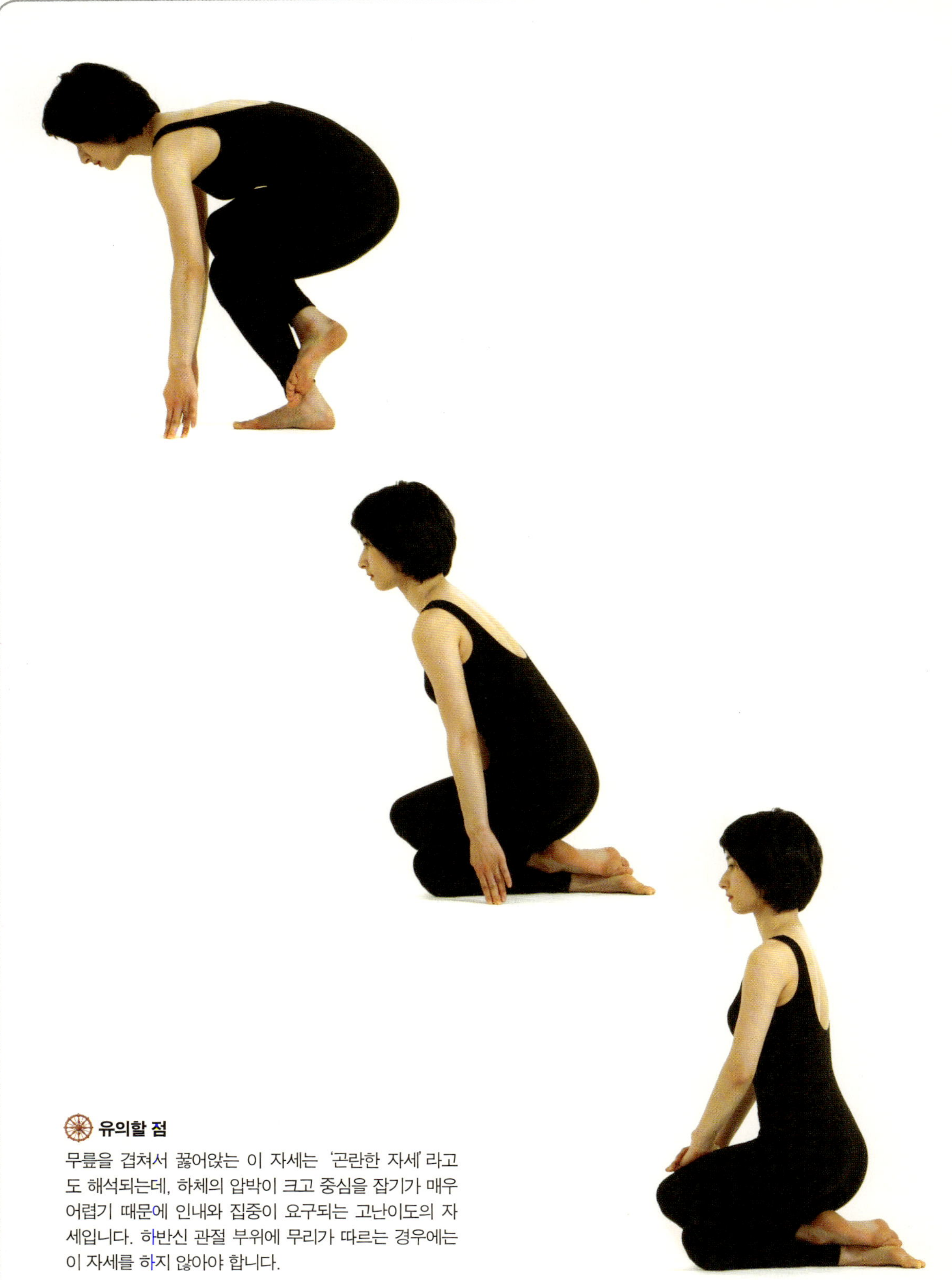

무릎을 겹쳐서 꿇어앉는 이 자세는 '곤란한 자세'라고
도 해석되는데, 하체의 압박이 크고 중심을 잡기가 매우
어렵기 때문에 인내와 집중이 요구되는 고난이도의 자
세입니다. 하반신 관절 부위에 무리가 따르는 경우에는
이 자세를 하지 않아야 합니다.

- 다리를 곧게 펴고 앉습니다.
- 왼쪽 다리를 구부려 오른쪽 허벅지 위에 두어 오른손은 왼발 끝을 잡고 왼손은 허벅지를 잡습니다.
- 구부린 다리의 허벅지 안쪽으로 왼쪽 팔꿈치를 밀어 넣어 손으로 발을 붙잡고, 다리를 들어 올려서 목 뒤에 발목을 걸어둡니다.
- 상체를 바르게 세우고 가슴 앞에서 손을 모은 다음 눈을 감습니다.
- 눈을 뜨고 손을 풀어 다시 오른손은 발끝을, 왼손은 종아리를 붙잡아 천천히 처음 위치로 되돌립니다.
- 같은 방법과 순서에 따라 발을 바꾸어 실행합니다.

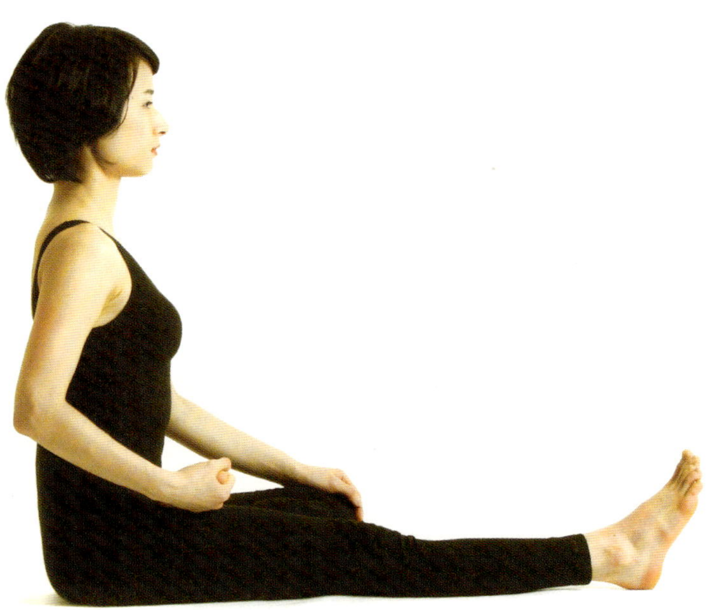

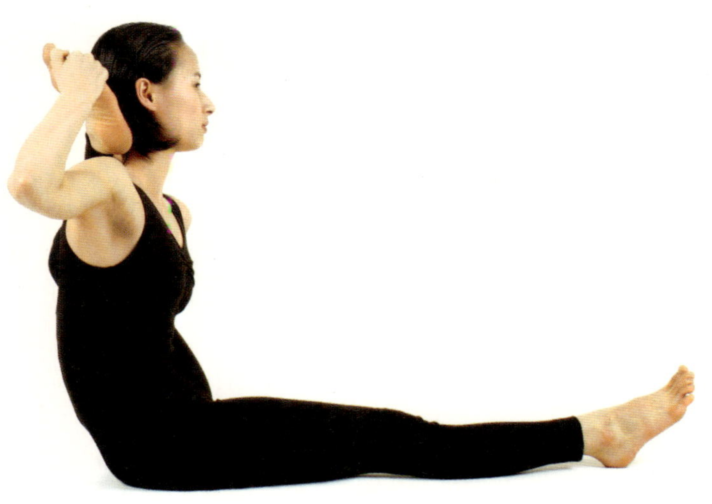

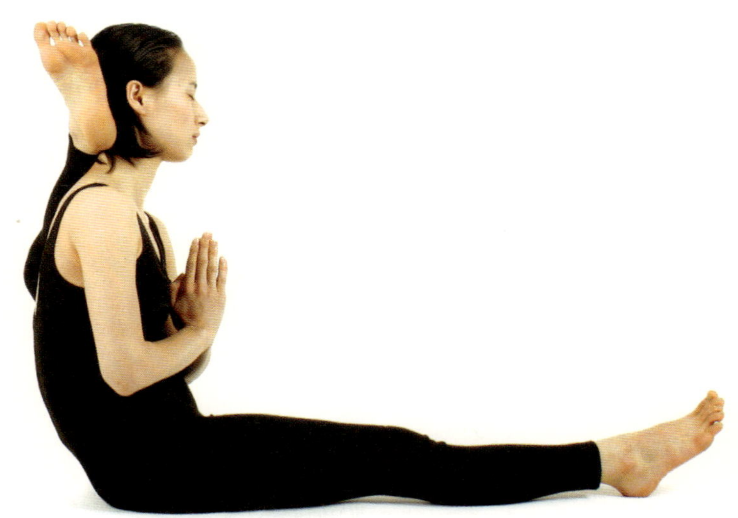

✳ 유의할 점

척추간판 탈출증, 좌골신경통, 탈장 등의 증세가 있는
경우에는 이 자세를 실행하지 않아야 합니다.

☀ 자세의 효과

복부의 측면을 압축하는 자세로, 장의 연동운동을 자극
하여 변비증을 개선하고 생식 기관들을 조율하여 이와
관련된 무질서를 바로잡습니다. 고관절의 유연성을 높
이고, 다리의 혈액순환이 향상되어 하지정맥류를 완화
시킵니다. 척주 내 차크라Cakra의 기운이 확장되어 전신
에 생기를 부여합니다.

- 등을 바닥에 대고 누워 몸을 바르게 합니다.
- 무릎을 접어 올려 두 손으로 각각의 발뒤꿈치를 붙잡아 머리 뒤로 넘기고 목 뒤에서 교차시켜 조여줍니다.
- 허벅지 안쪽으로 어깨가 나오도록 두 팔을 빼낸 다음 골반 위에서 두 손을 모아 눈을 감습니다.

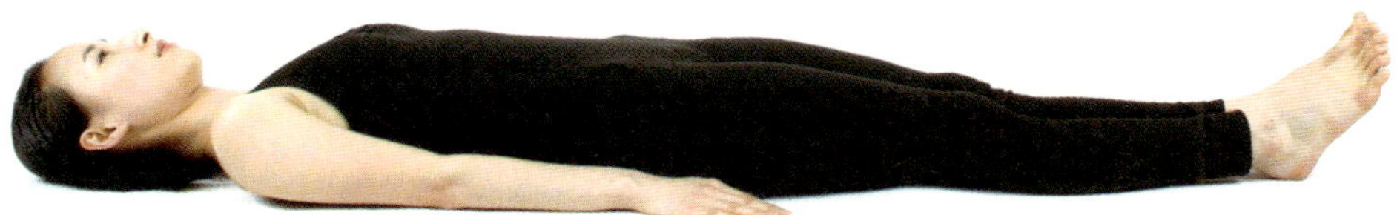

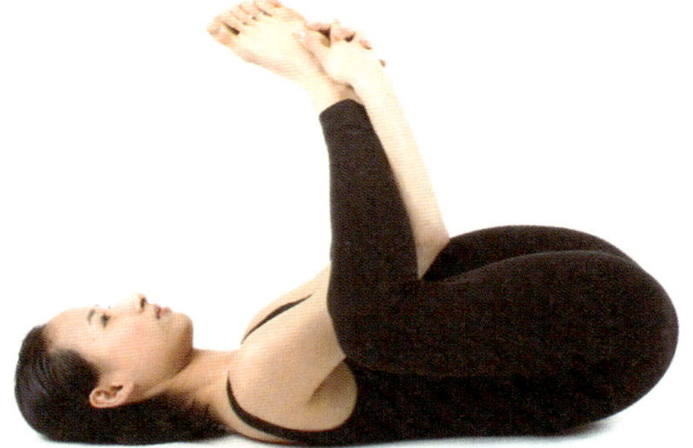

유의할 점

여러 자세를 실행하여 몸이 전체적으로 유연해진 다음에 이 자세를 취하고, 실행중에도 등 부위에 통증이 느껴질 때는 즉시 자세를 풀어주도록 합니다. 가능하면 활자세Dhanurasana, 뱀 자세Bhujangasana, 물고기 자세Matsyasana 등 몸을 뒤로 젖히는 자세 이후에 실행하도록 합니다. 또한 한 다리를 목 뒤에 거는 에카-파다-시라사나Eka-Pada-Sirasana를 완성하기 전에는 이 자세를 시도하지 않아야 합니다.

자세의 효과

느슨한 신경계통에 활력을 주고 심장과 부신을 자극하여 혈액 순환과 내분비계를 원활하게 합니다. 몸의 대사 기능을 높이고 복부 및 골반 내부의 기관들이 조율되어 생식기능과 배설 기능을 순조롭게 하는 데 탁월한 자세입니다.

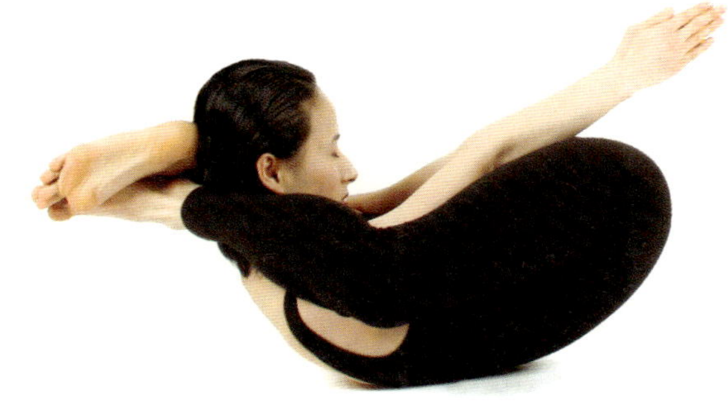

물구나무서기 자세 Shirshasana

- 금강좌Vajrasana로 앉습니다.
- 잠시 눈을 감고 긴장을 풀어 숨을 고른 다음, 무릎 앞에서 양 팔꿈치를 어깨너비로 열어 바닥에 붙이고 손가락을 깍지 낍니다.
- 깍지 낀 손바닥 사이에 정수리 부위를 대고 천천히 엉덩이를 치켜 올립니다.
- 머리를 손으르 감싼 상태에서 발끝으로 걸어 상체에 가까이 다가갑니다.
- 양 팔꿈치와 정수리가 삼각형을 이룬 상태에서 균형을 잡고 다리를 접으면서 발끝을 바닥에서 뗍니다.
- 다리를 접은 상태로 천천히 들어 올린 다음 , 발끝이 위로 향하도록 하여 접혀진 무릎을 서서히 폅니다.
- 다리가 완전히 펴지고 나면 눈을 감고 자연스러운 호흡으로 명상합니다.
- 최소 3분 이상, 최대 30분 이내로 자세를 유지한 후, 진행의 반대 순서로 되돌아옵니다.
- 되돌아온 후에는 시작 자세인 금강좌로 앉아 바닥에 두 주먹을 위아래로 쌓아서 그 위에 이마를 대고 멈춥니다.
- 자세를 마친 후에는 혈액 순환의 급격한 변화로 빈혈이 생기지 않도록 반드시 긴장이 풀어질 때까지 휴식합니다.

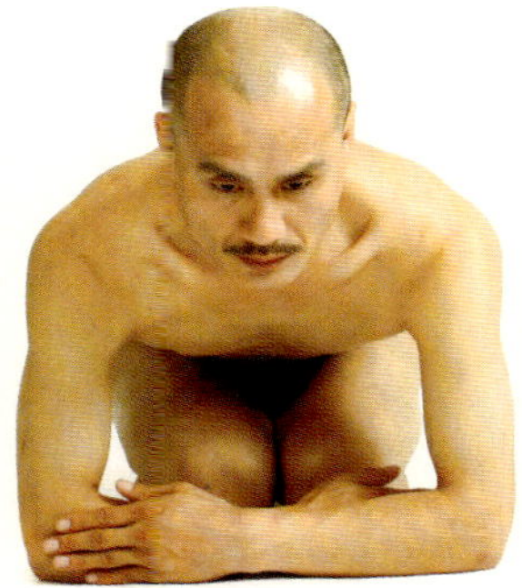

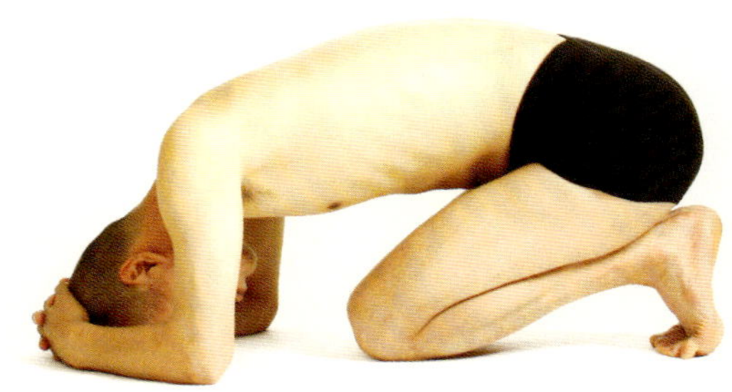

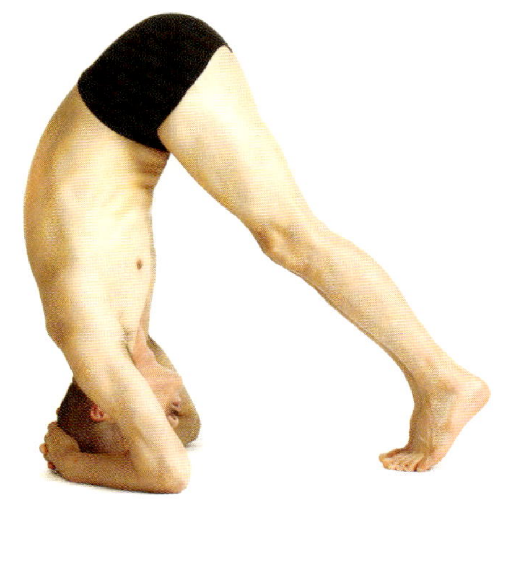

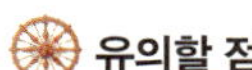

✿ 유의할 점

가능한 느리게 단계적으로 진행하며, 몸의 느낌을 충분히 살펴 전체적인 균형을 놓치지 않도록 합니다. '요가자세의 왕'이라고 불리는 이 자세는 초급 과정의 수행자들에게는 무리가 따르므로 충분히 다른 자세들을 통하여 균형감과 집중력, 유연성을 획득한 이후에 실행하도록 합니다.

또한 상급과정의 수행자일지라도 평평한 바닥에서 위험요소들을 제거한 상태에서 시도해야 합니다. 완성 자세에서 몸의 무게는 대부분 정수리에 집중되지만, 균형을 위해서는 양 팔꿈치로 잘 지지해야 합니다.

자세의 실행 도중 균형을 잃고 넘어지는 경우에는 즉각적으로 몸의 긴장을 풀어 바닥에 닿을 때의 충격을 줄이도록 합니다. 앞으로 넘어지는 경우에는 가슴 쪽으로 무릎을 구부려 발끝이 부드럽게 바닥에 닿게 합니다. 뒤로 넘어지는 경우에도 무릎을 구부려 등을 둥그렇게 하며 구르듯 해야 바닥에 부딪쳤을 때의 충격을 감소시킬 수 있습니다. 고혈압, 심장병, 혈전증, 동맥 경화, 감기, 만성 변비증, 신장질환, 동맥 경화증 및 심각한 근시안을 비롯하여 눈에 이상이 있는 경우, 또는 귀에 염증이 있거나 뇌출혈의 염려가 있는 경우나 임신이나 월경중, 그리고 경추에 이상이 있는 경우에는 이 자세를 실행하지 않아야 합니다.

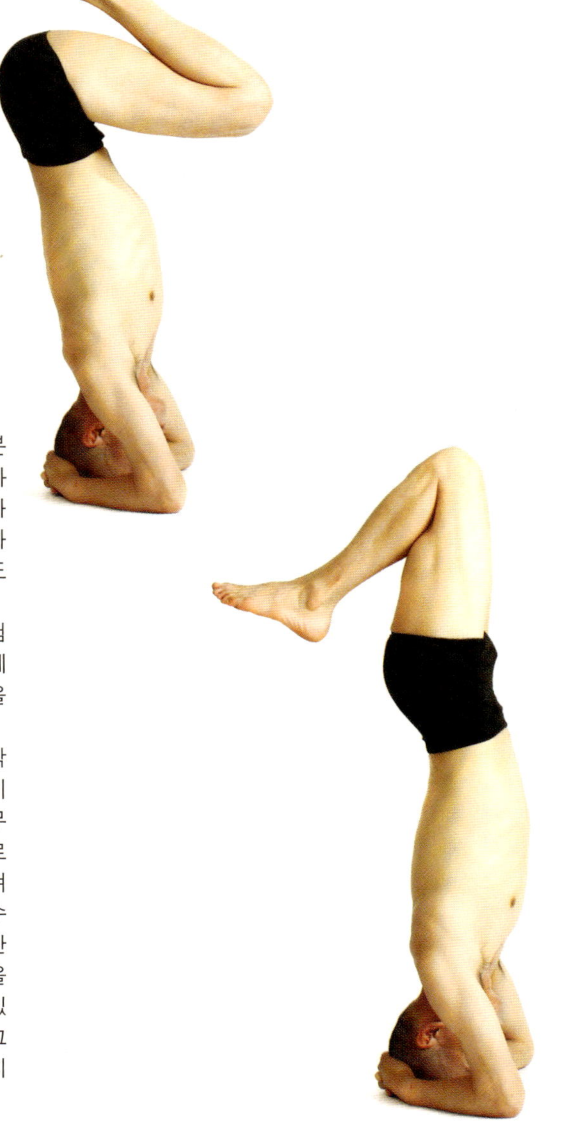

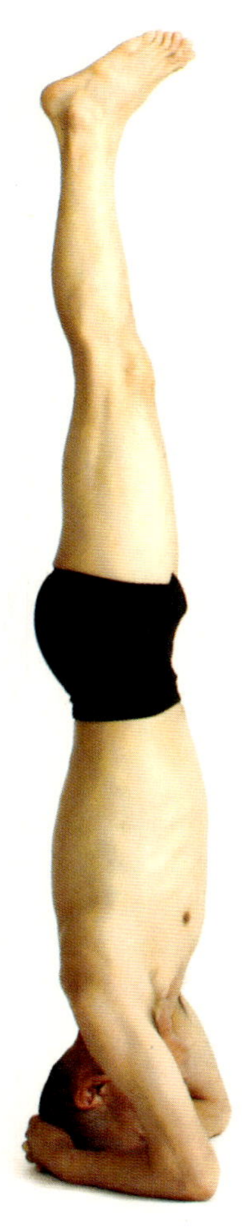

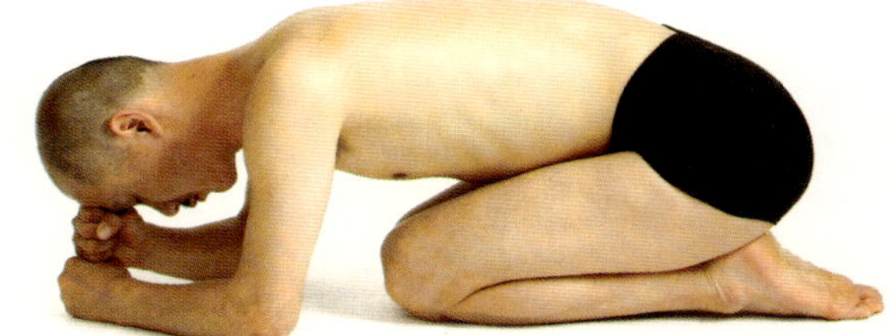

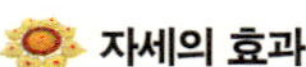 **자세의 효과**

모든 요가자세 중에서도 가장 중요하고 강력한 자세로, 신체의 생기를 회복하고 의식의 집중과 심신의 균형을 위한 최고의 방법으로 추천되는 자세입니다. 두뇌와 뇌하수체로 흐르는 혈류량을 증가시키고, 수많은 신체적 무질서의 원인이 되는 근심과 심리적인 혼란을 경감시켜 줍니다. 천식, 알레르기, 당뇨병, 갱년기 장애 등을 개선하고 조정하며, 특히 생식기능과 관련된 내분비계와 신경계를 안정시킵니다.

거꾸로 선 이 자세는 직립생활로 인한 문제점들을 해소해 줍니다. 특히 정맥으로 흐르는 혈액의 흐름에 영향을 주고 척주 및 다리와 내장으로의 혈행을 바꾸어 줌으로써 조직의 재생능력을 향상시킵니다. 복부 기관들의 무게로 인해 횡격막의 움직임이 더욱 커져 허파로 많은 양의 이산화탄소와 독소들을 배출하고 세균들을 제거하며 깊은 호흡을 유도합니다.

- 금강좌Vajarasana에서 손바닥을 어깨너비로 열어 바닥에 붙입니다.
- 손끝에서 삼각형이 되도록 이마를 붙이고 엉덩이를 치켜 올리면서 무릎을 폅니다.
- 등이 수직이 될 때까지 가슴 가까이 천천히 걸어와서 발끝을 바닥에서 들어 올리고 다리를 접어 몸의 균형을 잡습니다.
- 느릿하게 무릎을 세운 다음 완전히 펴서 발끝을 수직으로 세웁니다.
- 가슴 앞쪽에서 팔꿈치를 펴고 멀리 손을 바닥에 붙입니다.
- 머리로 몸 전체의 중심을 잡고, 손은 오직 균형을 위한 보조적인 수단으로만 사용합니다.
- 진행의 역순으로 천천히 주의하면서 되돌아옵니다.
- 금강좌로 앉아 바닥에 주먹을 겹쳐 쌓은 위에 이마를 붙이고 안정될 때까지 멈추었다가 사바사나Savasana로 휴식합니다.
- 집중력을 최대한 높이기 위한 자세이지만 장시간 실행하기는 어려운 고급과정의 수행자세입니다.

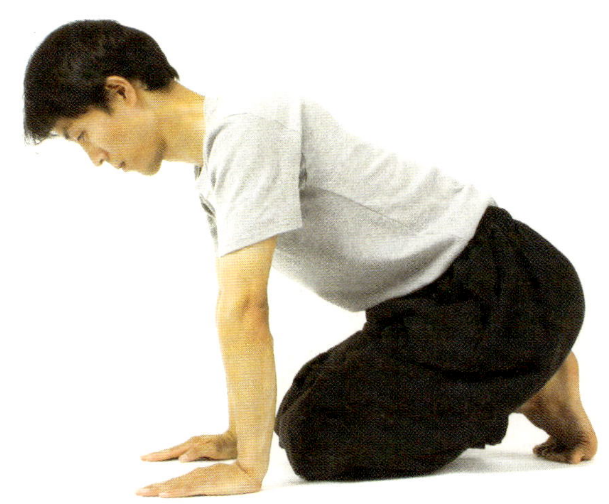

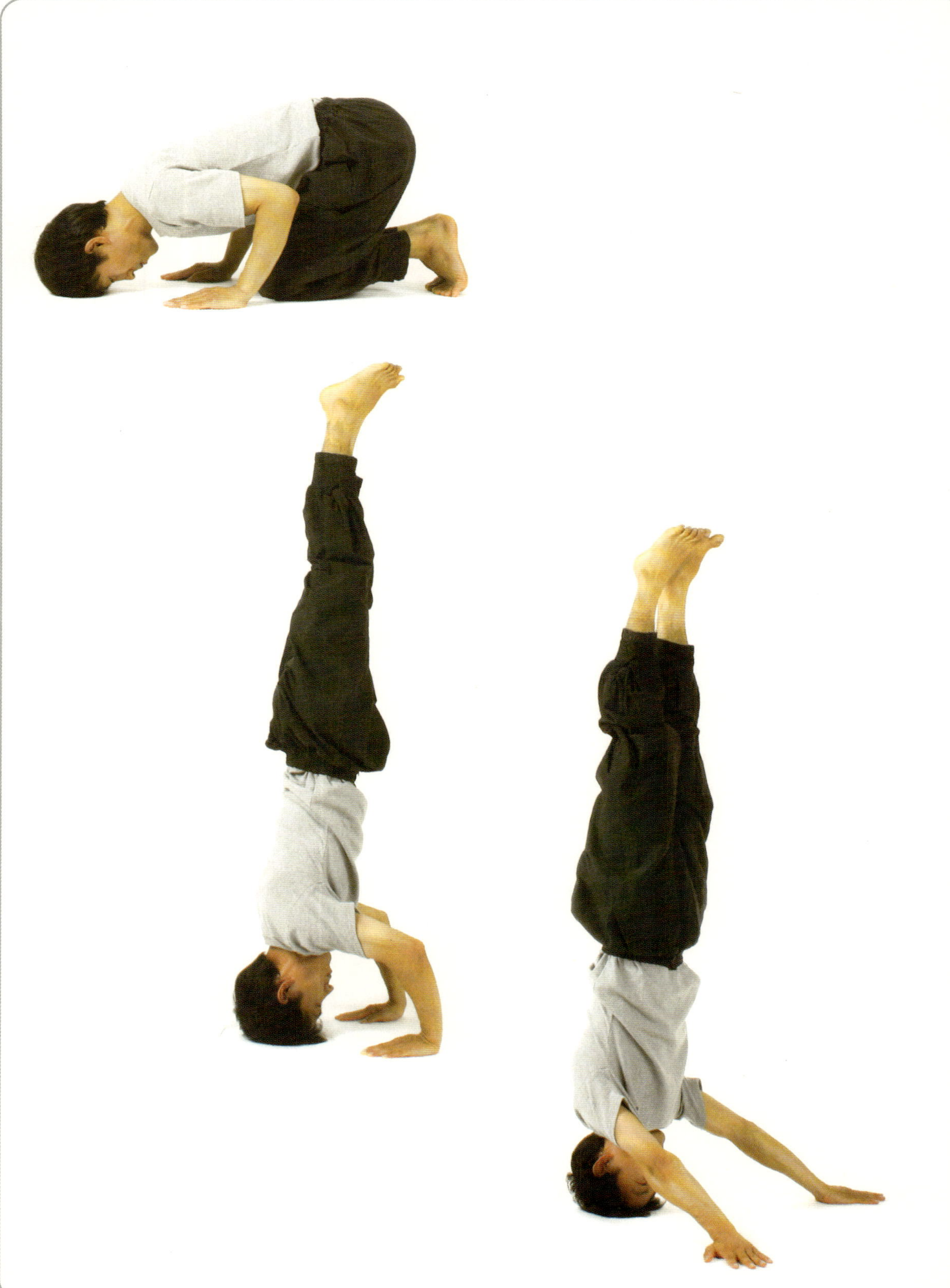

■ 물구나무서기Shirshasana의 완성 자세에서 두 다리를 접어 연화좌Padmasana를 취하고 편안한 마음으로 명상합니다.

■ 눈을 뜨고 천천히 다리를 풀어 위로 세웠다가 역순으로 되돌리고 휴식합니다.

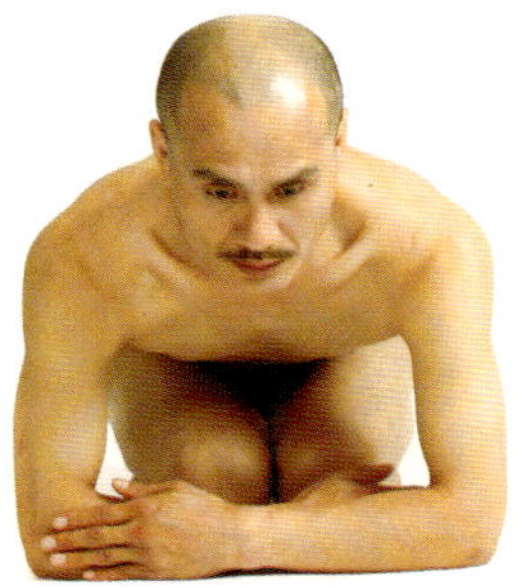

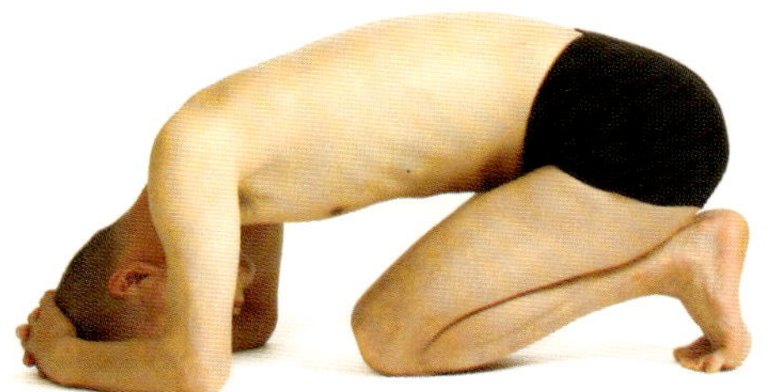

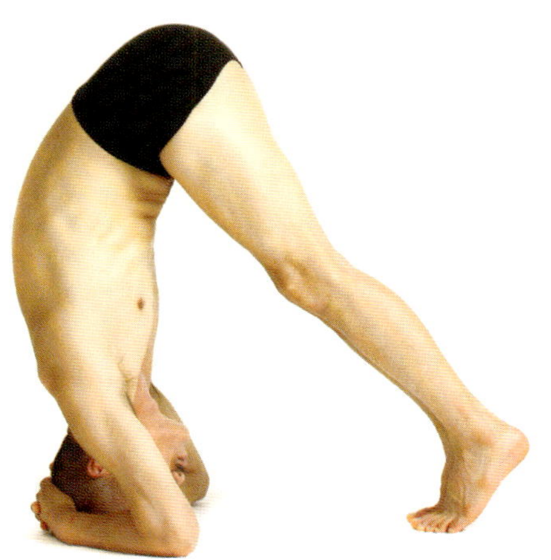

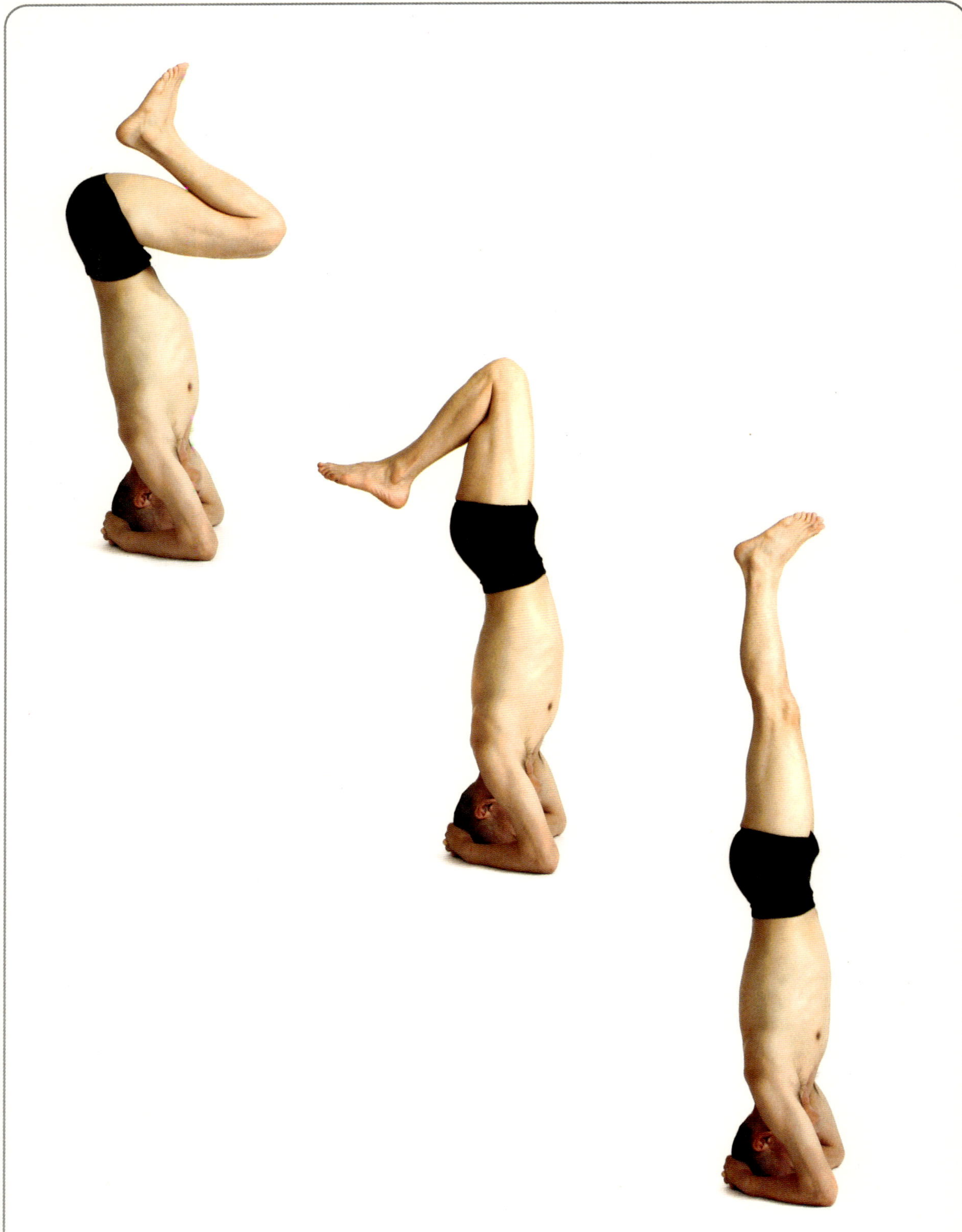

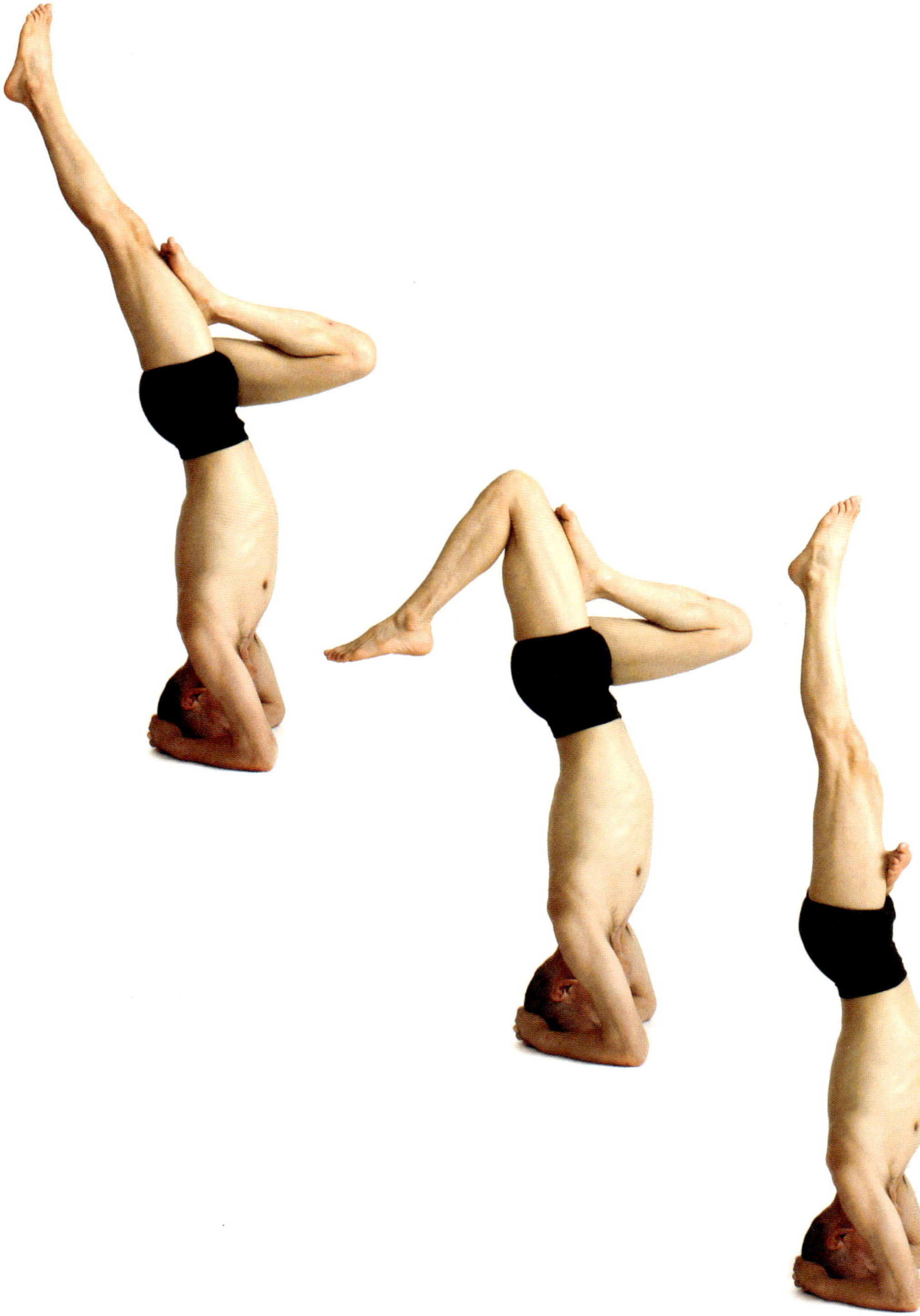

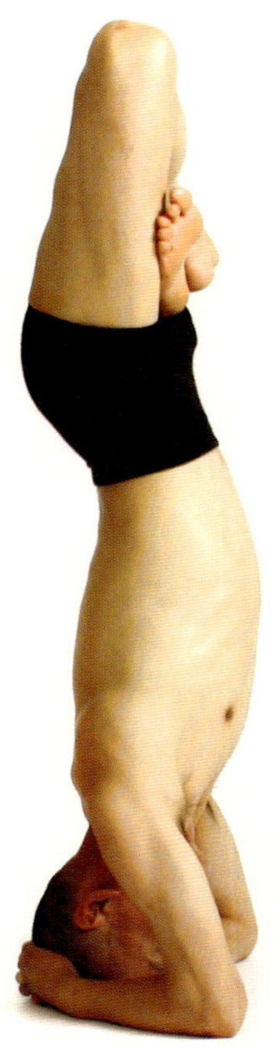

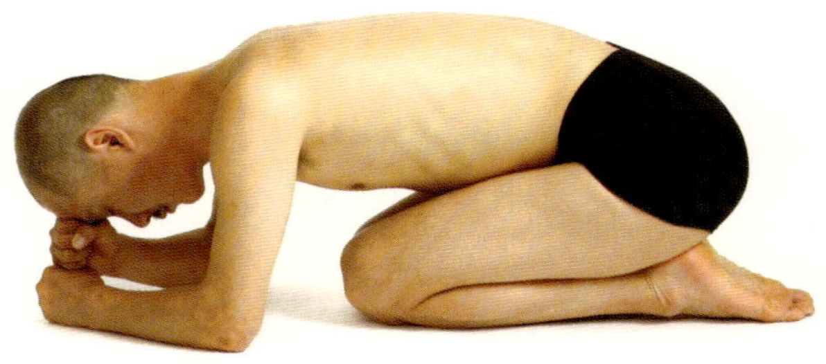

등과 가슴을 확장시켜서 의지력을 강하게 하며, 골반 부
위의 순환을 촉진하여 생식기능 장애를 개선합니다.

이완의 자세

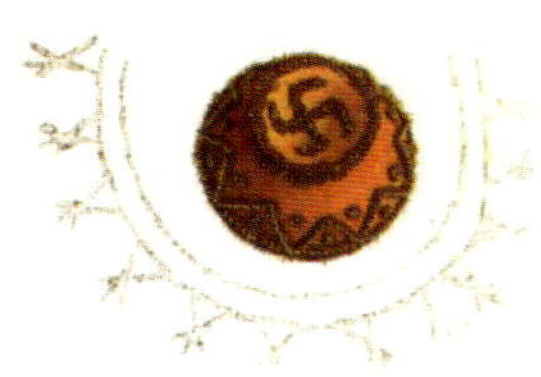

요가에서의 이완법은 매우 중요한 부분입니다.

요가 자세의 수행전이나 자세를 마친 후에 신체가 조율되고 조정되어야 할 시간적 여유가 반드시 필요하기 때문입니다. 이것은 육체적인 피로감을 회복하기 위한 것만이 아닌, 정신적인 혼란과 감정적인 안정을 위해서 필수적인 요소가 됩니다.

몸을 풀어준다는 것이 쉬운 것 같아도 모든 근육이 완전하게 이완되기 위해서는 의식적인 조절이 필요하며, 그것은 반복된 훈련을 통해서 이루어질 수 있습니다.

요가적 이완법은 스스로의 의도에 따라 관절과 근육의 긴장을 풀 수 있는 전통적인 방법입니다. 의도적인 긴장 이후의 완전한 이완을 반복하는 과정에서 요가의 수행은 깊어지며, 반드시 요가 자세의 전, 후가 아닐지라도 일상생활에서 누적된 긴장과 피로를 해소할 수 있습니다.

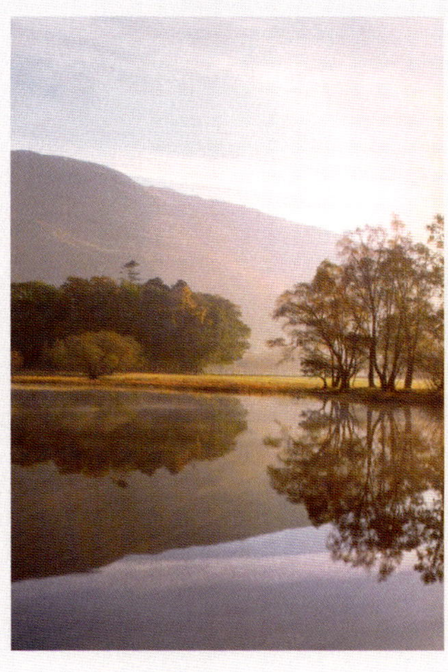

이 모든 존재들은, 이 우주 전체는
브라흐만Brahman속에서 옷감 짜듯 만들어진다.
그리고 또한 저 바다에 사라지는 물거품처럼 브라만 속에서 사라진다.
그들은 이렇게 브라흐만Brahman속에서 흔적도 없이 사라졌다가는,
저 바다에 이는 물거품처럼 브라흐만Brahman속에서 다시 되살아난다.
— 쿨리카 우파니샤드 Culika Upanishad

무한 뱀의 자세 Anantasana

- 배를 바닥에 대고 엎드린 다음 두 손을 머리 위로 밀어 올립니다.
- 두 다리를 곧게 뻗어 겹치고 전신을 반듯하게 합니다.
- 왼쪽 팔꿈치는 구부려 손끝으로 가슴 근처 바닥을 짚고, 오른팔은 팔베개 삼아 오른쪽 귀가 닿게 하고 손바닥은 위를 향하게 합니다.
- 왼손을 바닥에서 떼어 손바닥이 골반에 올려두고 몸 전체의 균형을 찾습니다.

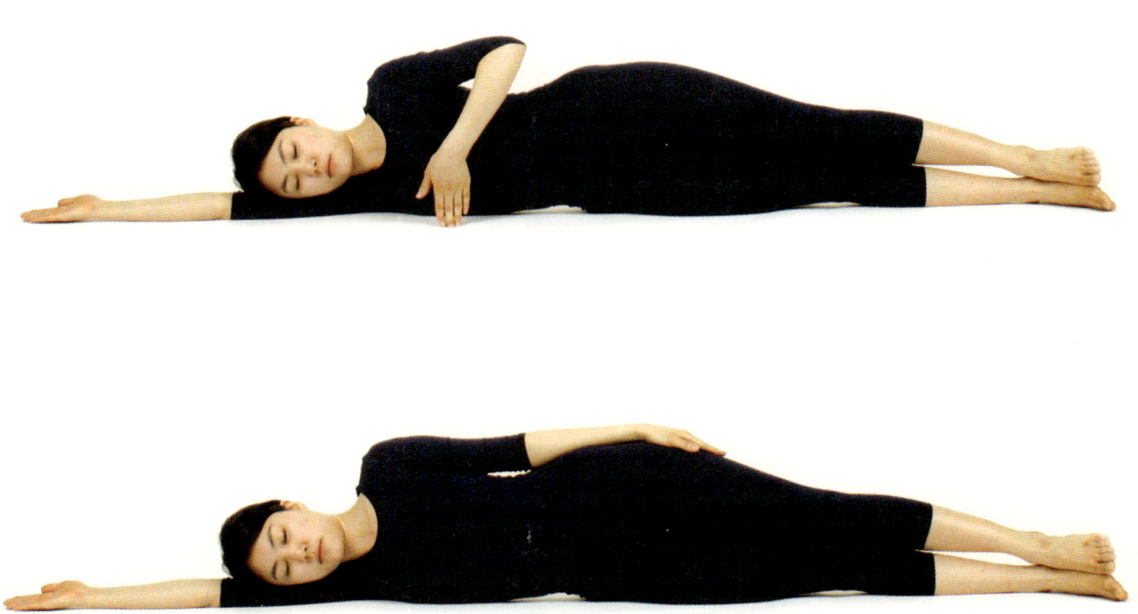

1. 아주 느리게 왼손을 들어 허공에 원을 그리듯 돌리며 머리 쪽으로 향합니다. 손바닥은 뒤집지 않아야 하며, 어깨 근처까지 간 상태에서 더 이상 진행하기 어려우면 천천히 제자리로 돌아옵니다.
2. 골반 위에 올린 손바닥을 위로 향하게 하여 다시 한 번 느릿하게 머리 쪽으로 넘겨서 팔이 귀에 닿을 때까지 낮추었다가 천천히 되돌아옵니다.
3. 손바닥을 골반에 붙인 채로 느리게 왼쪽 다리를 45도 정도의 각도로 들어 올리고 더욱 느리게 낮춥니다. 균형을 유지한 상태에서 느리게 제자리로 낮추고 왼손 끝을 바닥에 대고 천천히 바닥에 배를 대고 엎드린 다음 두 손을 엉덩이 아래로 내리고 잠시 휴식합니다.

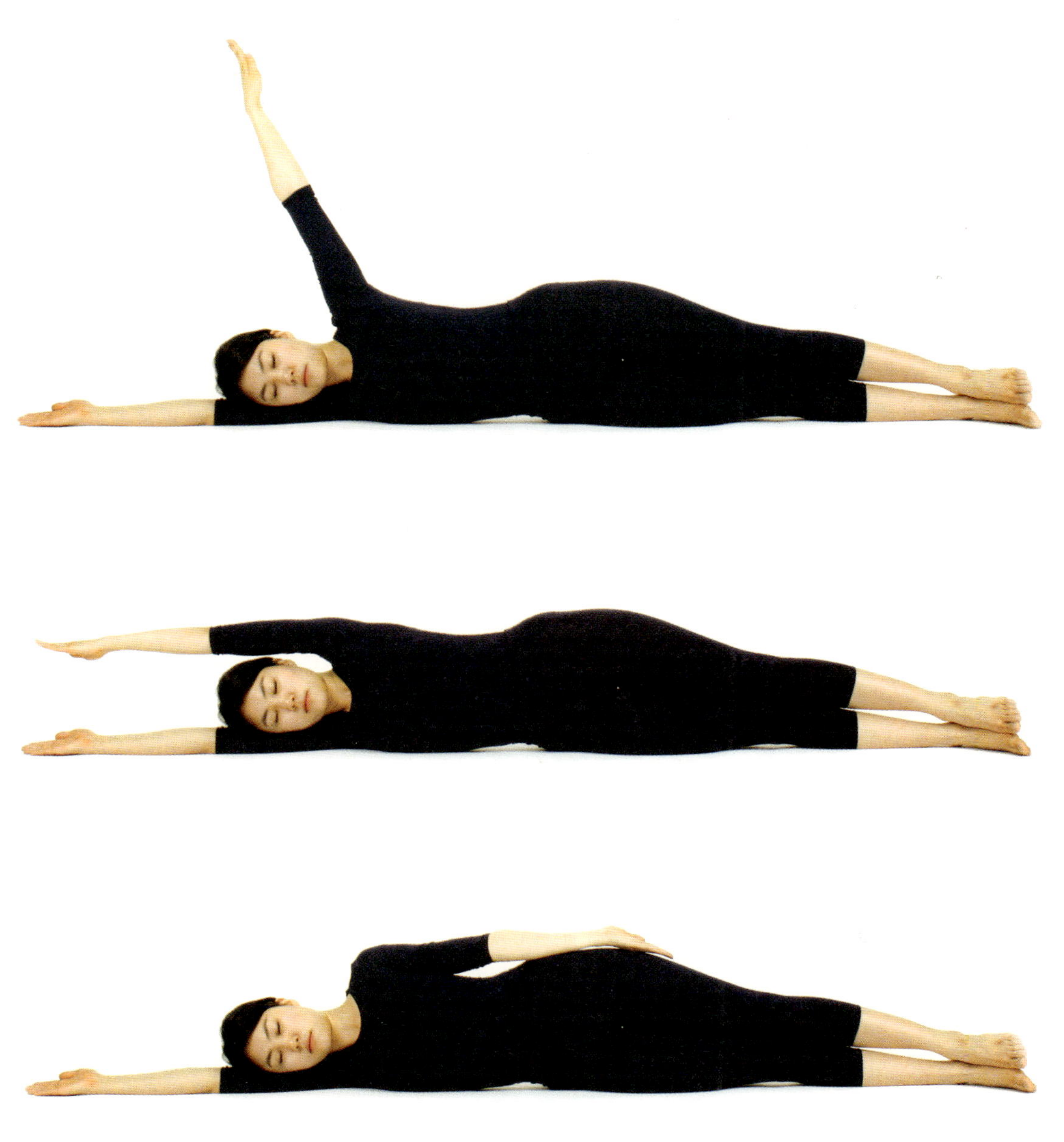

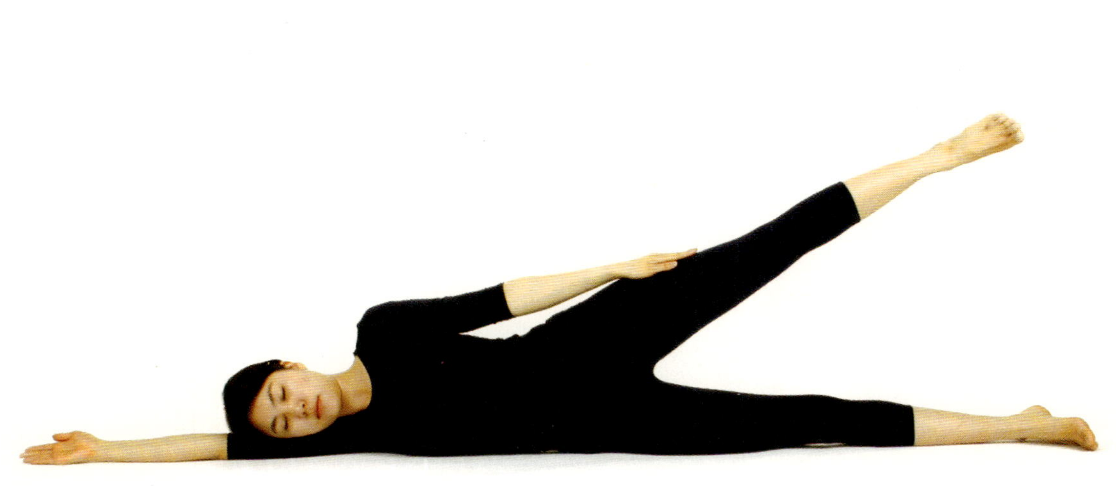

✺ 유의할 점

가능한 느리게 진행하여 집중을 최대화함으로써 과정
자체가 명상이 되게 합니다.

☀ 자세의 효과

신경계의 흐름을 조율하고 내부 기능이 균형을 이루게
하여 창조적인 자아를 발견하고 심신을 조화롭게 하는
자세입니다. 어깨 관절, 허벅지와 무릎 부위의 긴장된
근육을 풀어주고 복부와 측면의 근육에 대한 탄력을 갖
게 합니다. 느리게 진행하는 과정에서 몸 전체의 균형감
과 통제력이 향상되고 인내력과 집중력이 고양됩니다.
움직임을 가진 명상의 자세입니다.

- 배를 바닥에 대고 엎드립니다.
- 어깨 높이로 고개를 들고 팔꿈치를 세운 다음 손바닥으로 턱을 받치거나, 양 팔꿈치를 겹쳐 양손으로 각각 반대편의 어깨를 감싼 다음 그 사이에 얼굴을 묻습니다.
- 다리는 어깨너비보다 더 넓게 열어 발끝이 바깥쪽을 향하게 하고 뒤꿈치는 바닥에 붙입니다.
- 목에 무리한 압박이 가해지는 경우에는 팔꿈치를 조금 더 넓게 열어 편안한 느낌으로 실행하도록 합니다.
- 등줄기의 긴장이 풀리도록 몸의 움직임을 멈추고, 눈을 감고 자연스럽게 호흡하면서 휴식합니다.
- 꼬리뼈에서 생성된 기운이 등줄기를 타고 목으로 상승하는 것을 상상합니다.
- 고통이 따를 시에는 자세를 지속하지 말고 풀어야 합니다. (G.S 2/40)

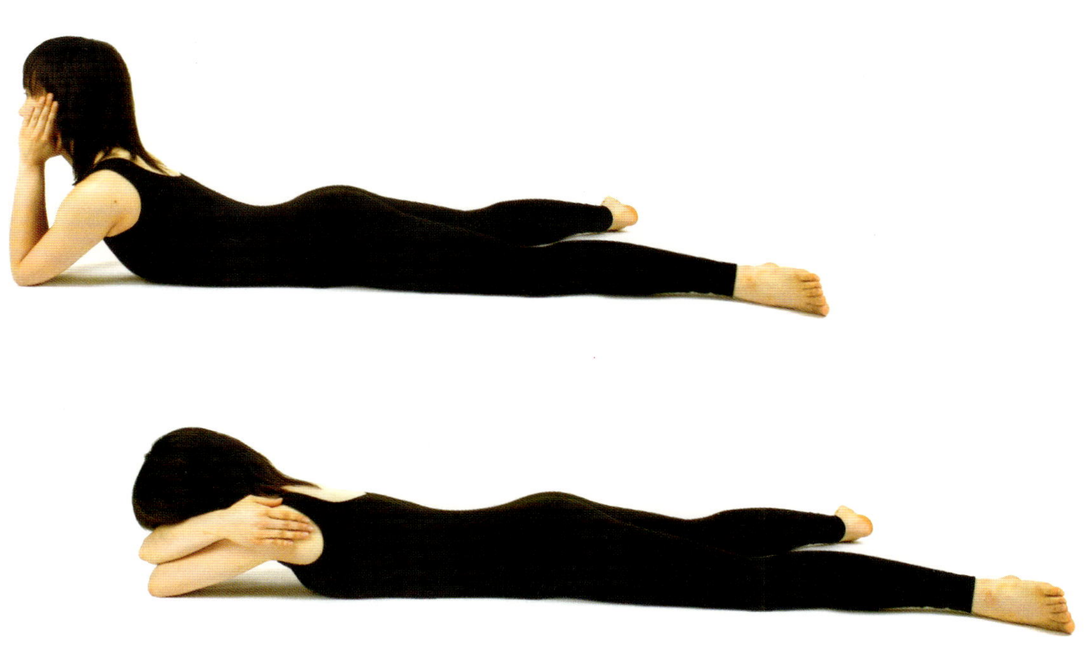

☀ 자세의 효과

이 자세는 허리의 이상과 좌골 신경통, 척주의 압박으로
부터 이완하는 데 도움이 되는 자세입니다.
자세를 실행하는 동안 횡격막의 탄력이 높아져 깊은 호
흡이 자연스럽게 이루어지게 됩니다.

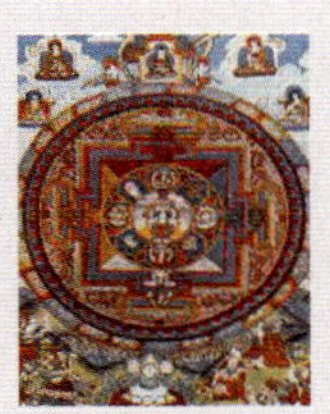

신의 존재를 깨우치게 되기까지,
신의 모습이 항상 내 안에 주재하게 되기까지,
나는
세계나 인간을 통해서, 또는 나무, 새, 짐승, 먼지와 흙 등을 통해서
비쳐지는 모습들을 품고 있어야 했다.
— 라빈드라나트 타고르 Rabindranath Tagore

상급

인도 전통 요가의 맥脈

초판 1쇄 인쇄 | 2007년 3월 5일
초판 1쇄 발행 | 2007년 3월 12일

편역 | 배해수
펴낸이 | 이의성
펴낸곳 | 지혜의 나무

등록번호 | 제 1-2492호
주소 | 서울시 종로구 관훈동 198-16 남도빌딩 3층
전화 | 02)730-2211
팩스 | 02)730-2210

ISBN 978-89-89182-63-4 03690
ISBN 978-89-89182-60-3 세트

*잘못된 책은 바꾸어 드립니다.

이 세상은 두 종류의 완전한 사람이 있다.
하나는 진리를 체득한 후 다른 이를 생각 않고 그 은총을 즐기는 사람과,
둘째는 진리를 체득한 후 혼자만 유지하는 것이 아니라 모든 이에게 퍼트리는 사람이다.
꽃이 핀 다음 열매 맺는 것이 원칙이나 열매를 맺고 난 후 꽃이 피는 식물도 있다.
일반적으로 신을 깨닫기 전에 반드시 수행을 해야 한다.
어떤 이는 먼저 신을 깨달은 후에 수행할 수도 있다.
— 스와미 비베카난다 Swami Vivekananda

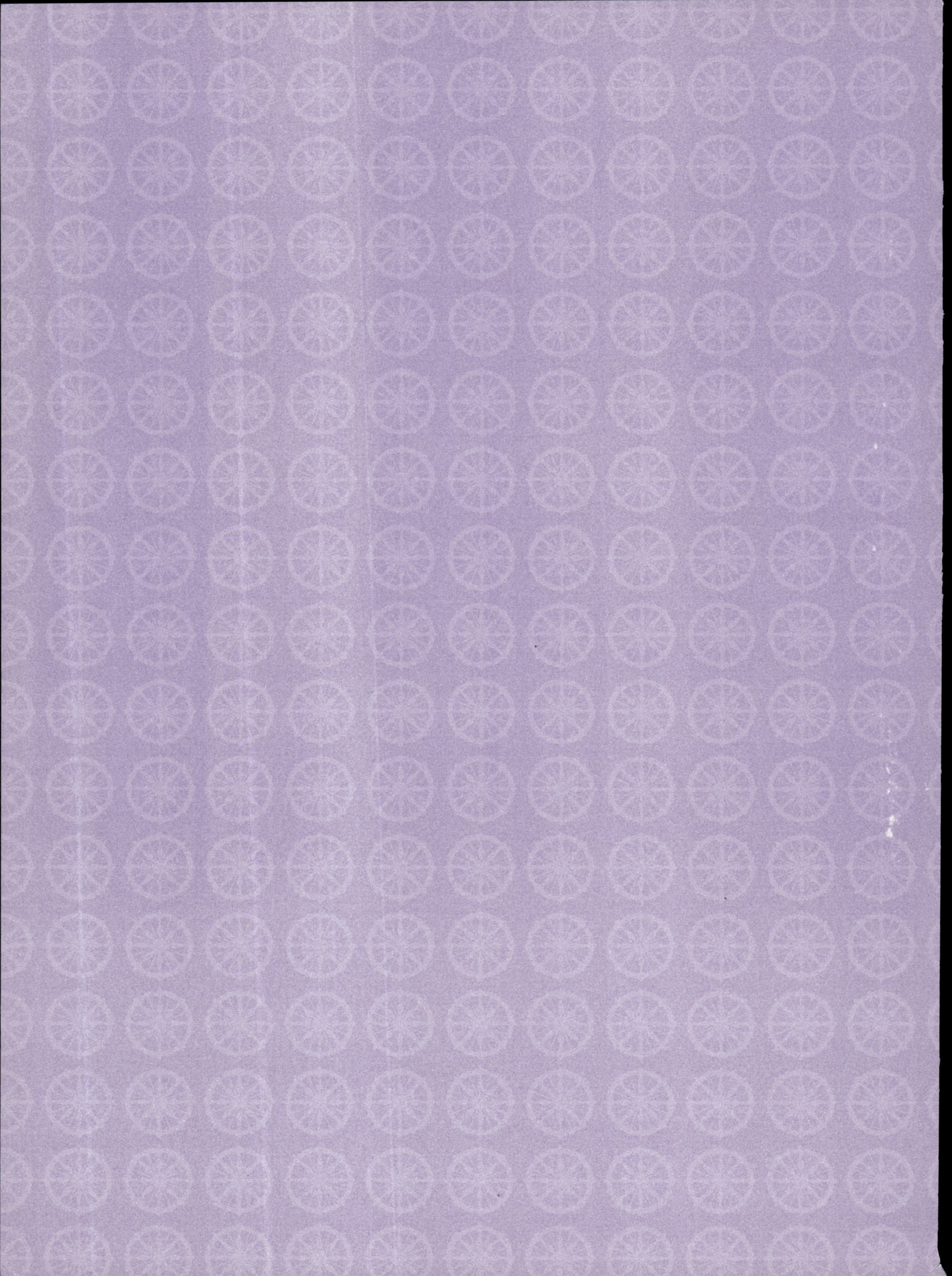